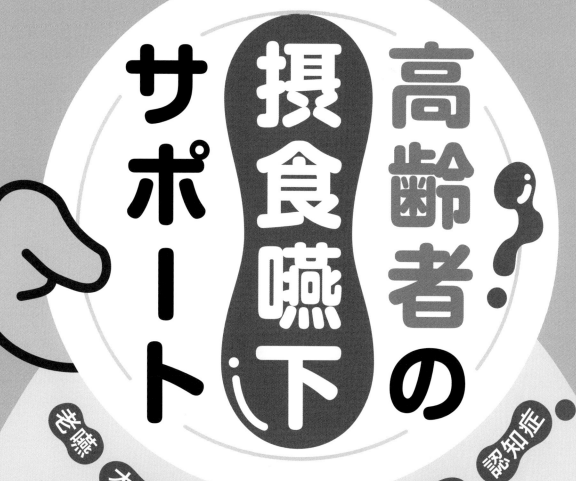

高齢者の摂食嚥下サポート

老嚥　オーラルフレイル　サルコペニア　認知症

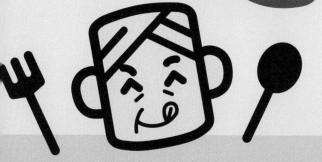

編著
横浜市立大学附属市民総合医療センター
若林 秀隆

医原性サルコペニアの嚥下障害を防ぐ高齢者モデルを完全マスター！

株式会社 新興医学出版社

Paradigm Shift in Swallowing Support : from Stroke Model to Elderly Model

Compiled Work
Hidetaka WAKABAYASHI

© First edition, 2017 published by
SHINKOH IGAKU SHUPPAN CO. LTD., TOKYO.
Printed & bound in Japan

執筆者一覧（五十音順）

編集

若林　秀隆　　　（横浜市立大学附属市民総合医療センター　リハビリテーション科　助教）

執筆

荒井　秀典　　　（国立研究開発法人　国立長寿医療研究センター　副院長）
飯田　良平　　　（鶴見大学歯学部高齢者歯科学講座　助教）
石井　良昌　　　（社会医療法人ジャパンメディカルアライアンス　海老名総合病院　歯科・歯科口腔外科　部長）
糸田　昌隆　　　（社会医療法人若弘会　わかくさ竜間リハビリテーション病院　診療部長）
上野理美子　　　（横浜市立大学附属市民総合医療センター　リハビリテーション部）
枝広あや子　　　（東京都健康長寿医療センター研究所　自立促進と介護予防研究チーム　認知症・うつの予防と介入の促進　研究員，歯科医師）
榎本　淳子　　　（一般社団法人玉名郡市医師会立　玉名地域保健医療センター　医療連携室　看護師，社会福祉士）
金久　弥生　　　（神戸常盤大学短期大学部口腔保健学科　准教授）
栢下　淳　　　　（県立広島大学人間文化学部健康科学科　教授）
貴島真佐子　　　（社会医療法人若弘会　わかくさ竜間リハビリテーション病院　診療部　歯科医長）
小山　珠美　　　（NPO法人　口から食べる幸せを守る会　理事長）
鈴木　英哲　　　（愛仁歯科医院　院長）
白石　愛　　　　（熊本リハビリテーション病院　歯科口腔外科　歯科衛生士）
園井　みか　　　（岡山大学病院　周術期管理センター）
竹市　美加　　　（NPO法人　口から食べる幸せを守る会　副理事長）
戸田　雅美　　　（社会医療法人ジャパンメディカルアライアンス　海老名総合病院　歯科衛生科）
西岡　心大　　　（一般社団法人是真会　長崎リハビリテーション病院　法人本部　口のリハ推進室，教育研修部，栄養管理室　室長）
長谷川　聰　　　（タカノ薬局）
東　敬一朗　　　（医療法人社団浅ノ川　浅ノ川総合病院　薬剤部　薬剤師）
平野　浩彦　　　（地方独立行政法人　東京都健康長寿医療センター　歯科口腔外科部長）
藤本　篤士　　　（医療法人渓仁会　札幌西円山病院　歯科診療部長）
藤原　大　　　　（公益財団法人宮城厚生協会　坂総合病院　リハビリテーション科　科長）
前田　圭介　　　（一般社団法人玉名郡市医師会立　玉名地域保健医療センター　摂食嚥下栄養療法科）
水野　優子　　　（社会福祉法人くるみ会　管理栄養士）
宮下　剛　　　　（医療法人社団悠心会　森田病院　認定言語聴覚士［摂食嚥下障害領域］）
百崎　良　　　　（帝京大学医学部附属溝口病院　リハビリテーション科　准教授）
森　隆志　　　　（一般社団法人脳神経疾患研究所附属　総合南東北病院　口腔外科）
山田　友美　　　（リハビリ訪問看護ステーション　トライ　言語聴覚士）
山田　律子　　　（北海道医療大学看護福祉学部看護学科　教授）
吉村　芳弘　　　（熊本リハビリテーション病院　リハビリテーション科副部長，栄養管理部部長）
若林　秀隆　　　（横浜市立大学附属市民総合医療センター　リハビリテーション科　助教）

目　次

第1章　高齢者の摂食嚥下サポート
―脳卒中モデルから高齢者モデルへのパラダイムシフト――11

脳卒中モデルから高齢者モデルの摂食嚥下サポートへのパラダイムシフト――12
- ① 脳卒中モデルの摂食嚥下サポート……12
- ② 老嚥：軽視され続けてきた存在……13
- ③ サルコペニアの摂食嚥下障害：脳卒中モデルは逆効果？……14
- ④ リハビリテーション栄養：攻めの栄養管理が治療……15
- ⑤ 認知症の摂食嚥下障害：適切な評価と観察が重要……16
- ⑥ KTバランスチャート：高齢者モデルの摂食嚥下サポートに……16

第2章　老嚥と摂食嚥下障害の原因――19

1．フレイルとサルコペニア――20
- ① 高齢化に伴う医療のパラダイムシフト……20
- ② フレイルとは……21
- ③ フレイルをいかに診断するか……21
- ④ サルコペニアをいかに診断するか……22
- ⑤ 摂食嚥下障害とフレイル，サルコペニア……23

2．医原性サルコペニア――25
- ① 医原性サルコペニアとその原因……25
- ② 活動に関連する医原性サルコペニア……26
- ③ 栄養に関連する医原性サルコペニア……27
- ④ 医原性サルコペニアをなくすために……28

3．老嚥――30
- ① 老嚥（presbyphagia）とは……30
- ② 老嚥（presbyphagia）の原因と要因……31
- ③ 加齢に伴う口腔の変化……31
- ④ 加齢と摂食嚥下機能に関係する筋力および筋肉量……33
- ⑤ 老嚥（presbyphagia）の改善……34

4．オーラルフレイル――37
- ① 超高齢化社会に伴う口腔機能の虚弱化からオーラルフレイルへ……38

②オーラルフレイルとは……………………………………………… 41
5．サルコペニアの摂食嚥下障害 ―――――――――――――――― 43
①摂食嚥下にかかわる筋と摂食嚥下障害の原因……………………… 43
②老嚥との違い…………………………………………………………… 44
③診断方法と発症パターン……………………………………………… 45
④治療方法と多職種包括的ケア………………………………………… 45
6．認知症の進行と摂食嚥下障害 ―――――――――――――――― 47
①アルツハイマー病（AD）の進行と摂食嚥下障害………………… 48
②レビー小体型認知症（DLB）の摂食嚥下障害…………………… 51
7．薬剤性の摂食嚥下障害 ―味覚障害も含めて― ――――――――― 55
①薬剤性摂食嚥下障害…………………………………………………… 55
②薬剤性摂食嚥下障害を防ぐために…………………………………… 59

第3章　診察時にできる老嚥と摂食嚥下障害の評価 ―――――― 61

1．診察時にできる摂食嚥下スクリーニングテスト ――――――――― 62
①摂食嚥下スクリーニングテストの目的……………………………… 62
②スクリーニングテストの条件………………………………………… 63
③スクリーニングテストにおける感度や特異度について…………… 63
④実際のスクリーニングテスト………………………………………… 63
⑤理想的なスクリーニングテストとは………………………………… 66
⑥安全なスクリーニングテストのために……………………………… 67
2．診察時にできる老嚥の評価：EAT-10 ―――――――――――― 69
①EAT-10について……………………………………………………… 69
②食形態と舌圧の関連…………………………………………………… 71
③高齢者の栄養に関して………………………………………………… 71
3．診察時にできる口腔機能と口腔環境の評価 ――――――――――― 74
①口腔機能の低下………………………………………………………… 74
②口腔機能評価項目……………………………………………………… 75
③口腔環境の評価項目…………………………………………………… 77
4．診察時にできるサルコペニアの摂食嚥下障害の評価 ――――――― 82
①摂食嚥下障害の原因とサルコペニア………………………………… 82
②急性疾患がもたらすサルコペニア進行の理解：今こそ暗黒時代の終焉を……… 83
③悪液質に関連したサルコペニアの摂食嚥下障害と評価…………… 84
④高齢者におけるサルコペニアと嚥下障害の関連：先行研究レビュー………… 84
⑤サルコペニアを念頭に置いた摂食嚥下障害の評価………………… 85

5．サルコペニアの摂食嚥下障害診断フローチャート ──── 88
① サルコペニアの摂食嚥下障害における診断の基本的な考え方 ……… 89
② 嚥下関連筋群の筋肉量 ……… 89
③ 嚥下関連筋群の筋力 ……… 89
④ サルコペニアの摂食嚥下障害の診断方法 ……… 89
⑤ サルコペニアの摂食嚥下障害診断フローチャート ……… 90

6．診察時にできる認知症の摂食嚥下障害の評価 ──── 93
① アルツハイマー病（Alzheimer's disease：AD） ……… 94
② レビー小体型認知症（Dementia with Lewy bodies：DLB） ……… 96
③ 前頭側頭型認知症（Frontotemporal dementia：FTD） ……… 96
④ 家族の訴えのアセスメント～その"食べられない"は本当に摂食嚥下障害ですか？～ ……… 97
⑤ 外来と訪問，病棟ラウンド，ミールラウンド ……… 97

第4章　老嚥と摂食嚥下障害のリハビリテーション ──── 99

1．診察時にできる老嚥に対する摂食嚥下訓練 ──── 100
① 筋力増強訓練実施にあたって ……… 100
② 嚥下筋力増強訓練 ……… 101
③ 機能を維持するために ……… 102

2．診察時にできるオーラルフレイルに対する口腔ケアと訓練 ──── 104
① 加齢とオーラルフレイル ……… 104
② オーラルフレイル対策に有効なスクリーニングとケア ……… 105
③ 包括的スクリーニングと口腔ケア ……… 107
④ 口腔ケアは摂食嚥下障害の間接訓練である ……… 108

3．診察時にできる摂食嚥下障害患者に対する薬剤調整 ──── 111
①「薬がのめていないのです…」 ……… 111
② まずは摂食嚥下障害の有無を把握する ……… 111
③ 摂食嚥下障害があり服薬できない場合 ……… 112
④ 摂食嚥下障害はないのに服薬できない理由 ……… 112
⑤ 薬剤サイドの問題～多剤併用（ポリファーマシー）～ ……… 113
⑥ 薬剤サイドの問題～剤形・錠剤の大きさなど～ ……… 114
⑦「服薬」も「摂食」も同じ経路 ……… 115

4．診察時にできる摂食嚥下障害に対する嚥下調整食指導 ──── 117
① 嚥下調整食とは？ ……… 117
② 嚥下調整指導のポイント ……… 118

5．サルコペニアの摂食嚥下障害とリハビリテーション栄養 ─── 121
①サルコペニアとリハビリテーション栄養 ……………………… 121
②サルコペニアに対する栄養サポート ……………………… 122
③摂食嚥下障害に対する栄養サポート ……………………… 124
④栄養サポートの実際 ……………………………………………… 124

6．誤嚥性肺炎に対する早期リハビリテーション ─── 127
①誤嚥性肺炎の評価 …………………………………………… 127
②入院関連機能障害 …………………………………………… 128
③入院関連機能障害予防リハビリテーション ……………… 128
④早期呼吸リハビリテーション ……………………………… 129
⑤リハビリテーション栄養 …………………………………… 130
⑥早期退院サポート …………………………………………… 130

7．誤嚥性肺炎に対する早期経口摂取 ─── 133
①誤嚥性肺炎の原因と複合した背景 ………………………… 133
②肺炎の診断を受けた要介護高齢者の絶飲食と床上安静の弊害 ……… 134
③誤嚥性肺炎患者への包括的ケアとリハビリテーション …… 136
④「誤嚥」を予防し安全で自立性を高める食事介助技術 …… 138
⑤高齢者肺炎患者への早期経口摂取の成果 ………………… 140

8．認知症の摂食嚥下障害に対するリハビリテーション ─── 142
①認知症の人に対するリハビリテーションにおいて不可欠な視点 …… 142
②認知症の人にみられる摂食困難の特徴 …………………… 143
③食事前に整えておくべき基本3要素 ……………………… 143
④認知症の人の摂食嚥下障害の特徴とリハビリテーション … 143

9．摂食嚥下障害に対する歯科治療 ─── 148
①捕食・食物の臼歯部への移送（準備期） ………………… 148
②咀嚼運動（準備期） ………………………………………… 149
③食塊の舌背から咽頭部への移送（口腔期） ……………… 151
④口腔癌術後の摂食嚥下障害 ………………………………… 152

10．口から食べる幸せを守る KT バランスチャート ─── 154
①KT バランスチャートとは ………………………………… 154
②KT バランスチャートの利点 ……………………………… 155
③退院支援に活用した KT バランスチャート ……………… 155
④KT バランスチャートを用いて退院支援を行った事例 …… 156
⑤口から食べる幸せの道しるべ ……………………………… 156

11．KT バランスチャートを活用して口から食べる幸せを守った症例 ─── 159
①患者の紹介 …………………………………………………… 159
②介入の実際 …………………………………………………… 160

第5章　地域・在宅での摂食嚥下リハビリテーション ───── 165

1．摂食嚥下障害に対する訪問栄養食事指導の実際 ───── 166
① 介入により経口摂取が増えたケース ………………………… 166
② 在宅訪問管理栄養士のアプローチ …………………………… 169
③ 在宅訪問管理栄養士の広がりと期待 ………………………… 170

2．摂食嚥下障害に対する訪問リハビリテーションの実際 ───── 172
① 在宅高齢者を取り巻く生活環境 ……………………………… 173
② 摂食嚥下機能と食事環境，食事内容・形態 ………………… 173
③ 在宅での嚥下調整食の作り方 ………………………………… 174
④ 必要栄養量の確保 ……………………………………………… 175
⑤ 摂食嚥下機能の維持・向上のために ………………………… 176
⑥ 訪問STの探し方と問題点，今後の課題 …………………… 176

3．NST・嚥下連絡票を活用した摂食嚥下障害の地域連携 ───── 178
① 高齢者モデル …………………………………………………… 178
② 高齢者モデルに必要な地域医療・介護連携 ………………… 179
③ 地域連携ツール ………………………………………………… 180

4．嚥下リハビリテーション相談窓口と活用の実際 ───── 184
① 嚥下相談窓口の意義 …………………………………………… 184
② 神奈川摂食嚥下リハビリテーション研究会 ………………… 186
③ 嚥下相談窓口の実際 …………………………………………… 187
④ 今後の嚥下相談窓口の在り方 ………………………………… 187

5．食のバリアフリー：レストランでの嚥下調整食 ───── 189
① 食のバリアフリーのために必要なこと ……………………… 190
② フランス料理店での嚥下調整食 ……………………………… 190
③ 嚥下フレンチメニュー ………………………………………… 191

索引 ───── 194

序　文

　本書はモダンフィジシャン2015年の第35巻第12号の特集「高齢者の摂食嚥下サポート」を刷新し，新規項目を加えたものである．超高齢社会のわが国では，摂食嚥下のフレイルといえる老嚥，オーラルフレイル，サルコペニアの摂食嚥下障害，認知症の摂食嚥下障害を認める高齢者が増えている．当然，高齢者の摂食嚥下サポートの重要性が増加しているが，それに伴い摂食嚥下リハビリテーション（以下，リハ）への関心が医療職の間で増加しているかどうかは疑問である．摂食嚥下リハに関心の高い一部の医療職のなかだけで盛り上がっていて，多くの医療職は「おまかせリハ」や「おまかせ看護」になっていないだろうか．

　脳卒中による重度の摂食嚥下障害に対しては，「おまかせリハ」でもよいかもしれない．しかし，老嚥やオーラルフレイルは摂食嚥下障害の前段階であるため，摂食嚥下リハの対象外とされることが多く，おまかせできない．高齢者モデルの摂食嚥下サポートでは，老嚥やオーラルフレイルの段階で発見して，侵襲を契機にサルコペニアの摂食嚥下障害にならないような予防的リハ栄養が有用かつ重要である．医科歯科問わず，診察室で老嚥やオーラルフレイルを発見して，予防的リハ栄養に取り組んでほしい．ちなみに筆者は老嚥だと自覚しているので，嚥下筋のレジスタンストレーニングを毎日行い，定期的に歯科受診している．

　誤嚥性肺炎の高齢者も，わが国では増えている．二度三度と誤嚥性肺炎を繰り返す高齢者も少なくない．しかし呼吸器科で誤嚥性肺炎を専門的にみる医師は少なく，そのほかの科では誤嚥性肺炎は専門外で関心はないが，仕方なくみる医師が多い．そのため，入院当日からリハ科併診もしくはリハオーダー（少なくとも理学療法と言語聴覚療法，必要なら作業療法も），院内に歯科があれば入院当日に併診されることは少ない．よかれと思って「とりあえず安静・禁食」「とりあえず水電解質輸液」として，酸素療法や薬物療法のみで加療されやすい．その結果，誤嚥性肺炎の治癒時にはサルコペニアの摂食嚥下障害や寝たきりを生じることがある．高齢者の摂食嚥下サポートでは，このような医原性サルコペニアの予防と治療が大切である．医原性サルコペニアをいかに作らないかを常に意識しながら，摂食嚥下サポートを行ってほしい．

　最後に執筆してくださった皆様，企画，編集してくださった新興医学出版社の林　峰子さん，下山まどかさんに心より御礼申し上げます．

2016年12月

横浜市立大学附属市民総合医療センターリハビリテーション科
若林　秀隆

第 1 章
高齢者の摂食
嚥下サポート
―脳卒中モデルから
高齢者モデルへの
パラダイムシフト

1 脳卒中モデルから高齢者モデルの摂食嚥下サポートへのパラダイムシフト

若林秀隆

Point
- 超高齢社会では重度の摂食嚥下障害だけでなく，老嚥や軽度の摂食嚥下障害を早期に発見して対応するパラダイムシフトが必要である．
- サルコペニアの摂食嚥下障害では，持久戦ではなく短期決戦の摂食嚥下サポートへのパラダイムシフトが必要である．
- サルコペニアの摂食嚥下障害では，攻めの栄養管理を摂食嚥下サポートに組み込むパラダイムシフトが必要である．
- 認知症では，摂食嚥下機能の改善から摂食嚥下機能の維持と緩徐な低下へのパラダイムシフトが必要である．
- 高齢者モデルの摂食嚥下サポートでは特に，KTバランスチャートを活用すべきである．

Keywords
老嚥，医原性サルコペニア，リハビリテーション栄養，認知症，KTバランスチャート

　成人の摂食嚥下障害に対するリハビリテーション（以下，リハ）は，脳卒中モデルを中心に発展してきた．わが国では摂食嚥下障害の原因疾患として脳卒中がもっとも多く，脳卒中モデルの摂食嚥下サポートにより重度の摂食嚥下障害から経口摂取可能となることは多い．高齢者でない脳卒中患者の摂食嚥下リハでは，現在でも脳卒中モデルがとても有用である．

　しかし，超高齢社会となったわが国では，高齢者の摂食嚥下機能低下と摂食嚥下障害が増加している．具体的には，摂食嚥下のフレイルといえる老嚥，オーラルフレイル，サルコペニアの摂食嚥下障害，認知症の摂食嚥下障害である．これらには，従来の脳卒中モデルでは十分な摂食嚥下サポートが困難であり，高齢者モデルの摂食嚥下サポートが重要である．ここでは，脳卒中モデルと高齢者モデルの摂食嚥下サポートについて解説する．

1 脳卒中モデルの摂食嚥下サポート

　高齢者でない脳卒中患者の場合，脳卒中発症前に摂食嚥下障害を認めないことが多い．脳

卒中発症後に偽性球麻痺，球麻痺，意識障害，高次脳機能障害などによる摂食嚥下障害を認め，重度の場合には経口摂取困難となる．発症後早期から，医師，歯科医師，言語聴覚士，看護師，理学療法士，作業療法士，歯科衛生士など多職種による摂食嚥下リハを開始する．

初回脳卒中による偽性球麻痺で意識障害を認めない場合，当初は経口摂取困難でも1～3ヵ月以内に3食経口摂取できるようになることが多い．その間，嚥下造影検査，嚥下内視鏡検査などによる評価を行いながら，段階的摂食嚥下訓練を行う．たとえば，3日間9食の経口摂取に問題がなければ，日本摂食嚥下リハビリテーション学会による嚥下調整食学会分類2013において1つ上の段階に移行する．食事時の姿勢の調整も有用である．

初回脳卒中による球麻痺の場合，当初は経口摂取困難でも3～6ヵ月以内に3食経口摂取できるようになることが多い．その間，間歇的口腔食道経管栄養法，バルーン拡張法，頭部挙上訓練などを行いながら，嚥下造影検査で食道入口部開大や喉頭挙上の程度を評価する．6ヵ月経過しても経口摂取困難の場合には，嚥下機能改善手術（輪状咽頭筋切断術や喉頭挙上術など）を検討する．

意識障害や高次脳機能障害を認める場合，脳卒中の自然経過と認知リハによって，発症時よりは摂食嚥下障害が改善することが多い．ただし，脳卒中の重症度によっては，意識障害が遷延して経口摂取困難のまま改善しないこともある．

いずれの場合でも高齢者でない脳卒中の摂食嚥下障害の特徴は，急性期に摂食嚥下障害を認め，急性期～回復期以降に摂食嚥下リハと自然経過で徐々に摂食嚥下障害に改善を認めることである．そのため，しばらく禁食にしてその後に嚥下造影検査，嚥下内視鏡検査を行ったうえで経口摂取の可否を判断して，ゆっくりじっくり摂食嚥下リハを行っても摂食嚥下機能改善に支障を認めることは少なかった．つまり，回復期リハ病棟で持久戦の摂食嚥下リハに持ち込めば，右肩上がりの摂食嚥下機能改善を期待できる．これが脳卒中モデルの摂食嚥下サポートである．

脳卒中モデルの摂食嚥下サポートはとても効果的であり，施設間格差はあるものの日本中に普及した．摂食嚥下リハにかかわる医療人のほとんどは，脳卒中モデルの摂食嚥下サポートで成功体験を得ていると考える．

2 老嚥：軽視され続けてきた存在

脳卒中モデルの摂食嚥下サポートでは，重度の摂食嚥下障害が主な対象者であった．経口摂取困難な重度の摂食嚥下障害患者を，3食経口摂取に移行させることにエネルギーを注いできた．一方，3食経口摂取できるが老嚥や軽度の摂食嚥下障害を認める方への関心は乏しかった．

老嚥とは，加齢による摂食嚥下機能低下，摂食嚥下障害の前段階，摂食嚥下のフレイルである．ただし，明確な診断基準は存在しない．presbyphagia をキーワードとして PubMed で文献検索すると，もっとも古い論文は1991年にある[1]．25年前から presbyphagia の論文があるにもかかわらず，現在でも摂食嚥下リハや高齢者医療にかかわる医療人のうち，presbyphagia や老嚥という言葉を知っている人は少ないと思われる．老嚥の時点でリハ科に併診さ

れることはまれである．仮にリハ科に併診されても1回の診察のみで終了で，摂食嚥下リハは行われない可能性が高い．

　超高齢社会のわが国では，高齢者の増加に伴い老嚥の高齢者も増加していると考えられる．そして，老嚥の高齢者が誤嚥性肺炎，重症疾患，侵襲の大きい手術などのために入院して，ベッド上安静，禁食，不適切な末梢静脈栄養管理を行われると，容易に摂食嚥下障害となる．急速に悪化するサルコペニアのために，重度の摂食嚥下障害となることが少なくない．そのため，老嚥の時点で発見して，摂食嚥下障害への進展を予防することが重要である．私見であるが，EAT-10（Eating Assessment Tool）で3点以上だが摂食嚥下障害でない場合と，1～2点の場合には，老嚥と判断したほうがよいと考える．

　超高齢社会では重度の摂食嚥下障害だけでなく，老嚥や軽度の摂食嚥下障害を早期に発見して対応するパラダイムシフトが必要である．

3　サルコペニアの摂食嚥下障害：脳卒中モデルは逆効果？

　サルコペニアの摂食嚥下障害とは，全身および嚥下関連筋の筋肉量減少，筋力低下による摂食嚥下障害である[2,3]．サルコペニアの摂食嚥下障害は，誤嚥性肺炎，大腿骨近位部骨折術後，禁食による廃用，不適切な栄養管理による低栄養などで入院患者に生じることが多い．入院前は老嚥でも3食経口摂取していたほうが，入院後に重度の摂食嚥下障害となりやすいのが特徴である（図）．

　嚥下関連筋のサルコペニアが重度の場合，嚥下反射が消失することがある．この場合，脳卒中による球麻痺と誤解されやすいが，サルコペニアの摂食嚥下障害である．また，脳卒中の既往のある患者が誤嚥性肺炎などで入院して摂食嚥下障害が悪化した場合も，脳卒中の再発と誤解されやすい．しかし，これもサルコペニアの摂食嚥下障害である．

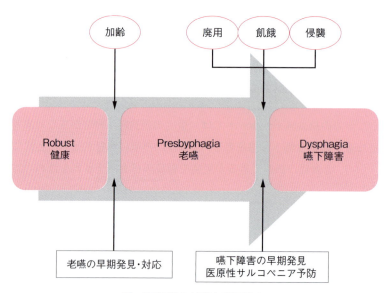

図　高齢者の老嚥と嚥下障害

サルコペニアの摂食嚥下障害の原因には，神経筋疾患が含まれている．実際，神経筋疾患で摂食嚥下障害を生じることは少なくない．しかし，神経筋疾患と摂食嚥下障害の既往のない高齢者が，他疾患加療による1〜4週間の入院期間中に，急速に神経筋疾患を併発して摂食嚥下障害を発症することは少ないと考える．脳卒中，ギランバレー症候群，神経筋の急性感染症の可能性はあるが，廃用，低栄養，他疾患による二次性サルコペニアの摂食嚥下障害の可能性が高い．

　重度の摂食嚥下障害の場合，従来は脳卒中モデルの摂食嚥下サポートを行ってきた．つまり，持久戦の摂食嚥下リハに持ち込んで，右肩上がりの摂食嚥下機能改善を期待した．脳卒中モデルの場合，1週間後に嚥下造影検査を行うのでそれまでは禁食として，嚥下造影検査で経口摂取開始の可否を判断するのが許されることがある．しかし，サルコペニアによる重度の摂食嚥下障害の場合，1週間の禁食中にサルコペニアと摂食嚥下障害がさらに悪化して，経口摂取を開始できる可能性が低下する．そのため，1週間後の嚥下造影検査を待たずに，その場でスクリーニングテストや嚥下内視鏡検査で評価して，早期リハ，早期離床，早期経口摂取を徹底的に行うことが，医原性サルコペニアの予防と治療に大切である．

　サルコペニアの摂食嚥下障害では，持久戦ではなく短期決戦の摂食嚥下サポートへのパラダイムシフトが必要である．

4　リハビリテーション栄養：攻めの栄養管理が治療

　サルコペニアの摂食嚥下障害では，飢餓と侵襲による低栄養がサルコペニアと摂食嚥下障害の原因である．摂食嚥下機能訓練で低栄養を改善させることは当然，不可能である．そのため栄養改善には，エネルギー蓄積量を付加して栄養改善を目指した攻めの栄養管理が必要である．攻めの栄養管理と摂食嚥下リハの併用，すなわちリハ栄養がサルコペニアの摂食嚥下障害の治療となる．リハ栄養とは，栄養状態も含めて国際生活機能分類（International classification of functioning, disability and health：ICF）で評価を行ったうえで，障害者や高齢者の機能，活動，参加を最大限発揮できるような栄養管理を行うことである[2]．

　脳卒中モデルの摂食嚥下サポートでは，経口摂取ができない分のみ，経管栄養で栄養管理を行う．高齢者でない初回脳卒中の場合，低栄養より過栄養，肥満を認めることが多い．そのため，脳卒中患者の経管栄養で求められる栄養管理は，栄養維持もしくは体重減少である．攻めの栄養管理で摂食嚥下機能を改善させるという発想は，脳卒中モデルにはない．脳卒中の摂食嚥下機能の改善は，自然経過と摂食嚥下リハが主要因である．

　サルコペニアの摂食嚥下障害では，脳卒中の急性期〜回復期と異なり，自然経過で摂食嚥下機能が改善することは少ない．また，不適切な栄養管理が行われている状況下では，摂食嚥下リハのみで摂食嚥下機能が改善することも少ない．一方で，急性期〜回復期の脳卒中では，不適切な栄養管理が行われていても摂食嚥下機能が改善することはめずらしくない．

　サルコペニアの摂食嚥下障害では，攻めの栄養管理を摂食嚥下サポートに組み込むパラダイムシフトが必要である．

5　認知症の摂食嚥下障害：適切な評価と観察が重要

　認知症の主な原因疾患は，アルツハイマー型認知症，レビー小体型認知症，前頭側頭葉型認知症，血管性認知症である．このうちレビー小体型認知症と血管性認知症では，比較的早期から摂食嚥下障害を認めやすい．

　認知症では薬物療法や副作用改善が奏功した場合を除き，摂食嚥下障害が自然経過で改善することは少ない．日内変動，日差変動を認め，長期的には徐々に摂食嚥下機能が低下することが多いので，対応に苦慮する．そのため，摂食嚥下機能改善よりも，認知期を中心になぜ食べることができないのかを，食事場面で適切に評価し，「心身，姿勢，環境を整える」ことが不可欠である．

　認知症では，摂食嚥下機能の改善ではなく，摂食嚥下機能の維持と緩徐な低下へのパラダイムシフトが必要である．

6　KTバランスチャート：高齢者モデルの摂食嚥下サポートに

　KTバランスチャートは，口から食べる支援において，包括的な視点で多職種による評価とアプローチをするためのアセスメントツールである．「口から食べる」ための要素を13項目（食べる意欲，全身状態，呼吸状態，口腔状態，認知機能［食事中］，咀嚼・送り込み，嚥下，姿勢・耐久性，食事動作，活動，摂食状況レベル，食物形態，栄養）に分類して，全体のバランスを評価する．点数が低い項目はケアやリハを充実させ，伸ばしたい点や強みへのアプローチへとつなげる．KTバランスチャートの信頼性，妥当性は検証されている[4]．

　脳卒中の摂食嚥下障害でも，KTバランスチャートは有用である．しかし，KTバランスチャートの強みがより発揮されるのは，高齢者の摂食嚥下障害と考える．高齢者の摂食嚥下障害のほうが，より包括的な視点で多職種による評価とアプローチが求められるためである．また，老嚥の高齢者が摂食嚥下障害に陥らないよう，KTバランスチャートを予防的に活用することも有用である．

　高齢者モデルの摂食嚥下サポートでは特に，KTバランスチャートを活用すべきである．

●まとめ

　脳卒中モデルから高齢者モデルの摂食嚥下サポートへのパラダイムシフトについて解説した．高齢者でない初回脳卒中患者の摂食嚥下障害の場合，現在でも脳卒中モデルの摂食嚥下サポートはとても有用である．しかし，超高齢社会のわが国では，老嚥，サルコペニアの摂食嚥下障害，認知症の摂食嚥下障害の高齢者が増加しているため，高齢者モデルの摂食嚥下サポートが求められる．入院高齢患者に医原性サルコペニアを作らないよう，KTバランス

チャートを活用して，早期リハ，早期離床，早期経口摂取・早期からの適切な栄養管理を徹底的に行ってほしい．

Reference
1) Jahnke V：Dysphagia in the elderly. HNO **39**：442-444, 1991
2) Wakabayashi H, Sakuma K：Rehabilitation nutrition for sarcopenia with disability：a combination of both rehabilitation and nutrition care management. J Cachexia Sarcopenia Muscle **5**：269-277, 2014
3) Wakabayashi H：Presbyphagia and sarcopenic dysphagia：association between aging, sarcopenia, and deglutition disorders. J Frailty Aging **3**：97-103, 2014
4) Maeda K, Shamoto H, Wakabayashi H, et al.：Reliability and validity of a simplified comprehensive assessment tool for feeding support：KT index. J Am Geriatr Soc. 2016. doi:10.1111/jgs.14508

●治療のTips
私は老嚥？

筆者は40歳を過ぎてから，食事や飲水でむせることと，のどに食べ物が残ることが多くなった．自分でEAT-10を採点すると2点で，老嚥が疑われた．嚥下関連筋の筋力増強訓練を行ったら以前よりむせなくなったため，現在も筋力増強訓練を継続している．老嚥を疑った場合には「若いときと現在と比較して，どちらがむせやすいですか」と質問するとよい．

●高齢者のクリニカルエピソード

サルコペニアの摂食嚥下障害を考えるようになったのは，体重増加，栄養改善とともに摂食嚥下機能が改善した方を経験してからである．その方は，どんなに摂食嚥下機能訓練を頑張っても摂食嚥下障害が改善しなかった．しかし，経管栄養により体重が増加したとたん摂食嚥下障害が改善して経口摂取に移行することができた．そこで，高度の低栄養やサルコペニアの高齢者では「栄養ケアなくしてリハなし」「栄養はリハのバイタルサイン」と考えるようになった．高齢者の摂食嚥下サポートで必要な栄養指導は，嚥下調整食の指導と，サルコペニアの摂食嚥下障害を改善させて嚥下調整食が不要となるよう，栄養改善を目指した栄養管理指導の2つである．

第2章
老嚥と摂食嚥下障害の原因

1 フレイルとサルコペニア

荒井秀典

Point
- フレイルは，加齢とともに恒常性が低下し，外的ストレスに対する脆弱性が高まり，要介護状態となりやすい状態である．
- フレイルには身体的，精神心理的，社会的な要因があり，身体的フレイルの主要な原因はサルコペニアである．
- サルコペニアは加齢に伴って筋肉が減少する病態であり，筋肉量の低下，握力や歩行速度の低下など機能的な側面を含む概念である．
- フレイル，サルコペニアはともに適切な栄養，運動により改善しうる．
- サルコペニアと嚥下機能の低下，低栄養は関連する．

Keywords 嚥下，低栄養，筋肉量，筋力，口腔機能

1 高齢化に伴う医療のパラダイムシフト

　わが国の高齢者人口は，現在26％を超えており，約10年後の2025年には後期高齢者が2,000万人を超える．まさに，世界一の超高齢社会である．平均寿命が延伸し，元気な高齢者が増えているといわれているが，健康寿命は男性で約9年，女性で約13年平均寿命より短く，健康寿命の延伸は喫緊の課題である．また，厚生労働省の統計によると前期高齢者の要介護原因の1位は脳卒中であるのに対し，後期高齢者の要介護の原因の1位は老衰，すなわち加齢に伴う恒常性の低下，「フレイル」である．また，このフレイルの原因として加齢により筋肉量の低下が著しいサルコペニアの寄与が考えられている．残念ながら，フレイル，サルコペニアといった病態は自覚症状に乏しく，適切な診断，介入が行われていないため，要介護の高リスクであるにもかかわらず，予防策についてはほとんど周知されていない．また，高齢者はさまざまな疾病を併せ持つため，生命予後を考慮しながら，治療の優先順位を決める必要が出てくる．このように，社会の超高齢化に伴い，医療の需要も変化しており，今まさに治す医療から治し支える医療へのパラダイムシフトが求められている．

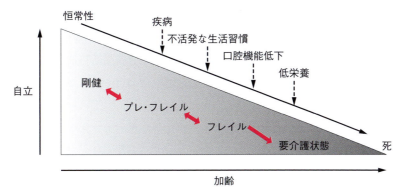

図1　フレイルと加齢との関係

加齢とともに恒常性が低下し，さまざまな疾病，生活習慣，口腔機能低下，低栄養などの要因によりフレイルとなり，要介護状態となる．フレイルになると外的ストレスに対し，脆弱性を示す．

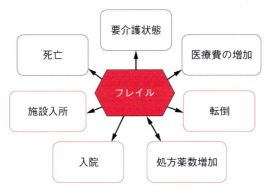

図2　フレイルは不良の転帰につながる

2　フレイルとは

　フレイルとは，加齢に伴うさまざまな臓器機能変化や予備能力低下によって外的なストレスに対する脆弱性が亢進した状態と理解される（図1）．実際，フレイル高齢者では日常生活機能障害，施設入所，転倒，入院をはじめとする健康障害を認めやすく死亡割合も高くなることが知られており（図2），高齢者の生命・機能予後の推定ならびに包括的高齢者医療を行ううえでフレイルは重要な概念である．フレイルは各種疾病，免疫異常，神経内分泌異常などが複合的に関与するが，なかでもサルコペニアはもっとも重要な寄与因子である．

3　フレイルをいかに診断するか

　急性期病院だけではなく，地域在住高齢者においてもフレイルを評価し，適切な介入を行うことが重要である．これまでの研究からフレイルの指標についてさまざまな尺度や評価方

法が提唱されているが，移動能力，筋力，認知機能，栄養状態，バランス能力，持久力，身体活動性，社会性などの構成要素について複数項目をあわせて評価する場合が多い．Rockwoodらは，フレイルを「加齢に伴い，疾患ならびに日常生活機能障害や身体機能障害が集積してくるもの」として，高齢者総合的機能評価（comprehensive geriatric assessment：CGA）の考えに基づいて評価を行うことを提唱した．このモデルは"accumulation of deficits"モデルといわれ，問題点が蓄積すればするほどフレイルとなるという数学的モデルである[1]．しかしながら，この指標はADL低下，自立性の喪失，死亡などのアウトカムを予測するモデルとしては優れているが，実臨床で適用するのは困難である．一方，Friedらは，体重減少，易疲労感，筋力低下，歩行速度低下，身体活動性低下のうち3項目以上該当した場合をフレイル，1〜2項目に該当した場合をプレ・フレイルと定義した[2]．しかしながら，これらの項目には精神心理的，社会的要素は含まれないため，身体的フレイルの診断のために用いられている．項目のなかで，筋力低下，歩行速度低下は，握力と歩行速度を指標として用いており，これらはサルコペニアの診断項目にも含まれている．このように身体的フレイルとサルコペニアは共通点がある．われわれは，基本チェックリストや生活機能に関する質問をもとに5つの質問からなる簡易版のフレイル・インデックスを作成した（治療のTips参照）[3]．これらの質問には精神心理的，社会的要素も含まれ，5つの質問のうち，3つ以上満たす場合には，要介護，死亡リスクが有意に高くなることが明らかとなった．

4 サルコペニアをいかに診断するか

　加齢とともに筋肉量は減少し，筋力は低下する．ところが，筋肉は骨密度や脳重量のように加齢とともに減少傾向を示すものの，その減り方には個人差が大きい．また，筋肉量とともに変化する歩行速度や握力と平均余命との間には密接な関係が見出されている．すなわち，歩行スピードが遅いほど，握力が少ないほど短命であるということである．1980年代後半にRosenbergが，ギリシャ語のsarx（筋肉），penia（減少）を意味する語を組み合わせて，サルコペニア（sarcopenia）という概念を提唱したのは，筋肉の減少にも生理的加齢変化の範囲を逸脱する場合があり，そのようなケースは病的な扱いをすべきであり，介入の対象になるという考え方に基づく[4]．サルコペニアもまた，ADL低下，転倒，入院，死亡などとの関連が明らかとなり，欧米の研究グループにより，歩行速度，握力および筋肉量を指標としたサルコペニアの診断基準が提唱された．The European Working Group on Sarcopenia in Older People（EWGSOP）によれば，サルコペニアは「筋量と筋力の進行性かつ全身性の減少に特徴づけられる症候群で，身体機能障害，QOL低下，死のリスクを伴うもの」と定義されている[5]．EWGSOPでは，筋量低下，筋力低下（握力：男性30 kg未満，女性20 kg未満），身体機能低下（歩行速度0.8 m/秒以下）から構成される臨床的な診断手順が示された．基準では65歳以上の高齢者を対象とし，筋量低下が必須条件とされ，そこに筋力低下または身体機能低下のどちらかが加われば，サルコペニアの診断に至る．なお，筋肉量の評価にはdual-energy X-ray absorptiometry（DXA）法が推奨され，DXA法により求めた四肢筋肉量を身長の2乗で除した値をskeletal muscle mass index（SMI）として用いられている．そ

1 フレイルとサルコペニア

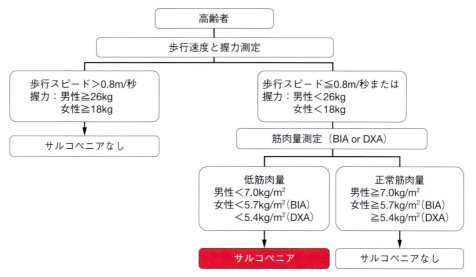

図3 アジアのワーキンググループによるサルコペニアの診断基準
(Chen LK, et al.：J Ame Med Dir Assoc 15：95-101, 2014[6])より引用)

して，低筋肉量の定義は若年者（おおむね20～40歳，男女別）の平均値－2 SD 未満とされている．さらに，サルコペニアの病期分類として，筋量低下のみを「前サルコペニア」，筋量低下，筋力低下，身体機能低下すべてを伴う場合を「重度サルコペニア」と定義した．しかしながら，欧米人の基準がアジア人にそのまま適用できるかどうかについても明らかではないため，われわれはアジアサルコペニアワーキンググループ（Asian Working Group for Sarcopenia：AWGS）を設立し，アジア人のための診断基準を提唱した（図3)[6]．われわれの診断基準においては，ヨーロッパの基準同様に握力・歩行速度いずれかの低下を有し，筋肉量の減少が認められる場合にサルコペニアと診断することとした．しかしながら，欧米人とは体格や生活習慣も異なり，筋力や筋肉量に違いがあることから，握力と筋肉量についてはアジア人独自の基準を定めた．すなわち，握力は男性26 kg 未満，女性18 kg 未満を握力低下とし，筋肉量については DXA 法で，男性 7.0 kg/m² 未満，女性 5.4 kg/m² 未満，Bioelectrical impedance analysis（BIA）法では，男性 7.0 kg/m² 未満，女性 5.7 kg/m² 未満を筋肉量低下と定義した．今後はこの診断基準を用いたアウトカム研究が待たれる．

5 摂食嚥下障害とフレイル，サルコペニア

嚥下には，さまざまな筋肉が関与しており，サルコペニアを呈する高齢者においては，嚥下にかかわる筋肉の衰えも認められやすくなる．嚥下にかかわる筋肉が衰え，嚥下機能が低下すれば，誤嚥性肺炎や低栄養のリスクが高くなり，それらによりサルコペニア，フレイルが進行することが想定される．したがって，フレイル高齢者やサルコペニアを呈する高齢者においては嚥下機能の評価や口腔機能の評価がきわめて重要であり，問題点を同定したあとは適切な介入を行うことが望ましい．

● まとめ

　サルコペニア，フレイルは，高齢者の生命・機能予後の推定や包括的医療を行ううえでも重要な概念であり，介入可能な病態であることから高齢者の健康増進を考えるうえでは，すべての医療専門職が理解すべき概念である．

　2016年4月28日にサルコペニアはICD-10-CMにおいてM62.84のコードを取得した．このため，サルコペアが保険病名として採用されるのも間近であろう．したがってわが国においても，サルコペニアに関するエビデンスを蓄積し，さまざまな原因・病態に応じた介入方法を確立する必要がある．一つの方法として，患者レジストリにより臨床研究をスピードアップすることで，病態の解明と治療方法の確立を早急に図ることができる．

📖 Reference

1) Rockwood K, Stadnyk K, MacKnight C, et al.：A brief clinical instrument to classify frailty in elderly people. Lancet **353**：205-206, 1999
2) Fried LP, Tangen CM, Walston J, et al.；Cardiovascular Health Study Collaborative Research Group：Frailty in older adults：evidence for a phenotype. J Gerontol A Biol Sci Med Sci **56**：M146-156, 2001
3) Yamada M, Arai H：Predictive Value of Frailty Scores for Healthy Life Expectancy in Community-Dwelling Older Japanese Adults.J Am Med Dir Assoc **16**：e7-11, 2015
4) Rosenberg IH：Sarcopenia：origins and clinical relevance. J Nutr **127**：990S-991S, 1997
5) Cruz-Jentoft AJ, Baeyens JP, Bauer JM, et al.：Sarcopenia：European consensus on definition and diagnosis：Report of the European Working Group on Sarcopenia in Older People. Age Ageing **39**：412-423, 2010
6) Chen LK, Liu LK, Woo J, et al.：Sarcopenia in Asia：consensus report of the Asian Working Group for Sarcopenia. J Ame Med Dir Assoc **15**：95-101, 2014

● 治療のTips

簡易版フレイル・インデックス[3]

　山田，荒井らにより開発されたフレイル評価のための指標で，以下の質問で3点以上の場合フレイルと判断される．

1. 6ヵ月間で2～3kg以上の体重減少がありましたか？	はい	1点
2. 以前に比べて歩く速度が遅くなってきたと思いますか？	はい	1点
3. ウォーキングなどの運動を週に1回以上していますか？	いいえ	1点
4. 5分前のことが思い出せますか？	いいえ	1点
5. （ここ2週間）わけもなく疲れたような感じがしますか？	はい	1点

2 医原性サルコペニア

藤原　大

Point
- 医原性サルコペニアは，医療現場での不適切な管理とリハによって人為的にもたらされるサルコペニアである．
- 安易な「とりあえず安静・禁食」の指示が要因となり，活動に関連する医原性サルコペニアが発生する．
- 不適切な栄養管理とリハによる飢餓が要因となり，栄養に関連する医原性サルコペニアが発生する．
- 医原性サルコペニアは，医療・介護・福祉のあらゆる場面で発生しうる．
- 予防・治療のためには，リハ栄養の考え方が有用である．

Keywords　サルコペニア，廃用症候群，低栄養，多職種，リハ栄養

1 医原性サルコペニアとその原因

　サルコペニアは，筋肉の喪失を意味する．加齢に伴う筋肉量の減少は，高齢者の身体機能低下に関連する．2010年に欧州のワーキンググループ（The European Working Group on Sarcopenia in Older People：EWGSOP）が「サルコペニアとは，進行性かつ全身性の筋肉量と筋力の減少によって特徴づけられる症候群で，身体機能障害，生活の質（quality of life：QOL）の低下，死のリスクを伴うものである」と定義している．原因が加齢のみの場合を原発性サルコペニア，加齢以外（活動，栄養，疾患）の場合を二次性サルコペニアと分類する（図）．

　医療機関に入院する高齢者やリハビリテーション（以下，リハ）の対象となる障害者では，サルコペニアの原因が加齢のみであることは少なく，活動，栄養，疾患の要素を含む可能性が高い．二次性サルコペニアのなかでも，医療機関における不適切な管理によってもたらされるサルコペニアは，医原性サルコペニアといえる．医原性の要素は，未然に防ぐことが可能なため，医療リスク管理の1つとして，医原性サルコペニアを十分に認識しておかなくてはならない．医原性サルコペニアの原因として，活動に関連するものと栄養に関連するものが挙げられる．その2つを概説するとともに，その対応策としてのリハ栄養アプローチにも触れる．

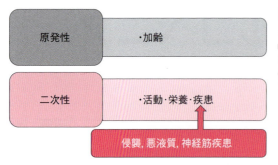

図　サルコペニアの原因
(Cruz-Jentoft AJ, Baeyens JP, Bauer JM, et al.：Sarcopenia：European consensus on definition and diagnosis：Report of the European Working Group on Sarcopenia in Older People. Age Ageing 39：412-423, 2010 より引用して改変)

2　活動に関連する医原性サルコペニア

　活動に関連するサルコペニアとは，安静臥床，不活動などが原因で起こる廃用性筋萎縮である．廃用性筋萎縮は全身に生じる．体幹筋に生じると寝たきり，嚥下関連筋に生じると嚥下障害，呼吸筋に生じると呼吸障害を呈する．廃用症候群は，安静臥床や不活動状態が持続することによって各臓器および臓器系に生じる二次的機能障害の総称である．廃用性筋萎縮はその一部であり，筋骨格系以外にも全身の臓器に機能障害を呈する（表 1）．この多臓器の機能障害が相互に関係しあい，廃用症候群をさらに悪化させ，「負のスパイラル」を生み出すことになる．予備力の低い高齢者では，軽度の侵襲やごく短期間での安静臥床でも廃用症候群に陥りやすい．

　実際の医療現場では，廃用症候群は安静臥床単独で起こることは少なく，低栄養を合併することが多い．リハ依頼のあった高齢・廃用症候群の患者を簡易栄養状態評価表（Mini nutritional assessment-short form：MNA®-SF）で評価したところ，87.6％が低栄養に判定され，そのほかの全例が低栄養のおそれありに判定されたとの報告がある[1]．また，成人低栄養の原因は，飢餓，侵襲（急性炎症），悪液質（慢性炎症）に分類され，廃用症候群の 44.4％に飢餓，83.4％に侵襲，30.2％に悪液質を認めたとも報告している[1]．廃用症候群は，栄養および疾患によるサルコペニアを合併している可能性がある．

　サルコペニアが，医師による不要な安静や禁食の指示が原因で生じた場合，活動に関連する医原性サルコペニアといえる．急性期病院・病棟に入院すると，特に明確な理由もなく「安静・禁食」の指示が出ることもまれではない．「とりあえず安静・禁食」である．全身および

表 1　廃用症候群による全身の機能障害

運動機能障害	廃用性筋萎縮，筋力低下，関節拘縮，異所性骨化，骨粗鬆症
循環障害	起立性低血圧，深部静脈血栓症，肺塞栓症，浮腫，褥瘡
呼吸機能障害	嚥下障害，誤嚥性肺炎，運動耐用能低下
消化機能障害	便秘，ガス貯留，腹部膨満，食欲不振，栄養障害
精神障害	不安，抑うつ，意欲低下，睡眠障害，認知症
自律神経障害	尿・便失禁，倦怠感，低体温

口腔・嚥下関連筋の筋肉量減少が生じて，寝たきりと嚥下障害・経口摂取困難の状態が人為的に作り出されている可能性がある．誤嚥性肺炎患者で，入院後3日以内にリハを開始した場合（早期リハ実施群）と，4日以降にリハを開始した場合（非リハ実施群）の結果を比較した研究がある．入院後30日以内の院内死亡率は早期リハ実施群5％，非リハ実施群7％であり，早期リハ実施群は非リハ実施群と比べオッズ比で0.71倍死亡率が有意に少なかったと報告している[2]．また，発症前に経口摂取をしていた誤嚥性肺炎患者で，早期経口摂取再開群と絶食管理群で嚥下機能に与える影響を比較した研究がある．絶食管理群は，入院から1週間の栄養摂取量が不良で，有意に長い治療期間を要した（早期経口摂取再開群8日・絶食管理群13日）と報告している[3]．病態を正しく評価・把握して，不要な安静・禁食を避け，早期離床・リハ開始と早期経口摂取再開を目指す必要がある．一方で，バイタルサインの乱れや病態の安定のために安静が必要な場合や，腸管の問題や重度嚥下障害のために禁食が必要な場合もある．明らかな理由があって安静・禁食を余儀なくされたとしても，ベッドサイドリハや間接嚥下訓練など，機能維持のための方法は検討可能である．問題は，その評価が正しく行われないまま「とりあえず安静・禁食」の指示が出ていることである．

3 栄養に関連する医原性サルコペニア

　栄養に関連するサルコペニアには，飢餓によるものがある．飢餓では，エネルギー摂取量が消費量より少ない状態（摂取量＜消費量）が続いて栄養不良になる．飢餓の初期には肝臓内などに蓄積されたグリコーゲンからエネルギーを得る．しかし，長期化すると筋蛋白分解によりエネルギーを産生するため，筋萎縮が起こる．飢餓は，エネルギー摂取量が極端に少ない場合だけでなく，エネルギー摂取量を上回る過度なエネルギー消費量がある場合にも起こりえる．

　高齢入院患者で低栄養が多い理由としては，①疾患発症前から低栄養であった可能性，②疾患発症時の栄養状態悪化，③疾患発症後の不適切な栄養管理とリハ，の3つが考えられる．①は，併存疾患や老嚥（presbyphagia），味覚・嗅覚低下，口腔機能低下のほか，精神的要因（認知症・うつ），薬剤要因（多剤服用・薬物副作用），社会的要因（介護力不足・経済的負担）などに起因する．②は，急性疾患や手術による侵襲に起因する．③は，疾患治療過程での不適切な栄養管理と栄養状態を考慮しないリハ負荷量の設定に起因する．

　サルコペニアが，医療機関における不適切な栄養管理とリハにより生じた場合，栄養に関連する医原性サルコペニアといえる．急性疾患では発症後1週間以上，禁食で水電解質輸液による1日300 kcal未満の末梢静脈栄養のみで栄養管理がされていることもまれではない．経腸栄養や中心静脈栄養でもエネルギーおよび蛋白質の投与量が不足していることもある．発症後の不適切な栄養管理が，発症前からの低栄養や発症時の急性炎症・侵襲による栄養状態悪化をさらに加速させることになる．

　エネルギー摂取量が不十分な状態にもかかわらず，筋肉量増加や機能改善を目的としたレジスタンストレーニングや持久力トレーニングを行うと，かえって筋肉量が減少して持久力は低下する．そのため，飢餓の場合にレジスタンストレーニングは禁忌である．一方で，安

静臥床も禁忌である．1日エネルギー消費量の80％程度のエネルギー投与量で2週間，安静臥床群と非安静群（日中は立位，病棟内歩行可能，10分間のエルゴメーターを1日3回実施）で除脂肪体重の変化を比較検討した研究がある．2週間の除脂肪体重の減少は，安静臥床群1.1±0.1 kg，非安静群0.3±0.3 kgであり，エネルギー摂取量不足時の安静臥床は骨格筋分解を加速させたと報告している[4]．リハの負荷量を検討するうえでは，現在の栄養状態がどうなっているかの評価と，今後の栄養管理によって栄養状態はどうなるかの予後予測が必要である．現状の評価や今後の予後予測を行わずに，不適切な負荷量のリハを実施することも，医原性サルコペニアの要因となる．

栄養に関連するものとして，飢餓とは逆に過栄養によって起こるサルコペニア肥満がある．サルコペニア肥満は，サルコペニアと肥満の合併である．運動不足で食事摂取量が多い場合や，疾患発症後に過量なエネルギー投与がされた場合に起こりえる．医療機関においては急性期の侵襲を理由に，安易にストレス係数を高く見積もり，過量のエネルギーが投与されることがある．この場合，体重減少は防げるが筋肉量は維持できず脂肪が増加する．結果として，医原性サルコペニア肥満の状態になる．飢餓の場合と同様に，医療現場では見逃されている可能性がある．

4 医原性サルコペニアをなくすために

医原性サルコペニアについて，特に急性期病院・病棟で起こることを中心に概説したが，これは急性期に限定した現象ではない．亜急性期を担う地域包括ケア病棟，回復期リハ病棟，療養型病棟，老人保健施設，特別養護老人ホーム，在宅など，医療・介護・福祉のあらゆる場面で起こりえることを念頭におく．どの場面でもまず，医原性サルコペニアの可能性を認識することが重要である．その可能性を疑わなければ，対応ははじまらない．

医原性サルコペニアに対応するには，リハ栄養の考え方が有用である．リハ栄養評価のポイントは表2に示す5つである．この評価を確実に行うことで，医原性サルコペニアをなくす，もしくは早期に発見して対処することが可能になる．特に，栄養障害およびサルコペニアの有無とその原因，嚥下障害の有無については，早急に評価を行って治療計画を立案する．また，この評価・治療計画は多職種，少なくとも2職種以上で協議することが重要である．多職種で協議することで，単職種の専門性に囚われることがなくなり，対象者の問題を多角的に捉えられて気づきも多くなる．治療介入の方法にも多様性が生まれる．医原性サルコペ

表2　リハ栄養評価のポイント

項目	内容
栄養障害	嚥下障害を認めるか，何が原因か
サルコペニア	サルコペニアを認めるか，何が原因か
嚥下障害	摂食嚥下障害を認めるか
予後予測	現在の栄養管理は適切か，今後の栄養状態はどうなりそうか
訓練内容判断	機能改善を目標としたリハを実施できる栄養状態か

ニアの存在が疑われた場合には，病態と治療の仮説を立てたうえで，「攻めの栄養管理」と「予後予測に基づいたリハ」を基本に行う．治療開始後も状況の変化を定期的にモニタリングする．モニタリングの結果も，多職種で継続的に協議することが重要である．

　低栄養とサルコペニアは，高齢者の生活機能低下およびQOL低下の基盤となる．その原因には現状では予防と治療が困難なものも含まれている．しかし，医原性サルコペニアは人為的につくられるものであり，予防と治療が可能である．医療にかかわるすべての者が，改めて認識を深める必要がある．

Reference

1) Wakabayashi H, Sashika H：Malnutrition is associated with poor rehabilitation outcome in elderly inpatients with hospital-associated deconditioning：a prospective cohort study. J Rehabil Med **46**(3)：277-282, 2014
2) Momosaki R, Yasunaga H, Matsui H, et al.：Effect of early rehabilitation by physical therapists on in-hospital mortality after aspiration pneumonia in the elderly. Arch Phys Med Rehabil **96**(2)：205-209, 2015
3) Maeda K, Koga T, Akagi J：Tentative nil per os leads to poor outcomes in older adults with aspiration pneumonia. Clin Nutr **35**(5)：1147-1152, 2016
4) Biolo G, Ciocchi B, Stulle M, et al.：Calorie restriction accelerates the catabolism of lean body mass during 2 wk of bed rest. Am J Clin Nutr **86**(2)：366-372, 2007

●**治療の Tips　日々の努力が共通認識をつくる**

　サルコペニアは多くの職種に知られるようになってきた概念だが，臨床現場での共通言語として使われることがまだ少ない．自分の近くにいる他職種と，「サルコペニア」をキーワードに患者のことを話し合ってみる．カルテにそのことを記載して，そのほかの職種の目にも触れるようにする．医原性サルコペニアの共通認識をつくるには，現場での地道な努力も必要である．

●**高齢者のクリニカルエピソード　嚥下障害では診察と病歴聴取が鍵**

　肺炎治療後も遷延する嚥下障害のため，呼吸器内科からリハ科へ紹介となった70歳台の患者は，肺炎発症1週間の段階で，末梢静脈栄養管理だった．嚥下造影検査では明らかな誤嚥を認め，経過からも医原性サルコペニアによる嚥下障害を疑った．しかし，錐体外路症状や構音障害も合併しており，実際には肺炎発症前から嚥下障害を呈していたようだった．神経内科の診察で，レビー小体型認知症と診断され，経腸栄養へ移行しながら嚥下訓練を実施するも，嚥下障害は残存した．エネルギー必要量の経口摂取は困難と判断し，胃瘻造設のうえで経腸栄養を継続しつつ，経口摂取を併用して自宅生活へ復帰した．退院後は栄養状態の改善とともに，経口摂取量は増加した．現在は，ほぼ経口での栄養摂取へと移行して，ADL完全自立で過ごしている．遷延する嚥下障害の症例では，診察や病歴聴取を丁寧に行うことが重要だった．また，適切な栄養管理とリハを行えば，医原性に悪化した要素は改善できるという教訓を得た．

3 老嚥

金久弥生

Point
- 健常高齢者における加齢による嚥下機能低下，つまり老人性嚥下機能低下を略して老嚥とよぶ．
- 老嚥は疾患に伴う嚥下障害（dysphagia）と区別して捉える必要がある．
- 老嚥は嚥下のフレイルであり，身体的フレイルを全身に認める場合は老嚥を認めることが多い．
- 老嚥の改善には，嚥下関連筋のレジスタンストレーニングと栄養改善を同時に行うことが有用である．

Keywords 老人性嚥下機能低下（presbyphagia），口腔の加齢変化，老嚥の改善

1 老嚥（presbyphagia）とは

　加齢に伴う摂食嚥下機能を含む口腔機能低下は，日常生活動作のなかでも，初期においては潜在化し気づきにくい機能低下である．口腔（咀嚼）機能の低下によって噛みにくくなるため，軟らかいものを選んで食べるようになり，口腔（咀嚼）機能の低下を招く．このような悪循環（廃用症候群）を断ち切れず，機能低下が高度に進行して初めて，噛めない・食べられない・飲み込みにくい，という自覚症状が顕在化するといわれている[1,2]（図1）．

　加齢変化として，味覚・嗅覚の減退，歯牙数の減少，唾液分泌量の低下，咽頭の下垂，咽頭収縮筋の収縮力減退，頸椎可動性低下，咀嚼筋力低下などが挙げられる[3]．高齢者ではこのような嚥下機能低下を認めることはよく知られているが，これを老人性嚥下機能低下として「老嚥（presbyphagia）」という概念がある[4～9]．Presbyphagia を直訳すると，presby は老人・高齢者，phagia は嚥下であり，健常高齢者における加齢による嚥下機能低下，つまり老人性嚥下機能低下を略して老嚥を指し[2,10]，疾患に伴う嚥下障害（dysphagia）とは区別して捉える必要がある．また，加齢による嚥下機能低下である老嚥は，嚥下のフレイルであり，嚥下障害ではない．身体的フレイルを全身に認める場合，老嚥を認めることが多い[11]．また，

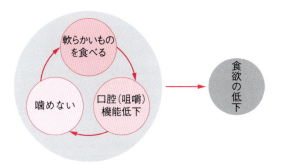

図1 口腔（咀嚼）機能低下の悪循環スパイラル
（平野浩彦, 細野 純 監：実践！ 介護予防 口腔機能向上マニュアル. 財団法人東京都福祉保健財団, 東京, p2-6, 2006[1]）

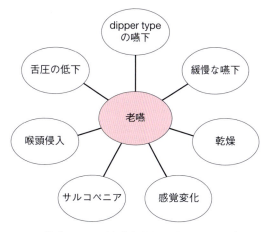

図2 老嚥の要因：健常高齢者の嚥下メカニズムにおける変化
（Satellite Symposium Proceeding 7th EUGMS Congress：Intregrated Management of Dysphagia and Malnutrition. 2011[13]を引用して改変）

　老嚥は, 加齢以外に明らかな要因を認めない嚥下機能低下を「原発性老嚥」, 疾患, 活動, 栄養など加齢以外の要因を認める嚥下機能低下を「二次性老嚥」とに分類される[4,7]. つまり, dysphagia は高齢者に限らず嚥下障害および摂食嚥下障害全体を指す言葉であり[12], 二次性老嚥は dysphagia であることが多いと考えられるが, 原発性老嚥は障害とは異なる加齢による嚥下機能低下である. また, 広義のサルコペニア（加齢に伴う筋萎縮）の摂食嚥下障害では, 二次性老嚥を認めることが多く, リハビリテーション栄養の評価と対応が重要である[4]. つまり, 原発性・二次性ともに老嚥は早期発見と対応が重要である.

2 老嚥（presbyphagia）の原因と要因

　老嚥の原因として, 味覚・嗅覚低下, 感覚閾値低下, 唾液分泌量減少, 喉頭低下（下垂）, 咽頭腔拡大, 咳反射低下, 歯牙数減少, 義歯不適合, 多剤内服による副作用, 低栄養, 嚥下筋力低下, 舌圧低下, 嚥下関連筋の筋肉量減少[11]がある. 加えて, 顎の筋緊張の喪失, 結合組織弾力の喪失, 舌運動遅延, 構造変化（骨棘, 狭窄, 頚や顎の関節炎, 姿勢の変化）なども老嚥の原因として挙げられている[4]. また, 老嚥に影響する要因には, ゆっくりした嚥下, 乾燥, 感覚変化, 喉頭侵入, 静止時舌圧の減少とサルコペニアがあり[2,4,13]（図2）, サルコペニアは舌や嚥下の遅れに関連している可能性が考えられる.

3 加齢に伴う口腔の変化

　加齢に伴い, 歯牙・歯周組織や口腔粘膜, 唾液腺・唾液（表）[14], 口腔疾患, 口腔保健行動・生活習慣などに変化が生じ, 喪失歯数も加齢とともに増加する（図3）[15]. 歯の喪失は栄養摂取に影響を与えており[16,17], 口腔状態が悪いと思っている者や歯科受診をしていない者

表 加齢に伴う口腔内の器質的変化

	加齢変化		臨床的影響
	組成・組織	形態	
エナメル質	・フッ化物含有量の増加	・トゥースウェア（酸蝕，咬耗，摩耗）	・色調，形態の変化 ・透明度の低下 ・審美的問題 ・咀嚼への影響
象牙質	・第二象牙質の形成 ・象牙細管の閉鎖	・トゥースウェア（酸蝕，咬耗，摩耗）	・色調，形態の変化 ・審美的問題 ・象牙質知覚過敏への影響 ・根管治療への影響 ・咀嚼への影響
セメント質	・フッ素やマグネシウムなどの含有量の増加	・厚みの増加	
歯髄	・歯髄細胞の減少 ・コラーゲン線維の増加 ・血流の低下	・容積の減少	・象牙質知覚過敏への影響 ・根管治療への影響
歯周組織	・歯槽骨の吸収 ・コラーゲン線維の増加	・歯肉の退縮 ・アタッチメントロスの増加	・咀嚼効率への影響 ・審美的問題
口腔粘膜	・角化程度の減少 ・舌糸状乳頭の消失	・菲薄化 ・弾力性の低下	・味覚への影響 ・発音・発声への影響 ・感染性への影響
唾液腺・唾液	・腺房細胞の減少 ・脂肪変性	―	・味覚への影響 ・発音・発声への影響 ・咀嚼への影響

(神原正樹，他．日本歯科医師会 EBM 集編集委員会 編：健康長寿社会に寄与する歯科医療・口腔保健のエビデンス 2015．日本歯科医師会，p24-34，2015[14])

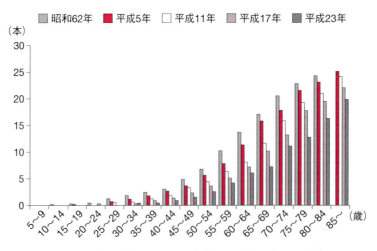

図3 1人平均喪失歯数の年次推移，5歳以上，永久歯
注）昭和62年は，80歳以上で1つの年齢階級としている．
（厚生労働省：平成23年歯科疾患実態調査[15]より引用）

は，虚弱となっている者が多い[18]．平成17年度歯科疾患実態調査では80歳の1人平均残存歯数は 10.1 本であったが，平成 23 年度には 14 本と増加しており，8020 達成者は 35％になっている．これは平成元年より当時の厚生省と日本歯科医師会が推進してきた「80歳になって

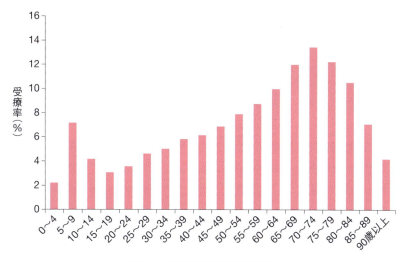

図4　年齢階級別歯科受療率
(神原正樹, 他. 日本歯科医師会 EBM 集編集委員会 編：健康長寿社会に寄与する歯科医療・口腔保健のエビデンス 2015. 日本歯科医師会, p24-34, 2015[14])

も 20 本以上自分の歯を保とう」という運動の成果ともいえる．また，平成 23 年患者調査によると増齢に伴い歯科受診率は増加し，70〜74 歳群をピークに低下している[15](図4)．また，高齢者の歯科治療内容は，65〜80 歳は歯周治療が多く，70 歳以上で補綴治療が増加し，80 歳以上になると歯周治療・補綴治療の割合は同等となる．歯口清掃習慣は，磨かないあるいはときどき磨くは 5％，1・2 回/日が各 35％，3 回以上/日は 25％である．歯牙欠損や義歯装着による口腔の変化が生じるが，1 日 1 回以上歯磨きを行う者が 90％を超えることは，生活習慣に定着しているといえる[14,15]．このように加齢に伴い口腔には変化が生じる．残存歯数や歯科受診率の増加や歯磨き習慣の定着は，摂食障害の要因となる咀嚼や咬合といった口腔機能を守るとともに維持・回復も図り，口腔の健康増進ひいては生命維持や日常生活を支えることにつながる．

加齢と摂食嚥下機能に関係する筋力および筋肉量

サルコペニアの著しい筋には頸部筋群が含まれ[19]，サルコペニアは遅筋化するため，速筋線維に選択的な萎縮を認め，筋線維数が減少する[19]．舌骨上筋である顎二腹筋の前腹は速筋線維が 28.1％，遅筋線維が 58.5％[20]，オトガイ舌筋は前方が速筋線維，後方は遅筋線維が多い[21]．筋肉量減少については，運動神経線維のうち遅筋線維を支配して実際の筋収縮に関与する α 運動ニューロンは加齢とともに 50％減少し，筋増殖に必要な骨格筋組織特異的幹細胞であるサテライト細胞も減少する[19]．舌中央部の厚みが上腕筋面積と年齢に関連しており，加齢による舌の筋肉量減少を認める[22]．等尺性の舌筋力と嚥下時舌筋力は誤嚥を認めた高齢者で有意に低く，舌の筋肉量は上腕筋面積と，舌の筋力と握力の関連も示されている[23]．また，健常高齢男性で誤嚥を認める場合，誤嚥を認めない健常高齢男性と比較してオトガイ舌骨筋の筋肉量が有意に少なかったという報告[24]もある．上腕筋面積は全身の筋肉量の目安であるた

め，全身に筋肉量低下が認められる場合，嚥下関連筋にも筋肉量減少を認めやすいといえる[12]．

加齢に伴い嚥下障害のリスクは増加するが，健康な高齢者の嚥下は本質的には損なわれることはない[6]．また，加齢だけで嚥下障害が生じることはないが，嚥下障害発生のためのリスク因子となり，嚥下障害の原因因子（たとえば神経疾患）の影響を増強する可能性があるといった報告[25]がある．ここに示される加齢は身体機能低下を伴う加齢のみによる原発性サルコペニアは含まれていないと考えられる[4]．

高齢者では加齢に伴う筋萎縮（原発性サルコペニア）が存在し，これは嚥下筋にも同様に生じる．ここに食事機会の減少や絶食が加わることで廃用による筋萎縮が生じ，栄養障害が加わることで筋が分解され，二次性サルコペニア（活動・栄養・疾患を原因としたサルコペニア）としての筋萎縮が進行していく[26]．

5 老嚥（presbyphagia）の改善

老嚥では嚥下関連筋の筋肉量減少や，それに伴う低栄養を認めることがあるため，嚥下関連筋のレジスタンストレーニングと栄養改善を同時に行うことが有用である．また，咀嚼訓練による嚥下機能の回復[27]や，口腔機能訓練による栄養改善[28]，舌などの運動機能訓練による咀嚼能力や嚥下機能の改善などに関する報告[29〜32]がある．歯科医療の介入に関するものとして，義歯による咀嚼機能の改善[33〜38]，咬合力アップによる健康づくり[39]や口腔機能向上プログラムによる運動機能などの有効性[40]，舌の機能訓練[41]などの報告もある．また，口腔保湿剤や唾液腺マッサージなどによる口腔機能低下の改善例の報告[42〜44]，口腔の専門的なケアを行った成果に関する報告もある[14,45〜49]．

このように歯科治療によって経口摂取を継続できる口腔環境を整えるとともに，口腔の機能評価にもとづいた口腔機能の向上を目的とした介入も老嚥には有用である．心身機能および身体能力のリハビリテーションと栄養状態の維持・改善に加えて，歯科医療・口腔保健による口腔機能の回復および維持を図ることによって全身の健康・健康長寿の実現に寄与できる．すなわち，老嚥は医科・歯科領域が有機的な連携を図り，多職種協働による評価にもとづくアプローチを実践することで改善が可能であると考える．

Reference

1) 平野浩彦，細野　純 監：実践！介護予防 口腔機能向上マニュアル．財団法人東京都高齢者研究福祉振興財団，東京，p2-6，2006
2) 若林秀隆 編：リハビリテーション栄養Q&A．中外医学社，東京，p42-43，2013
3) 若林秀隆 編：リハビリテーション栄養ハンドブック．医歯薬出版，東京，p270-273，2010
4) 若林秀隆 編：サルコペニアの摂食・嚥下障害．医歯薬出版，東京，2012
5) Jahnke V：Dysphagia in the elderly. HNO **39**：442-441, 1991
6) Humbert IA, Robbins J：Dysphagia in the elderly. Pys Med Rehabil Clin N Am **19**：853-866, 2008
7) Ginocchio D, Borghi E, Schindler A：Dysphagia assessment in the elderly. Nutritional Therapy Metabolism **27**(1)：9-15, 2009
8) Ney DM, Weiss JM, Kind AJ, et al.：Senescent swallowing：impact, strategies and interventions. Nutr Clin Pract **24**：395-413, 2009
9) Fried LP, Tangen CM, Walston J, et al.：Frailty in older adults：evidence for a phenotype. J Gerontol A Biol Sci Med Sci **56**：M146-156, 2001

10) Wakabayashi H：Presbyphagia and sarcopenic dysphagia：association between aging, sarcopenia, and deglutition disorders. J Frailty Aging **3**（2）：97-103, 2014
11) 若林秀隆：嚥下障害とフレイルはこう関連する．Modern Physician **35**(7)：880-884, 2015
12) 金子芳洋，千野直一 監：摂食・嚥下リハビリテーション．医歯薬出版，東京, p2-4, 1998
13) Satellite Symposium Proceeding 7th EUGMS Congress：Intregrated Management of Dysphagia and Malnutrition. 2011（http://www.nestlenutrition-institute.org/resources/library/Free/conference-proceeding/eugms2011/Documents/CH-NES-037%20EUGMS%206pp%20SH_LR_single%20(2).pdf）［2015.08.15 閲覧］
14) 神原正樹，川崎弘二，土居貴士，他：口腔疾患，歯数，口腔組織，食習慣と aging. 日本歯科医師会 EBM 集編集委員会 編：健康長寿社会に寄与する歯科医療・口腔保健のエビデンス 2015．日本歯科医師会，p24-34, 2015
15) 厚生労働省：平成 23 年歯科疾患実態調査（http://www.mhlw.go.jp/toukei/list/dl/62-23-02.pdf）［2015.08.19 閲覧］
16) Marcenes W, Steele JG, Sheiham A, et al.：The relationship between dental status, food selection, nutrient intake, nutritional status, and body mass index in older people. Cad Saude Publica **19**：809-816, 2003
17) Dion N, Cotart JL, Rabilloud M：Correction of nutrition test errors for more accurate quantification of the link between dental health and malnutrition. Nutrition **23**：301-307, 2007
18) Castreju000000f3n-Pu000000e9rez RC, Borges-Yu000000e1u000000f1ez SA, Gutiu000000e9rrez-Robledo LM, et al.：Oral health conditions and frailty in Mexican community-dwelling elderly：a cross sectional analysis. BMC Public Health **12**：773, 2012
19) 鈴木隆雄 監：サルコペニアの基礎と臨床．真興交易医書出版部，東京, 2011
20) Shimozawa A, Ishizuka-Oka A：Muscle fiber type analysis in the mouse m. digastricus, m. stylohyoideus, m. zygomaticus and m. buccinators. Anat Anz **164**：355-361, 1987
21) 苅安　誠：嚥下・音声機能の改善のための相互乗り入れリハビリテーション訓練変法．音声言語医 **50**：201-210, 2009
22) Tamura F, Kikutani T, Tohara T, et al.：Tongue thickness relates to nutritional stautus in the elderly. Dysphagia **27**：556-561, 2012
23) Butler SG, Stuart A, Leng X, et al.：The relationship of aspiration status with tongue and handgrip strength in healthy older adults. J Gerontol A Biol Sci Med Sci **66**：452-458, 2011
24) Feng X, Todd T, Lintzenich CR, et al.：Aging-related geniohyid muscle atrophy is related to aspiration status in healthy older adults. J Gerontol A Bio Sci Med Sci **68**：853-860, 2013
25) Groher ME, Crary MA（高橋浩二 監訳）：成人の正常嚥下機能．Groher & Crary の嚥下障害の臨床マネジメント．医歯薬出版，東京, p22-40, 2011
26) 馬渡敏也：廃用症候群のリハビリテーション栄養—廃用性の嚥下障害を中心に—．MB Med Reha **143**：117-123, 2012
27) 大塚恒子：咀嚼による嚥下障害の改善と日常生活行動の変化．日本精神科病院協会雑誌 **25**：505-509, 2006
28) 菊谷　武，児玉実穂，西脇恵子，他：要介護高齢者の栄養状態と口腔機能，身体・精神機能との関連について．老年歯科医学 **18**：10-16, 2003
29) Kikutani T, Tamura F, Nishiwaki K, et al.：Oral motor function and masticatory performance in the communitydwelling elderly. Odontology **97**：38-42, 2009
30) 出江伸一：摂食・嚥下リハビリテーション．アンチ・エイジング医学 **7**：213-218, 2011
31) 向井美惠：口腔と食育．アンチ・エイジング医学 **7**：176-179, 2011
32) 金中章江，岩田宏隆，大谷久美，他：要介護高齢者に対してのチームアプローチ 口腔機能の向上から栄養状態の改善を目指して．感染予防 **20**：14-22, 2010
33) 寺岡加代，森野智子：施設在住要介護高齢者の意欲（Vitality Index）と口腔機能との関連性について．老年歯科医学 **24**：28-36, 2009
34) 赤川安正，吉田光由：健康長寿に与える補綴歯科のインパクト．日本補綴歯科学会誌 **4**：397-402, 2012
35) 池邉一典：咬合・咀嚼は健康長寿にどのように貢献しているのか 文献レビューを中心に．日本補綴歯科学会誌 **4**：388-396, 2012
36) 小林義典：咬合・咀嚼が創る健康長寿．日本補綴歯科学会誌 **3**：189-219, 2011
37) 椎名美和子，河野真紀子，佐藤裕二，他：新義歯治療過程における術者評価と患者評価の経時変化．日本補綴歯科学会誌 **52**：301-310, 2008
38) Kanehisa Y, Yoshida M, Taji T, et al.：Body weight and serum albumin change after prosthodontic treatment among institutionalized elderly in a long-term care geriatric hospital. Community Dent Oral Epidemiol **37**：534-538, 2009
39) 中村早緒里，高橋志乃，前田佳予子，他：地域独居高齢者における介護予防に関する介入効果 全身運動を組み合わせた咬合力アップ運動の効果と有用性について．老年歯科医学 **27**：311-322, 2012

40）渡邊　裕，枝広あや子，伊藤加代子，他：介護予防の複合プログラムの効果を特徴づける評価項目の検討　口腔機能向上プログラムの評価項目について．老年歯科医学 26：327-338, 2011
41）Kikutani T, Tamura F, Nishiwaki K, et al.: The degree of tongue-coating reflects lingual motor function in the elderly. Gerodontology 26：291-296, 2009
42）Ooka T, Mukai Y: Changes in oral dryness of the elderly in need of care—The effect of dentifrice with oral moisturizing agents—. Dental Medicine Research 32：174-180, 2012
43）野澤和子：長期経管栄養高齢者の常時開口状態改善の取り組み　口輪筋・頬筋のマッサージを試みて．看護実践学会誌 25：73-82, 2013
44）德永恵子，河内洋子，春田聡子：高齢者の唾液腺マッサージによる分泌効果．中国四国地区国立病院機構・国立療養所看護研究学会誌 4：278-281, 2008
45）黒川英雄，木村ひとみ，諫山美鈴，他：NSTにおける摂食・嚥下障害チームの専門的口腔ケア介入の効果．日本歯科衛生学会誌 6：62-69, 2012
46）森　啓，星　憲幸，谷口紀江，他：口腔衛生指導と補綴治療による唾液流量および口腔症状の改善に関する検討．日本口腔診断学会雑誌 24：283-290, 2011
47）大岡貴史，渡邊賢礼，木村有子，他：急性期病院における口腔ケア活動と口腔内状況の変化について．障害者歯科学会誌 31：749-757, 2010
48）鈴木絵理，鎌田亜希子，目時のり，他：非経口摂取患者に対する保湿に重点をおいた口腔ケア―オキシドール希釈水とヒアルロン酸を含む含漱水を組み合わせたケアの効果．日本看護学会論文集　看護総合 39：298-300, 2008
49）武井典子，石川正夫，渋谷耕司，他：老人ホーム入所者の口腔状態の調査―唾液湿潤度，カンジダ，口臭について．日本歯科人間ドック学会誌 4：55-56, 2004

●治療のTips　老嚥の自覚がサポートの第一歩

　老嚥が認められる高齢者の多くは，日常生活が自立している場合も多く，老嚥を自覚していない方が多い．そのため，厚生労働省作成の基本チェックリスト（p.39参照）の口腔機能等に関係する項目などを用い，咀嚼の難しさやむせ・口腔乾燥など，老嚥に伴う症状の有無をチェックすることにより，自覚を促すきっかけとする．老嚥を自覚することそのものが，老嚥を改善する日常生活行動を変容するための第一歩だと考える．

●高齢者のクリニカルエピソード　お勧めしたい歯科との連携

　味覚・嗅覚の変化や喪失歯数の増加によって咀嚼しにくい，口が渇きやすい，むせやすい，誤嚥する回数が増えるなどの老嚥に伴う症状があるにもかかわらず自覚していないことや，「歳のせい」にして改善を諦めている高齢者は多い．喪失歯の増加が老嚥を進行させている場合には，改善策の1つとして義歯作製を考える．歯科医師により，義歯を作製し・使用可能な心身および口腔機能の状態や生活環境などを診断した後に義歯作製が行われる．完成した義歯を食事時だけでなく日常的に使用できるよう歯科衛生士も加わって支援することにより，嚥下力や咀嚼力を向上させる運動につながり，軟らかい食べ物を選んだり，食事を作る際に軟らかく煮る・ほぐすなどといった工夫をする必要性が減り，家族と同じ食事を安全に召し上がることができるようになる方もいる．このように，口腔環境の整備・口腔機能評価にもとづく口腔機能の向上が老嚥改善策になる場合もあるため，老嚥改善にも歯科医師もしくは歯科衛生士を含めた多職種協働・医科歯科連携の実践が有用である．

4 オーラルフレイル

糸田昌隆

Point
- 口腔にも「虚弱（frailty）」が存在する．
- オーラルフレイルとは口腔の虚弱＝食事摂取困難から生活機能低下につながる新しい概念である．
- オーラルフレイルは口腔の不具合に気付かない高齢者の日常生活から始まる．
- オーラルフレイルは可逆性である．
- オーラルフレイルの診断には心身・社会生活機能評価とともに口腔環境・口腔機能の評価が必要である．
- オーラルフレイルの周知には8020運動に続く国民運動とする必要がある．

Keywords
フレイル，オーラルフレイル，生活機能低下，介護予防，口腔機能低下

　高齢者の健康寿命に影響を及ぼす大きな要因として，フレイル（虚弱＝frailty）の概念が謳われることが多くなっている．フレイルはFried[1]らによって提唱された概念で，自立した生活をしている高齢者と，医療や介護が必要な高齢者との中間的な段階として提起されており，日常生活のなかでの生理的あるいは生活能力の予備能（身体機能，認知症を含む精神機能，社会状況）が低下している状態をいう．フレイルの状態にあると，疾患の発症や要介護状態，あるいは死亡などの状況に陥りやすいといわれており，また以後の疾患の回復状況や，リハビリテーション（以下，リハ）の予後にも影響していると考えられている．

　フレイルの特徴は適切な介入によって改善・回復が可能な段階であり，早期に介入することによって健常な生活を取り戻せる可能性があることである．そのためにもフレイルの概念とおおよその診断に関し，高齢者にかかわる一般の方々にも広く周知してもらう必要がある．

　近年ではフレイルによる口腔の虚弱化，あるいは口腔の虚弱化からくる全身への影響が注目されつつある．口腔の虚弱化（口腔機能低下）から始まる食生活不活性による低栄養や，またその先に予見できる摂食時の不具合や誤嚥性肺炎，またサルコペニア（筋減弱症）による嚥下障害なども注目されており，これらはまさにオーラルフレイルの概念であり，本分野へのますますの医療職の理解と介入が期待される．

1　超高齢化社会に伴う口腔機能の虚弱化からオーラルフレイルへ

　口腔機能の低下あるいは虚弱化が社会的に認知されたのは，平成18年の介護保険下で施行された介護予防事業に，運動器，栄養，閉じこもり予防（認知症および精神機能低下対策）などとともに，高齢者に必要な生活機能としての食事摂取能力の低下を予防する目的で，口腔機能向上が導入されたことである．

　口腔機能向上に関し介護予防事業施行に至った経過として，1つ目は要介護度の低い対象者の減少を目的としたことが挙げられる．2つ目には，平成12年の介護保険制度施行により医療・介護・福祉の機能分化が進み，各医療・介護資源の役割が明確化するなかで，病院や施設入所者あるいは在宅医療・介護において，摂食嚥下障害を持つ方々への対応法としての摂食嚥下リハはもちろん，高齢者の地域生活での摂食嚥下機能への早期予防の必要性が討議されていたことによる．また，当時介護保険で使用された各種アセスメントツールでは，嚥下機能へのアセスメントは導入されていたが，口腔へのアセスメントは行われていなかった．実際の高齢者では摂食嚥下機能の低下に先立ち，まず地域生活での歯科治療状況と口腔環境，口腔機能の低下がみられることが多く，口腔機能向上への取り組みは急務であった．

　具体的な介護予防対象者は精神機能評価を含めた生活機能評価を行う基本健診で抽出され，口腔機能の虚弱高齢者（特定高齢者）も同様に抽出される．口腔を含めた身体機能低下の前には精神機能の低下がみられることが多く，高齢者の機能評価には精神機能評価が必須である．

　まず地域高齢者の基本健診においては，以下の項目により口腔機能の評価を行う．

① **基本チェックリストの自己記入（表1）**

　基本チェックリスト25項目内の口腔関連項目で「13．半年前に比べて硬いものが食べにくくなりましたか」「14．お茶や汁物などでむせることがありますか」「15．口の渇きが気になりますか」の3項目に該当する方々が対象者となる．

② **問診（既往歴，現病歴）**

③ **身体計測（身長，体重，BMI）**

　以上の検診の後に口腔に問題が抽出された対象者には下記④の理学的検査を実施し，介護予防口腔機能向上対象者となる．

④ **理学的検査（口腔内の視診，反復唾液嚥下テスト：RSSTを含む）**

　参考に平成18年に大阪府と筆者が勤務するわかくさ竜間リハビリテーション病院が共同で作成した大阪府介護予防標準プログラムの口腔機能に関する理学的検査票（食事能力アセスメント）を提示する（図1）[2]．口腔環境の評価とともに口腔機能の評価はRSSTと合わせて，舌機能を中心とした機能評価のオーラルディアドコキネシス（構音：Pa/Ta/Kaの発声）やディサースリア検査（発話障害検査：舌突出・後退，左右運動など）の一部を取り入れている．また口腔機能向上教室参加前後での効果を明示できるようレーダーチャートで効果確認が可能である．当院が位置する大阪府大東市における介護予防対象者での調査の運動機能向上対象者数と口腔機能向上対象者との比較を示す（図2）．介護予防事業施行時の当初の予

表1 基本チェックリスト（厚生労働省作成）

分類	No	質問項目	回答	得点
暮らしぶりその1	1	バスや電車で1人で外出していますか	0. はい　1. いいえ	
	2	日用品の買い物をしていますか	0. はい　1. いいえ	
	3	預貯金の出し入れをしていますか	0. はい　1. いいえ	
	4	友人の家を訪ねていますか	0. はい　1. いいえ	
	5	家族や友人の相談にのっていますか	0. はい　1. いいえ	
			No.1〜5 の合計	
運動器関係	6	階段を手すりや壁をつたわらずに昇っていますか	0. はい　1. いいえ	
	7	椅子に座った状態から何もつかまらずに立ち上がってますか	0. はい　1. いいえ	
	8	15分間位続けて歩いていますか	0. はい　1. いいえ	
	9	この1年間に転んだことがありますか	1. はい　0. いいえ	
	10	転倒に対する不安は大きいですか	1. はい　0. いいえ	
			No.6〜10 の合計	□ 3点以上
栄養・口腔機能などの関係	11	6ヵ月間で2〜3kgの体重減少はありましたか	1. はい　0. いいえ	
	12	身長（　　cm）体重（　　kg）（＊BMI 18.5未満なら該当） ＊BMI（＝体重（kg）÷身長（m）÷身長（m）	1. はい　0. いいえ	
			No.11〜12 の合計	□ 2点以上
	13	半年前に比べて硬いものが食べにくくなりましたか	1. はい　0. いいえ	
	14	お茶や汁物などでむせることがありますか	1. はい　0. いいえ	
	15	口の渇きが気になりますか	1. はい　0. いいえ	
			No.13〜15 の合計	□ 2点以上
暮らしぶりその2	16	週に1回以上は外出していますか	0. はい　1. いいえ	
	17	昨年に比べて外出の回数が減っていますか	1. はい　0. いいえ	
	18	周りの人から「いつも同じことを聞く」などの物忘れがあるといわれますか	1. はい　0. いいえ	
	19	自分で電話番号を調べて，電話をかけることをしていますか	0. はい　1. いいえ	
	20	今日が何月何日かわからないときがありますか	1. はい　0. いいえ	
			No.18〜20 の合計	
			No.1〜20 までの合計	□ 10点以上
こころ	21	（ここ2週間）毎日の生活に充実感がない	1. はい　0. いいえ	
	22	（ここ2週間）これまで楽しんでやれていたことが楽しめなくなった	1. はい　0. いいえ	
	23	（ここ2週間）以前は楽にできていたことが今ではおっくうに感じられる	1. はい　0. いいえ	
	24	（ここ2週間）自分が役に立つ人間だと思えない	1. はい　0. いいえ	
	25	（ここ2週間）わけもなく疲れたような感じがする	1. はい　0. いいえ	
			No.21〜25 の合計	

【チェック方法】
　回答欄のはい，いいえの前にある数字（0または1）を得点欄に記入してください．

【基本チェックリストの結果の見方】
　基本チェックリストの結果が，下記に該当する場合，市町村が提供する介護予防事業を利用できる可能性があります．お住まいの市町村や地域包括支援センターにご相談ください．
- 項目 6〜10 の合計が 3点以上
- 項目 11〜12 の合計が 2点
- 項目 13〜15 の合計が 2点以上
- 項目 1〜20 の合計が 10点以上

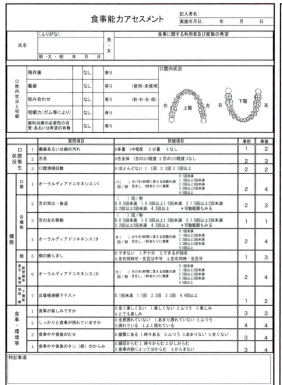
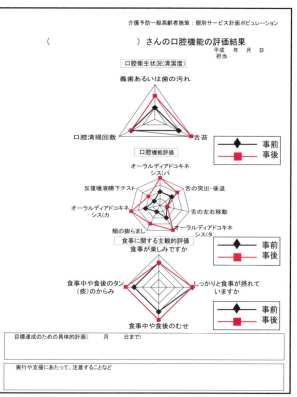

図1 口腔機能に関する理学的検査票

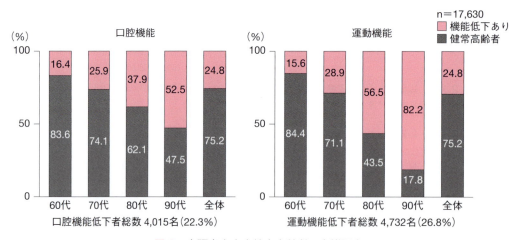

図2 大阪府大東市特定高齢者の実態調査

想では,地域高齢者での介護予防対象者は高齢者人口の約5%を想定されていたが,実際は各地での介護予防事業での対象者は5%を上回っている報告が多かった.口腔機能向上対象者は,運動機能向上対象者数ほど多くはないものの高率であり,大きな問題点として運動機能などのほかの介護予防対象者に比べ,圧倒的に自身の口腔機能低下への認識が薄いことである(ヘルスリテラシーの低下).

表2 オーラルフレイルのスクリーニング項目

① 多数歯の欠損を放置したまま歯科治療を実施されていない方
② 食事摂取品目と量の低下者
③ 介護予防基本チェックリストの口腔関連項目「13. 硬いものが食べにくい」「14. むせがある」「15. 口が渇く」などの症状がある方
④ 全身の筋肉量の低下からくる運動機能低下による日常生活での活動量の低下の悪循環に陥りつつある方（下腿周囲長や握力などで評価）

(飯島勝矢［研究代表者］：虚弱・サルコペニアモデルを踏まえた高齢者食生活支援の枠組みと包括的介護予防プログラムの考案および検証を目的とした調査研究．厚生労働科学研究費補助金長寿科学総合研究事業[4]を参考に作成)

このように，平成18年の介護予防事業施行以来，超高齢化に対する地域包括ケアシステムなどの基盤整備や政策が進むなかで，食事摂取や経口維持，口腔・嚥下機能低下への対応に関し医科・歯科連携の必要性が叫ばれるようになった．さらに，日本歯科医師会が歯科医療の目的を「食べる幸せ」と掲げたこと，また日本老年医学会がfrailtyを呼称「フレイル」としたことを受けて，2015年東京で開催された「口腔保健世界会議2015」にて日本歯科医師会・学識者・関連省庁・企業など，産官学が衆参し，超高齢化社会での口腔機能低下あるいは口腔へのアプローチ運動の概念として「オーラルフレイル」が提起された．口腔機能の低下に対する運動として，8020運動に続く新たな国民運動として広く普及することが期待される．しかしながらオーラルフレイルについてのエビデンスは多くはなく，今後介護予防事業での各種報告とともに，さらなる具体的な概念形成を目的に調査・研究が急速に進められている．

2 オーラルフレイルとは

実際のオーラルフレイルの概念は，介護予防事業口腔機能向上対象者よりさらに軽度な症状を持つ対象者も包含している．また早期に対象者をスクリーニングし対応することで，オーラルフレイルを予防することを目的とされている．

飯島ら[3,4]の報告ではオーラルフレイルの具体的なスクリーニング項目として表2のように示されている．

筆者はこれらの項目でスクリーニングを行い，オーラルフレイルと診断された対象者には，口腔器官の詳細な評価と低下部位への介入法（強化法＝訓練法）の選択の目的で，前述の食事能力アセスメント内の項目である，オーラルディアドコキネシスやディサースリア検査項目などによる評価も必要と考えている．

オーラルフレイルの改善は，まずは歯科医師（かかりつけ歯科医）に相談し，口腔環境あるいは咀嚼機能を含めた口腔機能を改善すること[5]が重要であり，必要であれば他医療機関（他医療職）と連携した対応が必要である．

オーラルフレイルが今後歯科医療者にとどまらず，多医療職，そのほか多くの方々に認知され大きな運動になることが期待される．そのためにも，対応が求められる歯科医師をはじめとする医療職には，咀嚼機能を含めた口腔機能へのさらなる理解と，栄養・代謝・運動の重要性と地域高齢者の生活を理解し，高齢者自己達成の援助のための継続的な介入が必要であると考える．

📖 Reference

1) Fried LP, Tangen CM, Walston J, et al.：Frailty in older adults：Evidence for a phenotype. J Gerontol A Biol Sci Med Sci. **56**(3)：M146-56, 2001
2) （財）大阪府地域福祉推進財団 大阪府立介護情報・研修センター：大阪府介護予防標準プログラム 実践マニュアル, 2007
3) 飯島勝矢：虚弱・サルコペニア予防における医科歯科連携の重要性〜新概念「オーラルフレイル」から高齢者の食力の維持・向上を目指す〜. 日補綴会誌 Ann Jpn Prothsthodont Soc **7**：92-101, 2015
4) 飯島勝矢（研究代表者）：虚弱・サルコペニアモデルを踏まえた高齢者食生活支援の枠組みと包括的介護予防プログラムの考案および検証を目的とした調査研究. 厚生労働科学研究費補助金長寿科学総合研究事業
5) 貴島真佐子, 糸田昌隆, 伊藤美季子, 他：大阪府介護予防標準プログラムにおける口腔機能の効果. 日本口腔ケア学会雑誌 **2**(1)：15-21, 2008

●治療の Tips

　オーラルフレイルや口腔機能低下を予防するには，食事を楽しく摂れる環境を整えることとともに，さまざまな食事形態を摂食できる状態の口腔を維持しておくことが重要である．つまり歯科を受診し口腔内の状況を健常に維持しておくことが重要である．しっかりと咀嚼できる口腔を維持しておくことで嚥下機能も維持・強化される．また年齢別死亡原因第5位の"不慮の事故"のなかでもっとも多い"窒息"の一番のリスク因子である"臼歯部（奥歯）欠損"も解決され，誤嚥性肺炎予防（死亡原因第3位，肺炎の6割以上を占める）と窒息予防につながることとなる．

●高齢者のクリニカルエピソード

　大阪府大東市では，地域高齢者への地域支援事業の一環としてさまざまな事業を展開している．なかでもオーラルフレイル対象者を含めた地域高齢者を対象に市内各地域約60ヵ所で運動機能向上・口腔機能向上・閉じこもり予防を目的に，週1〜2回約1時間半の心身機能向上アプローチが行われている．口腔へのアプローチは当院で作成した約10分間の嚥下機能訓練をベースとした健口体操や講話を実施している．約3ヵ月間のアプローチ後の対象者のアンケート結果を示す．

- いつも洗顔後に鏡をみながら健口体操をしている．入れ歯だが，口の周りの筋肉が軽くなった．そんなに効果があると思わず，口腔を軽んじていた．口腔機能の大切さがよくわかった．（80代女性）
- 健口体操は家でもやっている．ゆで卵をお茶なしで食べられるようになった．健口体操は教室が終わっても続ける．（80代男性）
- 健口体操で口の周りのしわがなくなった．誤嚥に注意するようになった．（70代女性）

　口腔機能の虚弱化や低下は自身に自覚がない（症状がみられても）場合も多く，アプローチすることで初めてオーラルフレイルや口腔機能低下を認識・受容することが多い．オーラルフレイルを国民運動とし広く啓発されることが期待される．

5 サルコペニアの摂食嚥下障害

前田圭介

Point
- 摂食嚥下運動に関連する筋量減少と筋力低下がサルコペニアの摂食嚥下障害の原因である．
- サルコペニアの臨床的な診断・評価方法は確立されていない．
- 炎症，床上安静，栄養管理不足，禁食などがサルコペニアのトリガーになる．
- サルコペニアの摂食嚥下障害の予防には，床上安静を避け，十分な栄養管理を行うことが大切である．
- 多職種による包括的ケアが予防と治療に有用である．

Keywords 加齢，サルコペニア，低栄養，低活動，筋蛋白異化，多職種包括的ケア

　高齢者医療にかかわっている医師・医療スタッフの多くは，摂食嚥下機能の低下または障害を持つ高齢者をみた経験があるのではないだろうか．しかし，医学教育の過程で摂食嚥下機能についての系統的講義はほとんどない．そのため，「食事中のむせ」や「食後の咽頭貯留物が多い」という症状を聞いただけで，または予期せぬ発熱を呈しただけで，食事提供を躊躇してしまう医師も少なくない．それは摂食嚥下機能という分野が多くの医療関係者にとってブラックボックスだからにほかならない．サルコペニアは高齢者の摂食嚥下障害を説明しうる新しい概念であり[1]，摂食嚥下障害の原因としては脳卒中に次いで有病率が高いと推測される．サルコペニアの摂食嚥下障害について理解を深め，その発症機序や対応を知れば，無難なリスク管理と思われた禁食や床上安静の指示が，摂食嚥下障害のきっかけになっている可能性に気づかされる．

1 摂食嚥下にかかわる筋と摂食嚥下障害の原因

　食物を食べる動きにかかわる頭頸部の筋は多種多様である．食物を口に入れる（捕食する）動き，食物を咀嚼する動き，のどに送り込む動き，ゴクンと飲み込む動きを生み出す筋が摂食嚥下にかかわる筋である（表1）．効果器である筋は中枢神経によって動きがコントロールされている．摂食嚥下にかかわる筋の運動はⅤ，Ⅶ，Ⅸ，Ⅹ，Ⅻ脳神経に支配されているた

表1 代表的な嚥下関連筋と運動支配神経

支配神経	嚥下関連筋名			
三叉神経（V）	側頭筋	内側翼突筋	顎二腹筋前腹	口蓋帆張筋
	咬筋	外側翼突筋	顎舌骨筋	―
顔面神経（VII）	顔面表情筋	茎突舌骨筋	顎二腹筋後腹	広頸筋
舌咽神経（IX）	茎突咽頭筋	―	―	―
迷走神経（X）	口蓋舌筋	上咽頭収縮筋	披裂筋	外側輪状披裂筋
	口蓋咽頭筋	中咽頭収縮筋	披裂喉頭蓋筋	後輪状披裂筋
	口蓋帆挙筋	下咽頭収縮筋	輪状甲状筋	―
舌下神経（XII）	内舌筋	舌骨舌筋	茎突舌筋	―
	オトガイ舌筋	オトガイ舌骨筋	甲状舌骨筋	―

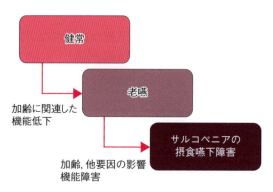

図1 老嚥とサルコペニアの摂食嚥下障害

め，大脳皮質，基底核，延髄の脳神経核などさまざまな部位の脳神経障害によって摂食嚥下障害をきたす．これは脳卒中，神経変性疾患（認知症含む）が引き起こす摂食嚥下障害のメカニズムである．サルコペニアの摂食嚥下障害は，脳神経障害が直接の原因ではなく，摂食嚥下関連筋量の減少と筋力の低下によって引き起こされるものと考えられている[2]．

2 老嚥との違い

　老嚥は加齢に関連した摂食嚥下機能「低下」を指す（図1）．摂食嚥下機能は保たれているが誤嚥のリスクが健常者に比べ高い状態とも捉えることができる．全身の身体機能に機能的余力（functional reserve）があるように，摂食嚥下機能にも機能的余力が備わっていると考えると，老嚥はこの機能的余力が減少した状態であると解釈できる．そのため，餅やパンといった咀嚼や嚥下に大きな労力を必要とする食形態や，二相性食物といった固体と液体の両形態が混在した食形態，一口量が適量でない場合などには，食物の難易度が筋のパフォーマンスを上回ってしまうことがあり，誤嚥のリスクが高くなる．

　一方，サルコペニアの摂食嚥下障害では，機能的余力はほとんどないため一定の食形態しか比較的安全に嚥下できなくなったり，補助的な人工栄養が必要となったりすることが多い．つまり，摂食嚥下機能「低下」ではなく「障害」である．筋のパフォーマンス低下は咀嚼・食塊形成能力の低下や咽頭収縮，喉頭挙上力の低下として現れる．

5 サルコペニアの摂食嚥下障害

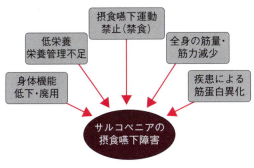

図2 発症に関連する因子

表2 サルコペニアの摂食嚥下障害対策

予防	床上安静を避ける 炎症反応を制御する 栄養管理 リハビリテーション栄養 禁食を避ける
治療	経口摂取（摂食訓練） 離床（日内リズム，頸部筋負荷） リハビリテーション 口腔ケア（口腔衛生・機能維持） 栄養療法

3 診断方法と発症パターン

　サルコペニアの摂食嚥下障害の診断方法は，未だ臨床応用できるほどの基準が確立されていない．つまり，摂食嚥下にかかわる筋の筋量や筋力を測定，評価する標準的な方法や基準値が定義されているわけではない．舌の厚みや舌圧，咀嚼力，開口力，マノメトリーを用いた咽頭圧，CTやMRIによる筋量の評価などが研究レベルで行われている[3]．サルコペニア高齢者のすべてがサルコペニアの摂食嚥下障害を発症するわけでもないため，何らかのトリガーがあるものと考えられる（図2）．

　典型的な発症パターンはいくつかあり，もっとも問題視されているのは入院治療に伴うものである．全身のサルコペニアを呈する要介護高齢者が肺炎を発症し，入院した場合を例に挙げる．数日以上の禁食と床上安静，末梢点滴で加療され，肺炎が沈静化したころに食事を提供するとむせるようになる．骨格筋の異化亢進による嚥下関連筋量のさらなる減少と筋力低下がサルコペニアの摂食嚥下障害のトリガーだとすると，肺炎という炎症状態および床上安静により筋蛋白異化が亢進し，不十分な末梢補液が筋蛋白合成を抑制し最終的に筋量，筋力は低下する．さらに禁食は，摂食嚥下運動を禁じているということにもなり，摂食嚥下運動機能の廃用を引き起こし得るであろう．このときの摂食嚥下障害はサルコペニアの摂食嚥下障害と考えられる．また，そのほかの発症パターンには，身体活動量低下と栄養状態悪化に連動して徐々に摂食嚥下機能が低下するというパターンも考えられる．活動量や栄養状態は全身の筋量減少と筋力低下に関連している．要介護高齢者の身体活動量や栄養状態には特に気を付けなければならない．最近の報告では，骨格筋量減少，活動量低下，低栄養，栄養不足，長い禁食日数などがサルコペニアの摂食嚥下障害リスク因子であるとされている[4]．

4 治療方法と多職種包括的ケア

　発症パターンを念頭に置くと予防方法は見当がつく（表2）．1つ目は，炎症反応のコントロールと身体機能を低下させないよう床上安静を避けることである．炎症や安静は筋蛋白異化を助長する．2つ目は，十分な栄養管理である．蛋白質（アミノ酸）摂取は蛋白同化を促進し，運動と蛋白質摂取の組み合わせで蛋白同化はさらに促進される．3つ目は，禁食を避

けることである.禁食は摂食嚥下運動の身体拘束であると同時に,口腔衛生悪化の原因になる.
　治療には積極的な経口摂取,離床,リハビリテーション,口腔ケア,栄養療法が有効である[5]が介入時期や介入量を見誤ると難渋する.医師が直接介入することは少ないかもしれないが,ほかの医療スタッフを巻き込んで積極的な評価と問題抽出,提案と実行,介入の管理が求められる.このような介入方法は多職種包括的ケアまたはcomprehensive geriatric assessmentとよばれ,高齢者疾患全般の予後を改善するといったメタ解析も報告されている[6].

📖 Reference

1) Kuroda Y, Kuroda R：Relationship between thinness and swallowing function in Japanese older adults：implications for sarcopenic dysphagia. J Am Geriatr Soc **60**：1785-1786, 2012
2) Maeda K, Akagi J：Sarcopenia is an independent risk factor of dysphagia in hospitalized older people. Geriatr Gerontol Int **16**：515-521, 2016
3) Maeda K, Akagi J：Decreased tongue pressure is associated with sarcopenia and sarcopenic dysphagia in the elderly. Dysphagia **30**：80-87, 2015
4) Maeda K, Takaki M, Akagi J：Decreased Skeletal Muscle Mass and Risk Factors of Sarcopenic Dysphagia：A Prospective Observational Cohort Study. J Gerontol A Biol Sci Med Sci. 2016 [Epub ahead of print]
5) Koyama T, Maeda K, Anzai H, et al.：Early commencement of oral intake and physical function are associated with early hospital discharge with oral intake in hospitalized elderly individuals with pneumonia. J Am Geriatr Soc **63**：2183-2185, 2015
6) Ellis G, Whitehead MA, O'Neill D, et al.：Comprehensive geriatric assessment for older adults admitted to hospital. Cochrane Database Syst Rev **7**：CD006211, 2011

●治療のTips　サルコペニアの摂食嚥下障害診療上の秘訣

　サルコペニア高齢者は多く入院してくるが,サルコペニアの摂食嚥下障害を発症するのはごく一部である.そのリスク因子は骨格筋量がさらに高度減少している,つまり高度痩せを認める方ではないかと考えている.リスクが高そうな人への禁食,不適切な栄養ケア,ADLを落とすような安静指示を極力避け,入院当初から積極的に食べる支援を行うべく多職種ミーティングで問題意識を共有する必要がある.

●高齢者のクリニカルエピソード　唾液さえ飲み込み禁止指導を受けていた症例

　嚥下造影検査や嚥下内視鏡検査に基づき,前医(耳鼻咽喉科)で重度摂食嚥下障害と診断された咽頭癌放射線治療後の70代男性.栄養ルートとして胃瘻造設後に当院へ入院してきた.唾液さえ嚥下することを禁止され,すべて口外に出すように指導されていたため,1日でティッシュ1箱を消費する毎日だった.胃瘻からの栄養量を1,200 kcal/日から1,800 kcal/日に増量し,身体活動量アップと耐久性向上のための理学療法を開始した.食形態と食事姿勢に気を配れば経口摂取は入院後すぐに開始することができた.3週間後には経腸栄養を離脱した.
　この症例は画像検査で大量誤嚥を認めたため唾液嚥下すら禁止されたのかもしれない.しかし,適切な栄養管理と身体的リハビリテーション,代償法(食形態,食事姿勢調整)を組み合わせることで短期間のうちに代替栄養から離脱できた.画像診断だけでは対応を誤る,教訓的な症例である.

6 認知症の進行と摂食嚥下障害

平野浩彦

Point

- わが国の認知症高齢者は462万人と推計され，common diseaseであり，年齢が高まるにつれその割合は増加し，85歳以上になるとその増加は顕著である．
- 高齢者の認知症の原因は60種類以上あり，アルツハイマー病（AD），血管性認知症（VaD），レビー小体型認知症（DLB），前頭側頭変性症（FTLD）の順に多く4大認知症とよばれる．
- ADの摂食嚥下障害は先行（認知）期の障害が先行して現れ，進行とともに準備期から咽頭期の障害が現れる．
- DLBの嚥下障害は，身体機能障害（歩行機能，失禁など）が出現する前段階から出現することが多く，その様相はADとは異なる．
- AD, DLB, FTLDは変性性認知症で，摂食嚥下機能も含めた身体機能はその進行とともに変化するため，予知性を持った対応が必要となる．

Keywords 認知症，摂食嚥下障害，アルツハイマー病，レビー小体型認知症，FAST

　世界保健機関（WHO）が発表した報告書「Dementia：A public health priority」（2012年）によると，世界の認知症有病数は現在，およそ3,560万人に上り，2030年までに2倍の6,570万人，2050年までに3倍の1億1,540万人に増えると予測した．わが国でも，2013年に厚生労働省研究班から465万人の認知症が存在するとの報告がされている．いずれにしても認知症は特別の疾患ではなく，身近な病気（common disease）になっている．認知症は高齢者に多い疾患であり，年齢が上がるに従いその発症率は顕著に高率化する（図1）．

　摂食嚥下機能は，中枢神経，末梢神経，筋肉，さらに精神症状も含んだ多くの神経機構に支えられる機能であり，摂食嚥下障害はこれらの神経機構が何らかの障害を受けて発現する．高齢期の摂食嚥下障害で対象とされてきた主な原因として脳卒中があるが，脳卒中が原因の摂食嚥下障害は，脳卒中の部位，大きさ，さらにその発症が片側か両側かなど発症部位によりその様相は大きく異なる．認知症の摂食嚥下障害の病態も，加齢による影響に加え認

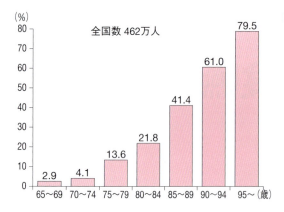

図1 認知症高齢者の割合　厚生労働省研究班推計
（2013，研究班代表者：朝田　隆）

知症の影響を受けることになるが，認知症の原因疾患により影響の様相は異なる．高齢者認知症の原因は約60種類以上あるといわれており，その内訳は，脳卒中，変性疾患（アルツハイマー病，レビー小体病など），内分泌・代謝性中毒性疾患（甲状腺機能低下症，肝性脳症など），感染性疾患（クロイツフェルト・ヤコブ病，梅毒など），腫瘍性疾患，外傷性疾患（慢性硬膜下血腫など）など多岐にわたる．そのなかで頻度が多い認知症が4大認知症とよばれ，アルツハイマー病（Alzheimer's disease：AD），血管性認知症（Cerebrovascular Dementia：VaD），レビー小体型認知症（Dementia with Lewy bodies：DLB），前頭側頭変性症（Frontotemporal lobar degeneration：FTLD）である．

ここでは認知症でもっとも多いADを中心に変性性認知症の摂食嚥下障害について概説する．

1　アルツハイマー病（AD）の進行と摂食嚥下障害

ADは代表的な認知症であることから評価法も多く考案されており，そのなかで多用されている評価法の1つに，Functional Assessment Staging（FAST）[1]がある．FASTは，ADが重度化する各ステージで生じる問題をADLの障害を基準にして判定する評価法であり，これに摂食嚥下機能などの課題が付記されているものを表1に示す[2]．摂食嚥下機能低下は中等度から顕在化することが多いが，このステージでは先行（認知）期の障害に起因するものが多い．"食べたことを忘れる" などの近時記憶障害による障害，"ストローなどをさすこと" "食品パックの開封方法" などが理解できず食事行動に混乱が生じるケースは，軽度の段階でも3割近くにみられる[3]．重度になると，身体機能は維持されているものの，さまざまな高次脳機能障害により生活のほとんどを介助者に頼るようになる．食具の失行による "手づかみによる食事行動"，口に運ぶ一口量が調整できず "食べこぼし" "むせ" なども目立ってくる．さらに進行すると，失禁，歩行障害が顕著になり，こういった時期から嚥下機能障害も顕在化し[3]，誤嚥性肺炎も含めた身体合併症や急性疾患発症のリスクも高まる．Satoらは，日常生活において確認できるリンシング（含嗽）不全がADの嚥下障害のサインとなり得ると報告している[4]．Wadaらは，嚥下反射はADが重度になって初めて有意に低下し，さらにADの肺炎発症危険因子は，ADが重度であること，無症候性脳梗塞の合併，さ

表1 FASTによる認知症重症度評価と関連した口腔のセルフケアおよび摂食嚥下機能と口腔機能管理の要点

FAST		既存のFASTの特徴
正常	1	認知機能低下は認められない．
年齢相応	2	物の置き忘れを訴えるが，年相応の物忘れ程度．
境界状態	3	日常生活のなかで，これまでやってきた慣れた仕事（作業）は遂行できる．一方，熟練を要する複雑な仕事を遂行することが困難．新しい場所に出かけることが困難．
軽度	4	夕食に客を招く段取りをつけたり，家計を管理したり，買い物をしたりする程度の仕事でも支障をきたす．たとえば，買い物で必要なものを必要な量だけ買うことができなかったり，誰かがついていないと買い物の勘定を正しく払うことができない． 入浴や更衣など家庭内での日常生活はおおむね介助なしで可能．
中等度	5	買い物をひとりですることはできない．自動車の安全な運転ができない．明らかに釣り合いがとれていない組合せで服を着たりし，季節にあった洋服を自分で適切に選ぶことができないために，介助が必要となる． 毎日の入浴を忘れることもある．入浴させるときにもなんとかなだめすかして説得することが必要なこともあるが，入浴行為は自立している．感情障害や多動，睡眠障害がある．
やや高度	6a	寝巻の上に普段着を重ねて着てしまう．靴ひもが結べなかったり，ボタンを掛けられなかったり，左右間違えて靴を履いてしまうことがある．
	6b	入浴時，お湯の温度・量を調節できなくなり，体もうまく洗えなくなる．浴槽に入ったり出たりすることもできにくくなり，風呂上りにきちんと体を拭くことができない．風呂に入りたがらない，嫌がるという行動がみられることもある．
	6c	トイレで用を済ませた後，水を流すのを忘れたり，拭くのを忘れる．用便後に服をきちんと直せなかったりする．
	6d	尿失禁，適切な排泄行動が起こせないことがある．
	6e	便失禁，攻撃的行為，焦燥などがある．
高度	7a	言葉が最大限約6語程度に限定され，完全な文章を話すことがしばしば困難となる．
	7b	理解し得る言葉が限定され，発語も限られた1つ程度の単語となる
	7c	歩行能力の喪失，歩行のバランスがとれない，拘縮がある．
	7d	着座能力の喪失，介助なしで座位を保てなくなる．
	7e	笑う能力の喪失
	7f	無表情で寝たきり

（本間 昭，臼井樹子：病期（ステージ）分類 Functional Assessment Staging（FAST）．日本臨牀 61（増9）：125-128, 2003 より改変）

らに向精神薬の使用を有意な危険因子として指摘している．また，この結果を受けAD進行に伴い生じる，幻覚・妄想や徘徊などのBPSD（behavioral and psychological symptoms of dementia）に対し漫然とした投与は，誤嚥性肺炎のリスクを高める可能性があり，厳に慎むべきと言及している[5]．Sakaiらは特定地域要介護高齢者を対象に行った調査結果から，不顕性肺炎のリスクとして認知症の重度化を指摘している[6]．不顕性肺炎は，ドパミン神経系機能障害とサブスタンスPの不足を背景とした嚥下反射と咳反射の惹起不全による不顕性誤嚥が原因の1つとされている．ADはアセチルコリン系のニューロンに強い変性がみられることから，その病態背景にアセチルコリン系障害があることが示唆されているが，アセチルコリン以外のドパミン，セロトニン，さらにはサブスタンスPなどの神経伝達物質の障害もあることから，ADの病態が直接不顕性誤嚥（肺炎）の原因となっている可能性もあると考えられる．

要介護高齢者の多くは義歯を必要とするケースが多く，総義歯のケースも多い．自験知見

表1 つづき

	FAST	口腔のセルフケアと口腔機能	摂食・嚥下機能	口腔衛生と食の支援の要点
正常	1	自立している.	正常	特に支援なし
年齢相応	2	おおむね自立している.	正常	料理の支援
境界状態	3	一見自立しているが,セルフケアの精度は低下している.	正常	新しい清掃用具を導入する場合は支援が必要.
軽度	4	口腔清掃のセルフケアが不十分になる,忘れてしまうこともある.誘導が必要.ガーグリング,リンシングは自立している.	大きな問題はないが,咀嚼が不十分になりがちなまま食べている.	清掃用具の支援に加え,口腔清掃行為の誘導や,日々の習慣化などに配慮する必要がある.介助の受け入れは自尊心が障害となり困難な場合が多い.
中等度	5	口腔清掃を一人で遂行することは困難.誘導や介助が必要.義歯をしまいこんで紛失することがある.ガーグリングが困難になる.	口腔の巧緻性の低下,咀嚼運動の協調性の低下,咀嚼力低下が起こり始める.目の前に食べ物があると食べてしまうことがある.	口腔清掃行為の誘導に拒否が起こらないように,本人のリズムに合わせる必要がある.義歯紛失に注意が必要.食事の様子の変化を注意深く観察し,提供方法を工夫する.
やや高度	6a	口腔清掃に介助が必要.ガーグリング困難だがリンシングは促せば自立している.	食べ物の種類に合わせた食べ方が困難になり,機会誤嚥が生じる.	食事中,咀嚼せずに丸呑みしたり頬張りすぎないように食具の大きさなどに配慮する.
	6b	歯ブラシの使用が困難になってくる.口腔清掃したがらない.	嚥下の協調運動が困難なことがある.隣人の皿から食べることがある.	口腔清掃を誘導し,必要があれば介助清掃するが,介助の導入は配慮が必要.食事の提供の仕方や,食具に配慮が必要.
	6c	口腔清掃したがらず,複雑な義歯の着脱,取り扱いが困難になってくる.	口腔内での食物の処理,食塊形成が的確にできず,食形態によってはむせるようになる.	食形態に配慮が必要.義歯の着脱の支援が必要.口腔清掃の介助は本人のリズムに配慮して行う.
	6d	うがいの水を飲んでしまうことがある.口腔清掃の介助を嫌がる.	食形態によっては飲み込めない.口唇閉鎖機能が低下し始める.	理解力低下に伴う口腔清掃介助拒否に配慮し,セルフケアもうながしながら介助を行う.
	6e	口腔清掃の介助を嫌がる.簡単な義歯の着脱も困難になる.	舌運動機能低下があり,食べ方と嚥下機能の協調の不整合による誤嚥が認められる.	口腔清掃はセルフケア後に介助する必要がある.嚥下機能に合わせて食形態を変更する.
高度	7a	セルフケア困難.コップを渡してもリンシング困難で,しばしば水を飲んでしまう.	口腔筋,特に舌の巧緻性の低下がより著しい.食事介助に拒否がある場合もある.	口腔清掃はすべて介助する必要がある.
	7b	リンシング不可.	水分嚥下困難になる.喀出反射が起こりにくく,弱い咳しか出せない.	口腔感覚の惹起を目的に,食事前に口腔ケアを行う.水分の誤嚥に配慮する.
	7c	義歯使用困難になる.介助清掃時の水分でむせる.	舌圧低下,嚥下反射が遅延し,水分嚥下時にむせる.喀出はあっても弱く肺炎リスクがある.	誤嚥に留意して,姿勢に配慮してケアを行う.食事に介助が必要で,一口量,ペーシングに配慮する.
	7d	口腔清掃時の水分や唾液も誤嚥しやすいため,介助清掃では水分の拭き取りが必要.	唾液でも誤嚥する.喀出が困難で,リクライニング位にする必要がある.食欲低下がある.	介助口腔清掃時の水分は咽頭に侵入しないように拭き取る.食事介助は疲労を避けて補助栄養も検討する.
	7e	セルフケア不可能.口腔乾燥があり,積極的な保湿の必要がある	口腔筋は弛緩しがちで,口腔乾燥しやすく,さらに呼吸機能低下,喀出困難がある.	口腔機能の低下から口腔乾燥になりやすく,積極的に保湿する必要がある.
	7f		常に唾液の誤嚥がある	介助の口腔清掃は疲労を避けるように行うことが必要.積極的に保湿する必要がある.

(枝広あや子:認知症などをもつ要介護高齢者の口の管理のポイントを教えてください.Geriat Med 53(11):1195-1198, 2015 より改変)

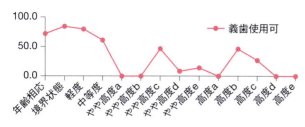

図2 認知症重症度と義歯使用可否の関係（AD 175人）
年齢相応：FAST2，境界状態：FAST3，軽度：FAST4，中等度：FAST5，やや高度a〜e：FAST6，高度a〜e：FAST7
（平野浩彦：認知症高齢者の歯科治療計画プロセスに必要な視点．日補綴会誌 6（3）：249-254，2014より改変）

では，FAST6後半では使用困難な割合が高くなる．つまり，FAST6後半の時期には義歯使用ができないため，義歯により補われていた咀嚼機能が著しく低下することが示唆される結果となった（図2）[7]．さらに無歯顎（残存歯0本）では義歯が使用できず食事摂取自体が困難となるケースもあり，低栄養，脱水のリスクが高まる．義歯使用困難の原因は，義歯不適合による違和感，疼痛など歯科治療で対応できるものから，義歯を異物として認識してしまい外してしまうケースなど多岐にわたり，対応に難渋することが多い．咀嚼運動と嚥下反射惹起には関連があることが知られており，「安静時では嚥下反射を誘発する末梢刺激が，咀嚼運動時にはただちに嚥下を引き起こす有効な刺激とならない」との報告がある[8,9]．このように，咀嚼と嚥下はそれぞれ独立した食塊形成および処理の機能と捉えるのではなく，互いに影響しながら両立していることは明らかであり，このことは摂食嚥下障害への対応に際し重要であることが指摘されている[10]．つまり，認知症により義歯が使用できず咀嚼機能が急激に変化してしまったケースでは，咀嚼だけでなく嚥下にも配慮した対応が必要となる．

AD進行により摂食嚥下機能が低下し，摂食可能食品も制限されることにより栄養状態が悪化することは想像に難くない．自験知見においても認知症が重度化することにより栄養状態（Mini Nutritional Assessment：MNA®）が有意な低下を認め，ほとんどの重度AD高齢者では低栄養リスク（7ポイント以下）が高まっていると推察された（図3）．またサルコペニアの診断基準で使用される四肢筋肉量［骨格筋指数（skeletal muscle mass index：SMI）＝四肢筋肉量（kg）/身長（m）^{2}］は，認知症が重度化することにより有意な低下を認め，軽度の時点ですでにサルコペニアのリスクは高く（Asian Working Group for Sarcopenia：AWGS）[11]で女性カットオフ値 5.7 kg/m^2（男性 7.0 kg/m^2），重度ではほぼ全員が少なくともサルコペニア前駆状態（pre sarcopenia）[12]のリスクが高いことが示唆された．

2 レビー小体型認知症（DLB）の摂食嚥下障害

DLBも変性性認知症の1つであるが，摂食嚥下障害の様相はADとは異なる．DLBはパーキンソン病と同一のスペクトラム上の疾患と位置付けられているものの，パーキンソン病摂食嚥下障害の報告は多いがDLBとしての報告は少ない．パーキンソン病患者の30〜80％程度が嚥下障害を自覚し，不顕性誤嚥も15〜33％にみられる．またパーキンソン病の重症度に伴って嚥下障害の頻度が高くなるとの報告もあるが，必ずしも嚥下機能は重症度や臨床症状と相関しないとの報告もある．DLBにおいても筆者はほぼ同様の印象を持っており，特徴としては，ADと異なり顕著な身体機能障害（歩行機能，失禁など）が出現する前段階から嚥

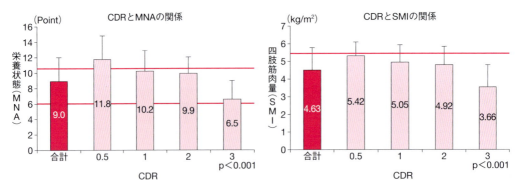

図3 認知症重症度と栄養指評の関係
- MNAの低栄養カットオフ値は7ポイント以下，多くの重度AD高齢者では低栄養リスクが高まる
- 軽度認知症の時点ですでにサルコペニアのリスクは高い
- 重度では，ほぼ全員が少なくともサルコペニア前駆状態（pre sarucopenia），このステージでは身体機能も低下傾向にあることからきわめて高いサルコペニアリスク群

認知症重症度（CDR*）と四肢筋肉量・栄養状態の関係（AD 171人）
（弘中，高城　2014年）
*CDR：Clinical Dementia Rating（認知症重症度分類）
（平野浩彦：認知症高齢者の歯科治療計画プロセスに必要な視点．日補綴会誌6（3）：249-254，2014）

下機能障害が出現する患者が多く，不顕性誤嚥を疑う所見も少なからず経験する．DLBは，アルツハイマー病よりも，アセチルコリン系機能障害が強く，さらにドーパミン系，ノルアドレナリン系さらにセロトニン系にも機能障害を起こすことが知られている．以上の点も，嚥下機能神経機構に影響し，特に不顕性誤嚥の発症には深く関与していることが推察される．

●まとめ

　2013年にイギリスで開催されたG8サミットに合わせ，認知症患者を抱える家族や医療介護関係者の負担，社会経済的影響が急速に増大している問題について，国際的な対応を具体化する目的でG8認知症サミットが開催された．そのなかでG8認知症サミットディクラレーション（宣言）が行われ，G8諸国および全世界で認知症の課題に取り組む重要性が共通認識となった．以上を受け，2014年11月に東京にて政府主導により認知症サミット日本後継イベントが開催され，厚生労働省は2015年1月に，新オレンジプラン（認知症施策推進総合戦略）を発表した．これはオレンジプランをほぼ踏襲した内容だが，7本の柱に改められており，その背景にある重要なビジョンは「認知症になっても住み慣れた地域で安心して生活を継続する」ための，認知症に対するさまざまなstigmaの解消と筆者は考える．本稿が認知症の食を支える一助になることを期待し，稿を閉じさせていただく．

📖 Reference

1) Reisberg B, Ferris SH, Anand R, et al.：Functional staging of dementia of the Alzheimer's type. Ann NY Acad Sci **435**：481-483, 1984
2) 平野浩彦　編，枝広あや子，野原幹司，坂本まゆみ：認知症高齢者への食支援と口腔ケア．ワールドプランニング，東京，2014
3) 枝広あや子，平野浩彦，山田律子，他：アルツハイマー病と血管性認知症高齢者の食行動の比較に関する調査報告　第一報―食行動変化について―．日老年医雑誌 **50**(5)：651-660, 2013
4) Sato E, Hirano H, Watanabe Y, et al.：Detecting signs of dysphagia in patients with Alzheimer's disease with oral feeding in daily life. Geriatr Gerontol Int **14**(3)：549-555, 2014
5) Wada H, Nakajoh K, Satoh-Nakagawa T, et al.：Risk factors of aspiration pneumonia in Alzheimer's disease patients. Gerontology **47**：271-276, 2001
6) Sakai K, Hirano H, Watanabe Y, et al.：An examination of factors related to aspiration and silent aspiration in older adults requiring long-term care in rural Japan. J Oral Rehabil, 2015. doi：10.1111/joor.12349.
7) 平野浩彦（主任研究者）：平成25年度厚生労働科学研究費補助金（長寿科学研究開発事業）研究　要介護高齢者等の口腔機能および口腔の健康状態の改善ならびに食生活の質の向上に関する研究（H25-長寿-一般-005）報告書
8) Zoungrana OR, Lamkadem M, Amri M, et al.：Effects of lingual nerve afferents on swallowing in sheep. Exp Brain Res **132**：500-509, 2000
9) Tsujimura T, Tsuji K, Ariyasinghe S, et al.：Differential involvement of two cortical masticatory areas in modulation of the swallowing reflex in rats. Neurosci Lett **528**：159-164, 2012
10) 井上　誠：摂食・嚥下障害患者への対応を考える前に必要な知識の整理―摂食嚥下の生理学を中心に―．日補綴会誌 **5**：254-264, 2013
11) Arai H, Akishita M, Chen LK：Growing research on sarcopenia in Asia. Geriatr Gerontol Int **14**：1-7, 2014
12) Cruz-Jentoft AJ, Baeyens JP, Bauer JM, et al.；European Working Group on Sarcopenia in Older People：Sarcopenia：European consensus on definition and diagnosis：Report of the European Working Group on Sarcopenia in Older People. Age Ageing **39**：412-423, 2010

●治療の Tips

　認知症の人の摂食嚥下障害を評価するうえで，食事観察は重要である．その評価の視点として，①食事開始の状況，②中断の有無，③食事の乱れ（手づかみ食べなど）が重要な視点となる．特に，食事開始の状況を数分拝見することにより，認知症による高次脳機能障害による食事の場面とのかかわりの障害（食具の失行など）と，身体機能障害（麻痺，拘縮など）の整理が可能となり，認知症の人への食事環境整備には有用な情報を得ることができる．

● **高齢者のクリニカルエピソード　アルツハイマー病による摂食嚥下障害評価の視点**

アルツハイマー病（AD）の進行に伴う口腔のケアニーズに関する推移を**図4**に示した．前半におけるケアニーズは，高次脳機能低下により認知症の人をとりまく"環境とのかかわりの障害"による周辺症状（BPSD）への対応となり，後半はADの進行により生じる"身体機能の障害"へのケアが主となる点である．この"2つの障害"のターニングポイントは，失禁や歩行障害が顕在化した時期と筆者は考えている．以上から，ADの摂食嚥下機能評価としては"身体機能障害"の評価だけでなく，記憶障害，見当識障害などによる"食環境とのかかわりの障害"も包含した評価が必要となる（**表2**）．たとえば，ADの初期から重度前半までの摂食嚥下障害は"食べたことを忘れる""食事の場面が理解できない""食具（箸など）の使い方がわからなくなる（失行）"などの「関係障害」が中心で，その後に咀嚼障害などが顕在化し「関係・機能複合障害」に移行し，さらに進行し嚥下障害が顕著に現れ「機能障害」となる．

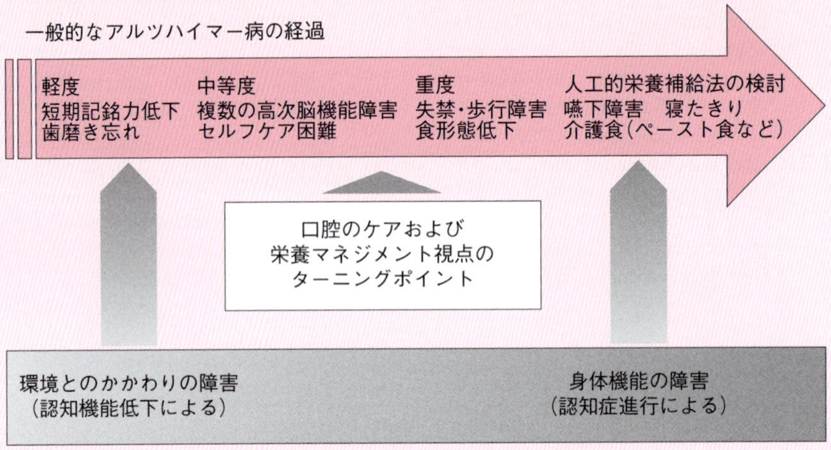

一般的なアルツハイマー病の経過

軽度	中等度	重度	人工的栄養補給法の検討
短期記銘力低下 歯磨き忘れ	複数の高次脳機能障害 セルフケア困難	失禁・歩行障害 食形態低下	嚥下障害　寝たきり 介護食（ペースト食など）

口腔のケアおよび栄養マネジメント視点のターニングポイント

環境とのかかわりの障害 （認知機能低下による）	身体機能の障害 （認知症進行による）

図4　認知症の口腔のケアニーズの変遷

（平野浩彦　編，枝広あや子，他：認知症高齢者への食支援と口腔ケア．ワールドプランニング，東京，2014[2]）

表2　認知症の食支援での「環境とのかかわりの障害」と「身体機能障害」のチェックポイント

		身体機能障害	
		なし	あり
環境とのかかわりの障害	なし	障害がない状態です．食事を楽しんでもらいましょう．	姿勢や食形態などに注意し，摂食嚥下障害に対して安全に食べられるように対応しましょう．（機能障害）
	あり	食事環境にどのような問題があるかを探り，食事で失敗しない環境を整えましょう．（関係障害）	食事環境の問題および摂食嚥下障害を整理して対応する必要があります．（関係・機能複合障害）

（注）表中の，機能障害，関係障害，関係・機能障害，は筆者が便宜的に付与した名称で標準化された名称ではない．

（平野浩彦　編，枝広あや子，他：認知症高齢者への食支援と口腔ケア．ワールドプランニング，東京，2014[2]より改変）

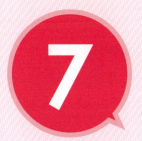

7 薬剤性の摂食嚥下障害
—味覚障害も含めて—

東　敬一朗

- 摂食嚥下障害の原因の1つに薬剤がある．
- 中枢神経系を抑制する作用を有する薬剤は，摂食嚥下機能をあらゆる面で障害する．
- 味覚異常，錐体外路障害をきたす薬剤にも注意が必要である．
- 臨床で頻用される抗コリン作用を有する薬剤は，鎮静や唾液分泌低下などにより摂食嚥下機能に大きな影響を及ぼす．
- 不要な薬剤を適切に判断し中止・減量することで，薬剤性摂食嚥下障害は予防できる．

Keywords 薬剤性摂食嚥下障害，中枢神経抑制，口腔内乾燥，抗コリン作用，多剤併用

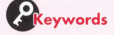

1 薬剤性摂食嚥下障害

　摂食嚥下障害の原因は多岐にわたるが，薬剤による影響は意外に大きい．特に高齢者は，そのほとんどが疾患の治療のために複数の薬剤を服用・使用しており，なかには摂食嚥下にかかわる機能に障害をきたすような副作用を有するものも含まれることがある．また，高齢者は加齢に伴い薬剤の代謝排泄機能が低下し，あらゆる副作用が発現する可能性も高くなる．
　ここでは，摂食嚥下に影響を及ぼしうる薬剤について，先行期，準備期，口腔期，咽頭期，食道期の摂食嚥下の5期に分けて解説する（図）．

1. 先行期に影響を及ぼす薬剤

　先行期は，食物に関する情報（形や量，香りなど）を認識する時期である．これにより，食物をどのような方法，ペースで摂取するか判断し，実行に移す．この時期に影響する薬剤には，眠気や鎮静などによって意識レベルを低下させるものとして抗不安薬，抗精神病薬，抗うつ薬，抗てんかん薬，抗ヒスタミン薬などがある．また，抗悪性腫瘍薬など副作用として食欲不振を有するものもあり，これらも先行期に影響を及ぼす．

2. 準備期に影響を及ぼす薬剤

　準備期は，口腔内に入れた食物を咀嚼し，嚥下できる状態にする時期である．この時期は，

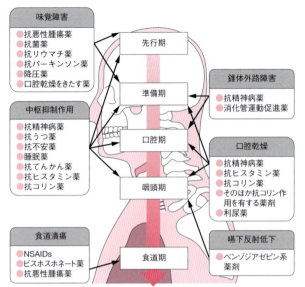

図　摂食嚥下5期と主な薬剤の影響

口腔内に障害を及ぼす薬剤の影響を受けやすい（表1）[1]．先行期と同様に意識レベルを低下させる薬剤は当然咀嚼機能にも障害を及ぼす．また，抗悪性腫瘍薬などによる口腔粘膜障害が咀嚼の妨げとなる場合もある．食物を嚥下するためには，咀嚼して食塊を形成する必要がある．唾液が存在しないと，食塊は形成できず，咀嚼と同様に唾液分泌能が重要となる．抗コリン薬や抗コリン作用を有する抗ヒスタミン薬，利尿薬などは，唾液分泌を低下させ，口腔乾燥を引き起こす．これによって食塊形成が困難となり，結果として摂食嚥下障害をきたすこともある．

　薬剤性味覚障害も主に準備期に影響を及ぼす．味覚を正しく感じるためにはいくつかの条件が存在するが，味覚神経に異常がない場合，血中の亜鉛濃度と唾液の分泌量が正常であることが重要となる．味覚細胞につながる味細胞は，亜鉛欠乏に陥ると感受性が低下し，味覚異常につながる．よって，亜鉛とキレート結合することでその排泄を促進させるような薬剤は，味細胞内の亜鉛濃度を下げ，味覚障害の原因となる．また，食塊形成に必要な唾液は，味覚にとっても必要不可欠なものである．食物と唾液とが混ざることで味のもとになる物質が唾液中に溶解し，それが味細胞に到達することで初めて味を感じることができるためである．よって，抗コリン作用を有する薬剤など唾液分泌を低下させるような薬剤は，食塊形成障害だけでなく味覚障害も引き起こすため，準備期にきわめて大きな影響を与える可能性がある．

3. 口腔期に影響を及ぼす薬剤

　口腔期は，咀嚼して形成された食塊を口腔から咽頭に送り込む時期である．その際には舌と口蓋間の圧力が重要となるため，舌や下顎の筋力が必要となる．これらの筋肉の筋力低下や機能障害を引き起こす薬剤は，口腔期に影響を及ぼす．筋力低下の原因となる薬剤としては，筋弛緩薬，抗不安薬などがある．一方，口腔期の機能障害でもっとも影響があるのは，抗精神病薬，消化管運動促進薬，一部の消化性潰瘍治療薬の副作用である錐体外路障害である．錐体外路障害とは不随意運動を呈するもので，薬剤の副作用として発現すると薬剤を中止してもその改善には数ヵ月～数年の時間を要することがある．錐体外路症状のなかでも遅

表1 口腔内障害と薬物

	種類	代表的薬物	原因として考えられる機序
口腔乾燥	向精神薬 抗精神病薬	クロルプロマジン（コントミン®，ウインタミン®），ハロペリドール（セレネース®）	中枢神経系の抑制 唾液腺細胞のα，β，M受容体を抑制
	抗うつ薬	三環系抗うつ薬（トリプタノール®，アナフラニール®，アモキサン®など），MAO阻害薬（エフピー®），四環系抗うつ薬（ルジオミール®，テトラミド®，リフレックス®など）	中枢神経系の抑制 唾液腺細胞のα，β，M受容体を抑制
	躁病治療薬	炭酸リチウム（リーマス®）	細胞内モノアミン代謝促進による伝達物質の減少 受容体感受性低下
	抗不安薬	【ベンゾジアゼピン系】 ジアゼパム（セルシン®），フルマゼニル（アネキセート®），クロナゼパム（リボトリール®），ミダゾラム（ドルミカム®）など	中枢神経系の抑制 $GABA_A$/CBRの活性化，PBRの活性化 小胞体からのCa^{2+}放出の抑制，PLC活性の抑制，IP_3の産生抑制
	抗パーキンソン薬	アマンタジン塩酸塩（シンメトレル®）	ドパミンの放出促進作用・再取り込み作用・合成促進作用によりシナプス間隙のドパミン量の増加が起こり，顎下神経節の節後細胞のD_2受容体に作用して，K^+の透過性を亢進するため過分極が起こり神経伝達を抑制することが考えられる
	脳代謝賦活薬	ガンマ-アミノ酪酸（ガンマロン®） アマンタジン塩酸塩（シンメトレル®）	GABA受容体のアゴニスト．唾液腺細胞のGABA受容体を活性化し，分泌を抑制する可能性がある
	浸透圧系	D-マンニトール（D-マンニトール）	血清浸透圧を高めるので，腺房細胞への水の供給が減少する
	利尿薬 サイアザイド系利尿薬	トリクロルメチアジド（フルイトラン®） ヒドロクロロチアジド ベンチルヒドロクロロチアジド（ベハイド®）	腎臓ではCl^-，Na^+とともに濾過され，尿細管管腔側から作用し，Cl^-，Na^+の再吸収を抑制するため，水の再吸収が起こらなくなり尿量の増加が起こる．唾液腺では濾過機構がないため，血管側の基底側膜に作用し，Cl^-の細胞間輸送を抑制するため水の移動も抑えられ，唾液の形成が減少する
	ループ利尿薬	フロセミド（ラシックス®） ブメタニド（ルネトロン®）	Na^+/K^+/$2Cl^-$共役輸送系の抑制作用による．この輸送系は腎では尿細管管腔側にあるので再吸収が抑制され，尿量が増加するが，唾液腺では基底膜側にあるためCl^-の動きが停滞するため，唾液の形成が抑えられる
	カリウム保持性利尿薬	スピロノラクトン（アルダクトン®A） トリアムテレン（トリテレン®）	腎尿細管では管腔側のアルドステロン依存性Na^+/K^+交換輸送を抑制，尿量を増加する．唾液腺では基底側膜のNa^+/K^+交換輸送が抑制されると細胞外K^+濃度が上昇せず，Na^+/K^+/$2Cl^-$共役輸送系が活性化しないため，Cl^-および水の細胞間輸送が起こらない
	炭酸脱水素酵素阻害薬	アセタゾラミド（ダイアモックス®）	HCO_3^-は，細胞内に拡散しているCO_2とH_2Oから炭酸脱水素酵素により生成され腺腔側のCa依存性HCO_3^-チャネルと血管側のCl^-/HCO_3^-交換輸送系から排出される．したがってこの酵素が抑制されるとCl^-の細胞間輸送とHCO_3^-の管腔側への移動が抑制されるのて唾液分泌が低下する

表1 つづき

口腔乾燥	受容体遮断薬	抗コリン薬（ムスカリン受容体遮断薬）	アトロピン（アトロピン） ホマトロピン（ホマトロピン） ピレンゼピン（ガストロゼピン®）	唾液分泌にかかわる受容体を遮断する
		$β_1$, $β_2$遮断薬	プロプラノロール（インデラル®）など	
		抗ヒスタミン薬	クロルフェニラミン（ポララミン®）など	
	アドレナリン作動性ニューロン遮断薬		ベタニジン（ベタニジン），デブリソキン（デブリソキン），レセルピン（アポプロン®）	交感神経による唾液分泌を抑制する
	カルシウム拮抗薬		ニフェジピン（アダラート®），ジルチアゼム（ヘルベッサー®），ベラパミル（ワソラン®）	細胞内 Ca^{2+} の減少による，細胞内情報伝達の低下
味覚障害	抗悪性腫瘍薬		テガフール（ユーエフティ®，ティーエスワン®）メトトレキサート（リウマトレックス®），シスプラチン（ランダ®）	細胞障害 亜鉛（Zn）キレート
	抗生物質		テトラサイクリン塩酸塩（アクロマイシン® V） ドキシサイクリン塩酸塩（ビブラマイシン®）	Zn キレート
	抗リウマチ薬		ペニシラミン（メタルカプターゼ®）	Zn キレート
	抗パーキンソン薬		レボドパ（ネオドパストン®，メネシット®）	Zn キレート，唾液分泌低下
	降圧利尿薬		フロセミド（ラシックス®）	Zn キレート，唾液分泌低下
	降圧薬		カプトプリル（カプトリル®）	Zn キレート
	冠血管拡張薬		ジルチアゼム（ヘルベッサー®），ベラパミル（ワソラン®）	Zn キレート，唾液分泌低下
	抗炎症薬		エテンザミド（エテンザミド），アスピリン（アスピリン），インドメタシン（インドメタシン）	Zn キレート
歯肉肥大	抗てんかん薬		フェニトイン（アレビアチン®）	線維性増生を特徴とする歯肉増殖症を引き起こす．線維性の増殖の一因として，歯肉の線維芽細胞のコラーゲンファゴサイトーシスの抑制が考えられている
	降圧薬 狭心症治療薬		ニフェジピン（アダラート®），ジルチアゼム（ヘルベッサー®），ベラパミル（ワソラン®）	
	免疫抑制薬		シクロスポリン（ネオーラル®，サンディミュン®）	

※代表的薬剤の（　）内は先発医薬品商品名

（川口　充，他：日薬理誌 127：447-453，2006[1])より改変）

発性ジスキネジア，ジストニアは嚥下機能に重大な障害を引き起こす．これらの錐体外路障害によって開口・閉口障害や舌運動障害が起こると，咀嚼・食塊形成が困難なだけでなく，仮に食塊が形成できたとしてもそれを咽頭に送り込むことが困難となる．錐体外路障害による舌口蓋閉鎖不全も同様に食塊の咽頭への送り込みに重大な障害となる．

4. 咽頭期に影響を及ぼす薬剤

咽頭期は，嚥下反射によって食塊が咽頭を通過する時期のことである．よって，嚥下反射に必要な各機能の協調性を低下させるような薬剤は咽頭期に影響を及ぼす．その代表はベンゾジアゼピン系薬剤である．その慢性的な使用によって輪状咽頭部協調不能，下部咽頭協調不能をきたし誤嚥を引き起こすことがあるとされており，ベンゾジアゼピン系薬剤の使用を中止することによって摂食嚥下障害は軽減されるといわれている[2]．

5. 食道期に影響を及ぼす薬剤

食塊を食道の蠕動運動により胃に送り込む時期である．そのため，食道粘膜の潰瘍の原因

表2　抗コリン作用のリスク分類

3ポイント	2ポイント	1ポイント
アミトリプチリン（トリプタノール®）	アマンタジン（シンメトレル®）	エンタカポン（コムタン®）
アトロピン製剤	オランザピン（ジプレキサ®）	カルビドパ・レボドパ（ネオドパストン®）
イミプラミン（トフラニール®）	シメチジン（タガメット®）	クエチアピン（セロクエル®）
オキシブチニン（ポラキス®）	セチリジン（ジルテック®）	セレギリン（エフピー®）
クロルフェニラミン（ポララミン®）	トリプロリジン（ベネン®）	トラゾドン（デジレル®）
クロルプロマジン（コントミン®）	トルテロジン（デトルシトール®）	ハロペリドール（セレネース®）
シプロヘプタジン（ペリアクチン®）	ノルトリプチリン（ノリトレン®）	パロキセチン（パキシル®）
ジフェンヒドラミン（レスタミン）	バクロフェン（リオレサール®）	プラミペキソール（ビ・シフロール®）
チオリダジン（日本発売中止）	プロクロルペラジン（ノバミン®）	ミルタザピン（レメロン®）
チザニジン（テルネリン®）	ロペラミド（ロペミン®）	メトカルバモール（ロバキシン®）
トリフロペラジン（トリフロペラジン）	ロラタジン（クラリチン®）	メトクロプラミド（プリンペラン®）
ヒドロキシジン（アタラックス®）	クロザピン（クロザリル®）	ラニチジン（ザンタック®）
ヒヨスチアミン製剤	cyclobenzaprine（日本未発売）	リスペリドン（リスパダール®）
フルフェナジン（フルメジン®）	desipramine（日本未発売）	ziprasidone（日本未発売）
プロメタジン（ピレチア®）		
ペルフェナジン（ピーゼットシー®）		
メクリジン(乗り物酔いの市販薬に配合)		
benztropine（日本未発売）		
carisoprodol（日本未発売）		
thiothixene（日本未発売）		

※（　）内は先発医薬品商品名．日本未発売のものも含む
(Rudolph JL, et al.：Arch Intern Med 168（5）：508-513, 2008[4]）より引用して改変）

となるような薬剤は食道期に影響を及ぼす．食道粘膜に潰瘍を起こす代表的な薬剤としては非ステロイド性消炎鎮痛薬（non-steroidal anti-inflammatory drugs：NSAIDs）があるが，ほかにも骨粗鬆症に用いるビスホスホネート薬剤（飲水量が少ない場合や服用後に座位が保持できない場合）や抗悪性腫瘍薬なども食道潰瘍のリスクを有する．また，錠剤が大きいと，その物理的な刺激によって食道に潰瘍を生じることがあるため，そのような場合には剤形の変更などの工夫も必要となる．

2　薬剤性摂食嚥下障害を防ぐために

　抗精神病薬を投与している群では，投与していない群と比較して嚥下機能が悪かったとの報告がある[3]．抗精神病薬だけでなく，抗不安薬，抗うつ薬，抗てんかん薬など，中枢神経系に作用する薬剤は，眠気や鎮静，嚥下を司る神経系を直接的に抑制し，運動・機能障害，口腔・咽頭の感覚障害などを引き起こすため，摂食嚥下の多くの段階に影響を及ぼす．抗コリン作用を有する薬剤は，中枢神経系に作用する薬剤と同様に鎮静や眠気などの意識レベルの低下をもたらすだけでなく，唾液分泌量を低下させ口腔内乾燥を引き起こす．近年，抗コリン作用の強さがグレード分けされ，参考になる（表2）[4]．抗コリン作用を有する薬剤は非常に多く，なかにはアレルギーに用いる抗ヒスタミン薬のように比較的気軽に処方されるものもある．抗ヒスタミン薬は，加齢に伴う皮膚乾燥の掻痒感を有する高齢者に対して頻繁に処方されており，高齢者の薬剤性摂食嚥下障害の主な原因の1つになっている可能性もある．

　重要なことは，「その薬剤が本当に今も必要なのか」という視点を持つことである．抗てんかん薬など一部の薬剤を除いて，薬剤によって症状が改善した場合や，逆にある程度服用し

ても症状の改善が得られなかった場合は，薬剤を適切に中止・減量していくことが，高齢者の薬剤性摂食嚥下障害を予防・改善するためには必要不可欠である．特に複数の施設から薬剤を処方されている高齢者の場合，薬剤性摂食嚥下障害の原因となるような薬剤をいくつも併用していることも少なくない．今，このような高齢者の多剤併用が社会的な問題となっている．加齢に伴い，摂食嚥下機能はどうしても自然と低下する．そこにさらに摂食嚥下機能障害を引き起こす薬剤を複数併用している高齢者が多いのが現状である．今後さらに進むことが予測される高齢化社会において，摂食嚥下障害を引き起こすような薬剤を適切に中止・減量することは，高齢者の「口から食べる幸せ」を守ることに直接つながる．

薬剤性摂食嚥下障害が疑われた場合は，われわれ薬剤師にぜひご相談いただきたい．

Reference
1) 川口　充，澤木康平，大久保みぎわ，他：薬物治療と口腔内障害．日薬理誌 **127**：447-453，2006
2) Campbell-Taylor I：Benzodiazepines and pneumonia or aspiration pneumonitis. Thorax **68**(6)：591, 2013
3) Rudolph JL, Gardner KF, Gramigna GD, et al.：Antipsychotics and oropharyngeal dysphagia in hospitalized older patients. J Clin Psychopharmacol **28**(5)：532-535, 2008
4) Rudolph JL, Salow MJ, Angelini MC, et al.：The anticholinergic risk scale and anticholinergic adverse effects in older persons. Arch Intern Med **168**(5)：508-513, 2008

●治療のTips　ポリファーマシーとお薬手帳

　ポリファーマシーに明確な基準はないが，多剤併用（5～6種類以上）によって有害事象・副作用が起こっている状態を指す．複数の病院，診療科から薬剤が処方される場合，類似薬などの処方重複，相互作用などを把握することは難しくなり，当然副作用のリスクも高まる．その際に便利なのがお薬手帳である．複数施設の処方情報の一元管理が可能となり，ポリファーマシーの予防にも有用である．患者携帯率も上昇してきているので，新たに薬剤を追加する際に一度みてみてはいかがだろうか．

●高齢者のクリニカルエピソード　薬剤の中止により食事摂取量が改善した一例

　79歳男性．認知症による周辺症状（behavioral and psychological symptoms of dementia：BPSD）に対しチアプリド錠を服用していた．傾眠傾向が強く，食事摂取はほとんどできない状態であった．傾眠傾向はチアプリドによるものの可能性が示唆されたため，主治医にチアプリドの減量，中止を提案した．チアプリド減量後速やかに傾眠傾向が改善され，それに伴い食事摂取量も著明に増加．ほぼ全量摂取できるまでになった．その後，チアプリドは中止となったが，BPSDの悪化は認められなかった．

　本症例では，先行期，準備期は認知症によってある程度影響を受けていたことは間違いない．しかし，BPSDに対して処方されたチアプリドによる眠気，鎮静がさらにその影響を増大させ，摂食嚥下障害をきたしていたものと考えられる．BPSDに対する第一選択はリハビリテーションなどの非薬物療法である．安易に薬剤を追加することが，このようなリスクにつながることに気づく一例となった．

第3章

診察時にできる
老嚥と摂食嚥下
障害の評価

1 診察時にできる摂食嚥下スクリーニングテスト

石井良昌, 戸田雅美

Point
- 摂食嚥下スクリーニングテストの目的は, 嚥下障害や誤嚥の有無を判定し, 精密検査や嚥下訓練, または必要な治療へとつなげていくことである.
- スクリーニングテストを継続的に行い嚥下障害の重症度の経時的変化をみることは, 嚥下訓練の効果判定としても有用である.
- 嚥下障害患者におけるスクリーニングテストには質問紙法, 反復唾液嚥下テスト, 改訂水飲みテスト, 食物テストなどがある.
- 複数のスクリーニングテストを併せて行うことで感度や特異度が上昇することが知られており, 総合的に判断していくことが重要である.
- 安全なスクリーニングテストを行うために, 緊急時に冷静な行動がとれるよう, 日ごろから対応方法の訓練を怠らないようにするべきである.

Keywords 感度・特異度, 質問紙法, 反復唾液嚥下テスト, 改訂水飲みテスト, 食物テスト

1 摂食嚥下スクリーニングテストの目的

　摂食嚥下障害患者は, 食べ物が食べづらい, 水が飲み込みづらい, むせることが多くなった, 咳払いが多くなった, のどの通りが悪くなった, 食べ物がひっかかっている感じがする, 夜に咳で目が覚めるなどの自覚症状を持って受診する以外にも, 食が細くなった, 食べるのが遅くなった, 食べていると声がかすれる, 食べこぼしが多くなった, 食べ物の好みが変わった, など家族や他人が感じる他覚的症状もみられるため, 患者や家族から訴えをじっくり聞くことは重要である. しかし実際に聴取をしても, そのような症状がいつから出現したのか, 何がその症状のきっかけとなったのか, またどれぐらい継続するものなのか, などほとんどの患者や家族は詳しくわからないのが現状である.

　また, 今まで胃瘻で栄養摂取していた患者が, 食べたい, 食べられるのではないか, という相談で受診することも多い.

そこで，診察時に摂食嚥下障害の状態をスクリーニングすることが重要である．摂食嚥下障害を疑う症例においてスクリーニングテストの目的は，嚥下障害の有無，誤嚥の有無の判定，嚥下障害の重症度の判定や障害の状態を判定し，精密検査や嚥下訓練，または必要な治療へとつなげていくことである．また経時的な変化や嚥下訓練の効果判定にもスクリーニングテストは有用である．

2 スクリーニングテストの条件

　スクリーニングテストは，比較的簡便で短時間に実施することが可能なこと，低侵襲・安全であり，患者にも負担が少ないこと，特別な検査機器が不要であることが望まれている．

3 スクリーニングテストにおける感度や特異度について

　感度（sensitivity）は疾患罹患者中の検査陽性者の割合を示し，特異度（specificity）は疾患非罹患者中の検査陰性者の割合を示す．感度が高いということはその疾患の患者の大部分が検査陽性になることを意味し，特異度が高いということはその疾患に罹患していない者の大部分が検査陰性になることを意味する．一般的には感度が高いと除外診断（rule out）に有用であり，特異度が高いと確定診断に有用であるとされている．

4 実際のスクリーニングテスト

　摂食嚥下障害のスクリーニングテストとして，質問紙法，反復唾液嚥下テスト（RSST）や改訂水飲みテスト（MWST），食物テスト（FT）が標準化されており，初期評価で簡便に行うことができる．そのほかにも頸部聴診法，咳テスト，嚥下前後X線撮影などが挙げられる．
　本稿では代表的なスクリーニングテストの内容について述べる．

1．質問紙法
　① 聖隷式嚥下質問紙（表1）[1]
【方法】嚥下の状態について質問紙に記入する．
【手技】質問紙の15項目について3段階（A，B，C）で回答する．
【検査のポイント】質問は，肺炎の既往，栄養状態，咽頭期，口腔期，食道期，声門防御機構などが反映される内容となっている．直近の状態がわからなくても最近の状態について記載してもらう．
【判定】Aが1つでもあると嚥下障害あり，Bが1つでもあると嚥下障害の疑いあり，Cのみであれば嚥下障害の可能性は低い．
【検査の有用性】感度0.92，特異度0.90と高い有用性を示す．
　② EAT-10（eating assessment tool-10）日本語版
　本質問紙についてはp.69で取り上げられているのでここでは割愛する．

表1 聖隷式嚥下質問紙

1. 肺炎と診断されたことがありますか？
    A．繰り返す　B．一度だけ　C．なし
2. 痩せてきましたか？
    A．明らかに　B．わずかに　C．なし
3. 物が飲み込みにくいと感じることがありますか？
    A．よくある　B．ときどき　C．なし
4. 食事中にむせることがありますか？
    A．よくある　B．ときどき　C．なし
5. お茶を飲むときにむせることがありますか？
    A．よくある　B．ときどき　C．なし
6. 食事中や食後，それ以外のときにのどがゴロゴロ（痰がからんだ感じ）することがありますか？
    A．よくある　B．ときどき　C．なし
7. のどに食べ物が残る感じがすることがありますか？
    A．よくある　B．ときどき　C．なし
8. 食べるのが遅くなりましたか？
    A．たいへん　B．わずかに　C．なし
9. 硬いものが食べにくくなりましたか？
    A．たいへん　B．わずかに　C．なし
10. 口から食べ物がこぼれることがありますか？
    A．よくある　B．ときどき　C．なし
11. 口の中に食べ物が残ることがありますか？
    A．よくある　B．ときどき　C．なし
12. 食物や酸っぱい液が胃からのどに戻ってくることがありますか？
    A．よくある　B．ときどき　C．なし
13. 胸に食べ物が残ったり，詰まった感じがすることがありますか？
    A．よくある　B．ときどき　C．なし
14. 夜，咳で寝られなかったり目覚めることがありますか？
    A．よくある　B．ときどき　C．なし
15. 声がかすれてきましたか？（がらがら声，かすれ声など）
    A．たいへん　B．わずかに　C．なし

（大熊るり，他：日本摂食嚥下リハビリテーション学会雑誌6（1）：3-8，2002[1]）

2．反復唾液嚥下テスト[2]（repetitive saliva swallowing test：RSST）

【方法】30秒間に何回空嚥下ができるかを測定する．

【手技】人指し指と中指で甲状軟骨を触知し，30秒間に何回空嚥下が行えるかを数える．

【検査のポイント】「のどを触りながら，30秒間に何回つばを飲めるのかをみる検査です．できるだけ何度も飲んでください」と説明する．3回以上空嚥下ができれば，誤嚥の確率はかなり低いといえるが正常ということではない．

【判定】喉頭隆起が完全に中指を乗り越えた場合に1回と数え，30秒間に3回未満の場合にテスト陽性，すなわち問題ありとする．また口頭指示理解が不良の場合は判定不可，従命がなければ判定困難とみなす．

【検査の有用性】嚥下造影検査（VF）と高い相関を有する．RSST3回以上を正常と定めた場

合のVFでの送り込み障害や誤嚥の感度は0.80〜0.98と高いが，特異度は0.54〜0.66であった．
【文献的根拠】健常な高齢者たちが3回の空嚥下を行うのにかかる時間が11.4±6.4秒であり，正常範囲を3SDとすると30.6秒となることからカットオフ値を30秒とした．

3. 改訂水飲みテスト（modified water swallowing test：MWST）

【方法】3mLの冷水を嚥下させて誤嚥の有無を判定する．
【手技】① 3mLの冷水を口腔底部に注ぎ，嚥下させる．嚥下運動の後に「アー」と声を出してもらい，声の変化を確認する．
② 嚥下後，可能であればさらに追加して2回嚥下運動をさせる．
③ 評価が4点以上の場合は合計3回まで試行し，もっとも悪い評価を記載する．

【検査のポイント】最大3回試行するため9mLの冷水が必要であるが，口腔乾燥が強い患者には1mLの冷水を口底部に注ぎ，口腔内を湿潤させてから検査を行うこともあるため，冷水10mLをディスポの注射器に入れておく．口腔内に水を入れる際に咽頭に直接流れこむのを防ぐため，舌の上（舌背）には注がずに必ず舌の裏（口腔底部）に水を入れてから嚥下させる．トロミ水で評価した場合はどの程度の濃度を使用したのか明記する．
【判定】判定基準は表2[3)]に準じる．
【検査の有用性】カットオフ値を3点とすると感度は0.55〜0.70，特異度は0.81〜0.88であった．
【文献的根拠】Osawaら[4)]は，111人の脳卒中の患者において，3mLのMWSTの感度0.55，特異度0.81と報告している．またToharaら[5)]は嚥下障害患者63例を対象として誤嚥の有無を3mLのMWST，FT，およびバリウム嚥下前後の咽頭X線撮影により検討し，MWSTの感度は0.70，特異度は0.88でもっとも有用性が高かったと報告している．

4. 食物テスト（food test：FT）

【方法】ティースプーン1杯（約4g）のプリンを食べて誤嚥の有無を判定する．
【手技】① ティースプーン1杯（約4g）のプリンを舌背前方に置き，嚥下させる．嚥下運動の後に「アー」と声を出してもらい，声の変化を確認するだけではなく，口腔内をペンライトで照らして残留の確認をする．
② 嚥下後，可能であればさらに追加して2回嚥下運動をさせる．
③ 評価が4点以上の場合は合計3回まで試行し，もっとも悪い評価を記載する．

【検査のポイント】口腔乾燥がないことを確認しておく．プリンの代替品としてゼリーやお粥などで行うこともある．嚥下後の口腔内残留が評価の対象となっている点がMWSTと異なり，口腔内残留の状態で舌の頬粘膜や口唇との協調運動具合を評価することができる．
【判定】判定基準は表3[3)]に準じる．
【検査の有用性】カットオフ値を4点とすると，誤嚥有無判別の感度は0.72，特異度は0.62と報告[5)]されている．また食品により誤嚥の感度は変化することが知られており，ゼリーでは感度は0.8，特異度は0.41，全粥での感度は0.83，特異度は0.26との報告[6)]もある．
【文献的根拠】大沢ら[6)]は嚥下障害を疑う脳卒中患者155名のVF時，X線透視下でFTとMWSTを施行し，むせや湿性嗄声，喉頭侵入，誤嚥の有無などの臨床所見とVF所見を比較した．誤嚥の感度・特異度は，ゼリーが80.0%・41.3%，全粥が83.3%・25.5%であった．MWSTの感度は58.0%，特異度は72.4%で有効度は高いが不顕性誤嚥が多く，MWSTで誤

表2　改訂水飲みテストの判定基準

評点	症状
1点	嚥下なし，むせる and/or 呼吸切迫
2点	嚥下あり，呼吸切迫（silent aspiration の疑い）
3点	嚥下あり，呼吸良好，むせる and/or 湿性嗄声
4点	嚥下あり，呼吸良好，むせない
5点	4点に加え，追加嚥下運動（空嚥下）が30秒以内に2回可能

(馬場　尊，他：日獨医報 46（1）：17-25, 2001[3])

表3　食物テストの判定基準

評点	症状
1点	嚥下なし，むせる and/or 呼吸切迫
2点	嚥下あり，呼吸切迫（silent aspiration の疑い）
3点	嚥下あり，呼吸良好，むせる and/or 湿性嗄声 and/or 口腔内残留中等度
4点	嚥下あり，呼吸良好，むせない and/or 口腔内残留ほぼなし
5点	4点に加え，追加嚥下運動（空嚥下）が30秒以内に2回可能

(馬場　尊，他：日獨医報 46（1）：17-25, 2001[3])

嚥した患者のなかにはゼリーや全粥で誤嚥しない患者も多くみられた．

5．頸部聴診法[7]

【方法】食塊を嚥下する際に咽頭部で生じる嚥下音と嚥下前後の呼吸音を頸部より聴診する．非侵襲的に誤嚥や下咽頭部の貯留を判定して嚥下障害をスクリーニングする検査である．

【手技】① 聴診器の接触子を頸部（輪状軟骨直下気管外側）に接触させ，通常の呼吸状態ではなく呼気をできるだけ一定の強さで出してもらい聴診する．

② 検査食で通常のように嚥下してもらい嚥下音を聴診する．

③ 嚥下終了後，貯留物の排出行為は行わずに呼気を出してもらい聴診し，嚥下前後の呼気音の比較を行う．

【検査のポイント】聴診器の接触子は，嚥下時の喉頭挙上運動や頸部の運動を妨げない位置に当てる．

【判定】聴診音として嚥下音の長さの異常，泡立ち音，むせに伴う喀出音，呼吸音の湿性や嗽音，液体振動音，喘鳴様呼吸音などがあれば誤嚥と判定する．

【文献的根拠】VFと嚥下音記録ができた頭頸部腫瘍44名のデータに対し，検査者6名による聴覚印象とVF結果を検討した研究[7]で，嚥下障害の鑑別については感度83.5%であった．

5　理想的なスクリーニングテストとは

　臨床においては再現性が高く，感度や特異度が100%に近いスクリーニングテストが理想であるが，現実にはない．しかし複数のスクリーニングテストを併せて行うことで感度や特異度が上昇すること[4,7]が知られており，総合的に判断していくことが重要である．以下に文

献的根拠を示す．

　Tohara ら[5]は嚥下障害患者63例を対象として，誤嚥の有無を3 mL MWST，FT，バリウム嚥下前後の咽頭X線撮影により検討している．有用性についてMWST，FTの2つでは感度90％・特異度56％であるが，3つの検査を合わせると感度90％・特異度71％になったと報告している．

　Chong ら[8]は，脳血管障害患者を対象に誤嚥の検出における50 mL MWSTと血中酸素飽和度（SpO_2）の有用性を嚥下内視鏡検査を基準として比較した．その結果，MWSTのみでは感度が79.4％・特異度が62.5％であったが，SpO_2測定を併用するとそれぞれ94.1％・62.5％となり，両者の併用が嚥下機能の評価に有用であると報告した．

6　安全なスクリーニングテストのために

　全身状態，意識レベル，呼吸状態，口腔内の状態など十分に把握したうえで適切なテストを行うことがリスク管理につながる．特にパルスオキシメータを使用しながらテストを行うことは嚥下評価だけではなくリスク管理のうえでも大切なことであり，検査必要物品として準備しておきたい．緊急時に冷静な行動がとれるように日ごろから対応方法の訓練を怠らないようにするべきである．

📖 Reference

1) 大熊るり，藤島一郎，小島千枝子，他：摂食・えん下障害スクリーニングのための質問紙の開発．日本摂食嚥下リハビリテーション学会雑誌 **6**（1）：3-8，2002
2) 小口和代：機能的摂食・嚥下スクリーニングテスト「反復唾液嚥下テスト」(the Repetitive Saliva Swallowing Test：RSST）の開発と応用．藤田学園医学会誌 **23**（3）：595-622，2004
3) 馬場　尊，才藤栄一：摂食・嚥下障害の診断と評価．日獨医報 **46**（1）：17-25，2001
4) Osawa A, Maeshima S, Tanahashi N：Water-swallowing test：screening for aspiration in stroke patients. Cerebrovasc Dis **35**（3）：276-281, 2013
5) Tohara H, Saitoh E, Mays KA. et al.：Three tests for predicting aspiration without videofluorography. Dysphagia **18**（2）：126-134, 2003
6) 大沢愛子，前島伸一郎，棚橋紀夫：脳卒中患者における食物嚥下と液体嚥下―フードテストと改訂水飲みテストを用いた臨床所見と嚥下造影検査の検討―．Jpn J Rehabil Med **49**（11）：838-845，2012
7) 平野　薫，高橋浩二，宇山理紗，他：嚥下障害判定のための頸部聴診法の診断精度の検討．日本口外学会誌 **47**（2）：93-100，2001
8) Chong MS, Lieu PK, Sitoh YY, et al.：Bedside clinical methods useful as screening test for aspiration in elderly patients with recent and previous strokes. Ann Acad Med Singapore **32**：790-794, 2003

● **治療の Tips**

　何気なく行っている患者との会話から，発声の状態（声質，強さ，息の長さなど）を評価してみよう．

　声質は① 気息性嗄声（息漏れ音を伴うかすれ声），② 無力性嗄声（弱々しく，か細い声），③ 努力性嗄声（苦しそうに，絞り出すような喉を締めつけた力んだ声），④ 粗造性嗄声（しわがれた，粗い，だみ声，がらがら声），に分類することができる．発声機能の低下は，呼吸機能や嚥下機能の低下にも影響を及ぼすため，声の強さや息の長さも併せて評価しておくことは重要である．

● **高齢者のクリニカルエピソード**

　摂食嚥下テストというと「嚥下内視鏡検査（VE）」「嚥下造影検査（VF）」が最初に思い浮かぶ医療・介護従事者や患者家族も多い．しかしこれらの検査はどの施設，病院でも行えるものではないため，スクリーニングテストで嚥下障害や誤嚥の有無を判定した後の精密検査と位置づけされている．摂食嚥下障害を疑う患者に対して行うスクリーニングテストは本文で紹介した以外にもさまざまなものがあるが，今回は代表的なものを感度・特異度を含め紹介した．

これからの高齢化社会に向けて「反復唾液嚥下テスト（RSST）」などに代表される患者主体で実施するテストは，認知機能低下に伴い指示が入らずに検査できない患者が多くなると予想できる．質問紙法は，本人が記入できない場合でも実際の食事観察で家族や介助者が記入できる項目も多く，スクリーニングテストのなかでその簡便性と重要性が見直される検査方法である．

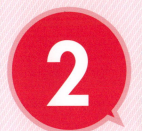 診察時にできる老嚥の評価：EAT-10

栢下　淳

Point
- 高齢者福祉施設では，嚥下機能が低下した者は入所者の約半数を占める．
- 嚥下機能低下スクリーニングには，反復唾液嚥下テスト，水飲みテスト，質問紙などがある．
- 嚥下機能スクリーニング質問紙 EAT-10 は世界で使用されており，わが国における研究では，3点をカットオフポイントとすると感度 0.776，特異度 0.759 と報告されている．
- 形態を調整した食事を摂取している患者は，舌圧が低下している．
- 70歳以上の高齢者の蛋白質の推奨量は 1.2 g/kg と 69 歳未満の 0.9 g/kg よりも 3 割ほど高い．

Keywords　嚥下障害，質問紙，EAT-10，舌圧，食形態

　高齢者の増加とともに，低栄養，骨折，転倒，サルコペニア，認知症，肺炎などの症状や疾患がクローズアップされてきている．平成23年からは肺炎がわが国における死因の第3位となっている[1]．高齢者では，嚥下機能の低下に関連した誤嚥性肺炎が多いことも知られている[2]．国立長寿研究所の報告では，一般病院で13.6％，回復期病院で31.6％，医療療養型施設で58.7％，介護療養型施設で73.5％，介護老人保健施設で45.3％，特別養護老人ホームで58.7％の高齢患者や入所者が嚥下障害と報告されている[3]．日本摂食嚥下リハビリテーション学会評議員を対象とした調査では，入院・入所者の5.6％の主食はゼリー状，7.0％の主食はペースト状，18.7％の主食は咀嚼対応食と報告されている[4]．つまり入院や入所者の3割に対して形態調整食が提供されているのが現状である．したがって，嚥下機能の低下を早期に発見し，その機能に応じた対応を講じる必要がある．

1　EAT-10 について

　嚥下機能低下の早期発見のため，簡便な質問紙がいくつか開発されている．その1つである Eating Assessment Tool（EAT-10）は，Belafsky らにより 2008 年に米国で開発された．EAT-10 は，嚥下時の自覚症状や体重の減少などについて 10 項目の質問で構成されている．Belafsky らは，健常人と嚥下障害患者を対象として EAT-10 の得点を検討し，合計得点が 3

表1 EAT-10日本語版

1.	飲み込みにくくなってから，痩せてきたか
	0：痩せていない　　1：分からない　　2：過去3ヵ月間で0〜1kg痩せた 3：過去3ヵ月間で1〜3kg痩せた　　4：過去3ヵ月間で3kg以上痩せた
2.	この3ヵ月間で飲みこみが難しくなり，自宅や病院以外の食事は食べられなくなったと感じるか
	0：まったく感じない　　1：滅多に感じない　　2：ときどき感じる　　3：頻繁に感じる　　4：常に感じる
3.	液体を飲み込むことが難しいと感じるか
	0：まったく感じない　　1：滅多に感じない　　2：ときどき感じる　　3：頻繁に感じる　　4：常に感じる
4.	固形物を飲み込むことが難しいと感じるか
	0：まったく感じない　　1：滅多に感じない　　2：ときどき感じる　　3：頻繁に感じる　　4：常に感じる
5.	錠剤を飲み込むことが難しいと感じるか
	0：まったく感じない　　1：滅多に感じない　　2：ときどき感じる　　3：頻繁に感じる　　4：常に感じる
6.	飲み込むときに，のどに痛みを感じるか
	0：まったく感じない　　1：滅多に感じない　　2：ときどき感じる　　3：頻繁に感じる　　4：常に感じる
7.	うまく飲み込めないと，食事の楽しさが減ると感じるか
	0：まったく感じない　　1：滅多に感じない　　2：ときどき感じる　　3：頻繁に感じる　　4：常に感じる
8.	飲み込んだとき，食べ物がのどにくっつく感じがするか
	0：まったく感じない　　1：滅多に感じない　　2：ときどき感じる　　3：頻繁に感じる　　4：常に感じる
9.	食べるときに咳がでるか
	0：まったくでない　　1：滅多にでない　　2：ときどきでる　　3：頻繁にでる　　4：常にでる
10.	飲み込むことに，とてもストレスを感じるか
	0：まったく感じない　　1：滅多に感じない　　2：ときどき感じる　　3：頻繁に感じる　　4：常に感じる

(渡邉光子，他：日本摂食嚥下リハビリテーション学会雑誌 18：30-36, 2014[6])

点以上で「嚥下障害の疑いあり」と判断できると報告している[5]．また，質問項目が少ないため2分程度で答えることができる簡便性を有する．

　EAT-10を用いた日本人を対象とした研究として，渡邉らはEAT-10を日本語に翻訳し（表1），改訂長谷川式簡易知能評価スケール（HDS-R）21点以上の患者を対象に3点をカットオフ値として検討したところ，感度0.776，特異度0.759と報告している[6]．同時にカットオフ値の妥当性を確認し，3点で問題ないことを報告している（図1）[6]．

　回答を解析すると，質問1「飲み込みにくくなってから，痩せてきたか」および質問9「食べるときに咳がでるか」で0点の割合がほかの項目に比べ少なかった．対象はリハビリテーション（以下，リハ）病院の入院患者であったため，リハで消費されるエネルギー量が充足されていなかった可能性も考えられる．リハによるエネルギー消費量は400〜500 kcalに達することもあるので注意を要する[7]．若林らは摂食嚥下障害もしくは摂食嚥下障害疑いのある要介護高齢者393人を対象にEAT-10日本語版を実施した．実施できたのは237人（60％）であり，EAT-10を実施できない方では，摂食嚥下障害と誤嚥を有意に多く認めた．さらにEAT-10と臨床的重症度分類に有意な負の相関（r = −0.530, p＜0.001）を認め，EAT-10で3点以上の場合，誤嚥の感度0.758，特異度0.749と報告している[8]．また若林らは高齢者を対象とした研究でEAT-10スコアと栄養状態およびADLが関連することを報告している[9]．

　嚥下機能が低下していると判断できる場合には，嚥下機能回復のため嚥下体操を積極的に行い，機能の向上または維持を行う．たとえば，座位の取れる方への嚥下体操として，「嚥下お

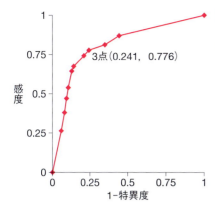

図1　カットオフ値（3点）の妥当性の検討
（渡邉光子, 他：日本摂食嚥下リハビリテーション学会雑誌 18：30-36, 2014[6])）

でこ体操」[10]は自分でできる体操として簡便である．

2　食形態と舌圧の関連

　食べる機能は，舌の機能と関連している．Hayashiらは，口に取り込んだ食べ物を，舌が口蓋前方部とその間で潰す力を舌圧と定義した[11]．これは，舌が上顎を押す力で，その数値が一定以上であれば健常であるといえる．このことから，舌圧により摂食可能な食べ物の形態が異なることも推察される．

　舌圧の測定には，舌圧測定器(JMS社製，図2)を使用すると簡便である．これは，デジタル舌圧計，連結チューブおよび舌圧プローブから構成されている．測定方法は，バルーンを口腔内に挿入し，舌圧プローブを前歯で軽くはさんで固定し，唇を閉じ，舌を最大の力で口蓋皺襞に向けて挙上する．舌でバルーンを数秒間押し潰すことで舌圧が計測可能である(図3)．

　田中らは，病院に入院および高齢者福祉施設に入所している201名を対象に舌圧と食形態の関係を観察した[12]．結果は図4に示すように形態調整した食事を摂取している者は，常食摂取者より舌圧が有意に低いことが示された．つまり常食を摂取するためには，ある程度の舌圧が必要であることがわかる．また，表2に示す通り，舌圧が30 kPa以上の者はすべて常食摂取群であり，舌圧が25～30 kPaでは，常食を摂取している者は83％を占めていたことから，舌圧25 kPa以上であればほぼ常食摂取可能と考えられた．一方，舌圧20 kPa未満では調整食を摂取している人数が常食摂取群の人数を上回る結果となった．

　舌は筋肉で構成されているため，舌圧の低下は栄養不足や会話頻度の低下，廃用も考えられる．

3　高齢者の栄養に関して

　最近の研究では，高齢者の蛋白質代謝は若年者と異なることが報告された．同量の蛋白質を摂取した場合，高齢者では若年者ほど筋蛋白質の合成に利用されない[13]．食事摂取基準2015では，蛋白質の推奨量は69歳未満0.9 g/kgに対し，70歳以上1.2 g/kgとされており，70歳以上では69歳未満より体重1 kgあたりでは3割高い量を推奨している．高齢者では栄養的な観点から積極的に蛋白質を摂取することが勧められる．言い換えれば，高齢者は十分

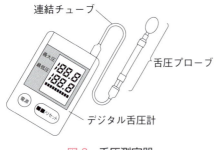

図2 舌圧測定器

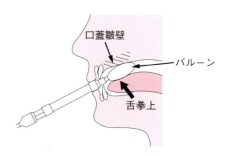

図3 最大舌圧測定時の舌挙上

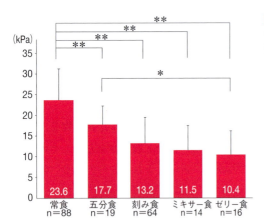

図4 舌圧と食事形態の関係
＊：p<0.05　＊＊：p<0.01
（田中陽子　作成）

表2　舌圧と食事形態別人数（割合）

	総数	常食	五分食	刻み食	ミキサー食	ゼリー食
30 kPa 以上	14	14 (100%)	0 (0%)	0 (0%)	0 (0%)	0 (0%)
25〜30 kPa	23	19 (83%)	1 (4%)	1 (4%)	1 (4%)	1 (4%)
20〜25 kPa	48	30 (63%)	6 (13%)	12 (25%)	0 (0%)	0 (0%)
15〜20 kPa	38	17 (45%)	5 (13%)	12 (32%)	2 (5%)	2 (5%)
10〜15 kPa	32	5 (16%)	6 (19%)	14 (44%)	5 (16%)	2 (6%)
5〜10 kPa	36	1 (3%)	1 (3%)	19 (53%)	4 (11%)	11 (31%)
5 kPa 未満	10	2 (20%)	0 (0%)	6 (60%)	2 (20%)	0 (0%)

な蛋白質摂取を行わないとサルコペニアなどの症状が生じやすいといえる．栄養状態の低下の早期発見には，栄養スクリーニングを行うことが有用と考えられる．栄養スクリーニングとして，6項目の質問で判定できる質問紙 MNA®-SF（mini nutritional assessment-short form）は簡便である．

また栄養不足から舌の筋力低下の関連も推察される．つまり舌圧が低下すると通常の食形態のものが食べにくくなる．形態調整食は水分を多く含ませ軟らかく仕上げているため，単位重量あたりの栄養価は低下する．

つまり嚥下調整食を摂取している場合には，栄養不足に陥りやすいため，栄養価の高い市販食品などの併用も有用と考えられる．

Reference

1) 厚生労働省：平成23年人口動態統計月報年計（概数）の概況．2011
2) Teramoto S, Fukuchi Y, Sasaki H, et al.：High incidence of aspiration pneumonia in community-and hospital-acquired pneumonia in hospitalized patients：a multicenter, prospective study in Japan. J Am Geriatr Soc **56**：577-579, 2008
3) 平成23年度 老人保健事業推進費等補助金 老人保健健康増進等事業 摂食嚥下障害に係る調査研究事業報告書．国立長寿医療研究センター，2012
4) 栢下 淳，大越ひろ，前田広士，他：嚥下調整食の作製にかかる費用の調査．日本摂食・嚥下リハビリテーション学会雑誌 **15**：209-213, 2011
5) Belafsky PC, Mouadeb DA, Rees CJ, et al.：Validity and reliability of the Eating Assessment Tool(EAT-10). Ann Otol Rhinol Laryngol **117**：919-924, 2008
6) 渡邉光子，沖田啓子，佐藤新介，他：嚥下スクリーニング質問紙EAT-10暫定版の有用性の検討．日本摂食嚥下リハビリテーション学会雑誌 **18**：30-36, 2014
7) 渡邉光子，池田響子：運動時の栄養．栢下 淳，若林秀隆 編：リハビリテーションに役立つ栄養学の基礎．医歯薬出版，東京，p46-52, 2014
8) 若林秀隆，栢下 淳：摂食嚥下障害スクリーニング質問紙票EAT-10の日本語版作成と信頼性・妥当性の検証．静脈経腸栄養 **29**：871-876, 2014
9) Wakabayashi H, Matsushima M：Dysphagia assessed by the 10-item Eating Assessment Tool is associated with nutritional status and activities of daily living in elderly individuals requiring long-term care. J Nutr Health Aging **20**：22-27, 2016
10) 藤島一郎，栢下 淳 監：経口摂取アプローチハンドブック．日本医療企画．p50-52, 2015
11) Hayashi R, Tsuga K, Hosokawa R, et al.：A novel handy probe for tongue pressure measurement. Int J Prosthodont **15**：385-388, 2002
12) 田中陽子，中野優子，横尾 円，他：入院患者および高齢者福祉施設入所者を対象とした食事形態と舌圧，握力および歩行能力の関連について．日本摂食嚥下リハビリテーション学会雑誌 **19**：52-62, 2015
13) Breen L, Philips SM：Skeletal muscle protein metabolism in the elderly：Interventions to counteract the 'anabolic resistance' of ageing. Nutr Metab (Lond) **8**：68, 2011

●治療のTips

咀嚼機能や嚥下機能が低下すると軟らかい食べ物を好んで食べる．この場合，肉類などは避けられやすく，そのため栄養不良も多い．最近では酵素を用いて形を残した軟らかい肉類を使用した料理（あいーと®）が販売されている．高価なため日常的に食べている人は少ないが，たまにでも食べると喜ばれることが多い．形を残した軟らかい肉類は院内や高齢者施設内でも，凍結含浸法を用いれば少々手間はかかるが作成可能である．次世代の嚥下調整食の幕開けである．

●高齢者のクリニカルエピソード

嚥下造影検査や嚥下内視鏡検査を実施する機会が増加しているが，その際に検査食の作成には十分な注意が必要である．ゼリーの形状であればゼリーの検査食と考えている病院もあるが，たくあんと同じ硬さのゼリー状検査食で検査を行っている施設もある．この検査食をうまく飲み込めないとゼリーが提供できないと判断しているならば，多くの患者が食事を開始できないであろう．最近，われわれの研究室では嚥下造影検査食の物性を整えて造影検査を行った場合の有用性について検討し，徐々に難しい食形態に変更できる日数の短縮や在院日数の短縮にもつながる結果が出ている．つまり，検査食は注意深く作ることが望まれる．

3 診察時にできる口腔機能と口腔環境の評価

貴島真佐子

> **Point**
> - 高齢者の摂食嚥下サポートをするには口腔内状況（欠損や歯科治療の状況）を把握することが重要である．
> - 口腔機能評価は，実数値にて客観的評価を行うことが重要である．
> - 咀嚼機能評価もあわせて行い，摂取している食事が適切かどうかも確認する．
> - 口腔環境の評価は，標準化された口腔衛生状況の評価を行うのが望ましい．
>
> **Keywords** 圧調整のできる口腔諸器官，舌機能，咀嚼機能評価，口腔内状況（欠損や歯科治療の状況），標準化された口腔衛生状況の評価

　口腔機能とは，栄養摂取のための消化器官，呼吸器，コミュニケーション機能としての発声器官など，人が生活を営むうえでの口腔の運動，機能のことである．健常な人では，呼吸（吸気・呼気）や舌圧による嚥下圧などの圧調整を行うことで安全な日常生活が営まれている．高齢者においては，身体機能や精神機能面だけでなく，口腔（口腔機能）においても，加齢に伴い感覚の低下，筋量の低下などの因子があいまって嚥下機能が低下する（老嚥）．多くの高齢者は，口腔領域に機能的や器質的な変化があるにもかかわらず，自覚症状がないために経過してしまい，さらに口腔機能の低下を助長させてしまう．また，高齢の摂食嚥下障害患者においても，咽頭期に問題があるよりも準備期・口腔期が問題となることが多く，そのほとんどは口腔機能低下が原因で摂食嚥下障害を発症していることが多い．このように，口腔が担う機能の低下が，高齢者の摂食嚥下機能に大きく影響していると考えられる．そのため，口腔機能と口腔の器質的な状態（口腔環境）の評価を行うことは重要である．

　ここでは，診察時にできる評価として，口腔が担う機能のうち，特に摂食・咀嚼・嚥下にかかわる各口腔諸器官における機能と口腔環境の評価について検討する．

1 口腔機能の低下

　明らかに嚥下障害のない高齢者（老嚥も含む）においては，口腔環境の評価，歯科治療の

3 診察時にできる口腔機能と口腔環境の評価

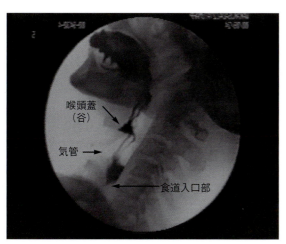

図1 嚥下造影検査 高齢者嚥下画像（静止側面画像）
口腔機能低下による食塊形成不良，食塊の口腔内保持不良，食物の早期咽頭流入，嚥下反射の遅延などの多くの準備期の障害によって起きる高齢者の嚥下様相．

状況などを評価し，必要性があれば，歯科治療のアプローチをすることで口腔機能の改善がみられることが多い．また，摂食嚥下障害スクリーニング質問紙票EAT-10を用い評価することで，老嚥や嚥下障害の疑いのスクリーニングも簡便に行える（p.69 参照）．嚥下障害の高齢患者においては，摂食嚥下のスクリーニングテストを実施し，あわせて口腔機能や嚥下機能の評価も行う．口腔の機能低下は，歯や咬合などの欠損や崩壊によって生じる場合，食事量の低下や疾患発症などの理由から脱水・低栄養によって生じる場合や，脳血管疾患などの障害部位に支配された領域の機能低下による場合など，さまざまな要因が考えられる．高齢者の特徴的な嚥下様相を図1に示す．高齢者（高齢摂食嚥下障害患者）においては，口腔機能の低下による食塊形成不良，食塊の口腔保持不良，食物の早期咽頭流入，嚥下反射の遅延などによる準備期の障害の多くが咽頭期の障害にまで影響を及ぼしていることから，経口摂取を行うためには口腔機能の維持・向上・改善が重要となってくる．

　口腔機能を評価する際，正常な経口摂取時（栄養摂取）の口腔機能および摂食嚥下のメカニズムを理解し，各口腔諸器官がどのような役割を担い機能するのかを把握しておくことが重要である（図2）．食物の口腔から咽頭，咽頭から喉頭，喉頭から食道に至る移送運動および嚥下動作は，きわめて気密性の高い口腔諸器官の協調運動を必要とする．しっかりとした圧調整のできる口腔諸器官を維持・改善・向上できるような口腔リハビリテーションが重要となってくる．

2 口腔機能評価項目

　前述した食物が口腔に捕食され，食道まで通過して行く過程に機能する器官の順に，口腔諸器官における運動可動域，筋力，運動の巧緻性・協調性の評価を行う．機能評価は，実数値で客観的に評価を行うことが重要なポイントである．口腔諸器官のうち，準備期・口腔期にもっとも重要な役割を果たすのは舌機能である．臨床的には，安静時の舌の形態的変化（肥大，萎縮，左右非対称など）や感覚麻痺や過敏の有無を確認したうえで舌運動機能評価を行う．そのほか，舌機能の一部を定量評価できる最大舌圧測定（JMS舌圧測定器にて測定）も

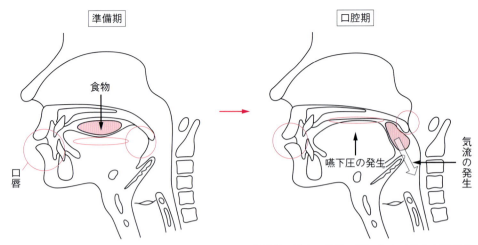

図2 嚥下圧発生と食塊輸送のイメージ

行う．舌圧は，加齢による影響や咀嚼機能や嚥下障害のある人において低下し，特に栄養状態不良者に舌圧低下が顕著であるとの報告[1]もあり，より安全な食生活を営むためにも舌機能の評価は重要である．以下に簡易型評価項目を列挙する．具体的評価方法は表1に示す．参考までに，健常発話者のうち老年群（60歳以上）602名（男性207名，女性395名）を対象とした発声発語器官検査における平均値を表2に示す[2]．

　咀嚼運動は食物摂取後，食塊形成し，嚥下に至るまでのさまざまな機能（摂食，咬断，粉砕，混合，食塊形成，嚥下など）があり，各機能は相互に関連しあっている．咀嚼能力の評価方法には，これまでピーナッツや検査用グミゼリーなどを噛んでもらい，一定時間でピーナッツなどがどれくらい粉砕されたか[3]や，グミゼリー中の残留糖分量を測定する方法[4]などがある．また咀嚼能力の主観的評価として，「山本式総義歯咀嚼能率判定表（咬度表）」[5]を使用し，34種類の食物のなかで噛める食物群から得点を求める食物摂取状況アンケートによる判定法などもある．近年では，ガムを用いて咀嚼能力を判定する簡便な方法が頻用されている．ガム咀嚼中の口腔器官別の運動様相を観察することによって，摂食嚥下における口腔機能の総合的な評価，特に準備期の評価が可能となる．ガムは咀嚼の進行に伴い黄緑色から濃いピンク色に変化するキシリトール咀嚼力判定ガム（図3）を使用し，義歯装着の方は3分間，義歯未装着の方は2分間ガムを咀嚼した後，付属のカラーチャートにより色別判定を行い，同時に各口腔器官別の運動評価（協調性・巧緻性の運動能力）を行う．これは本人への視覚的な咀嚼能力のフィードバックにもなり得る．しかし，たとえ上記の口腔機能評価が端的に良好であったとしても，咀嚼機能評価が不良であれば，歯科医院への受診，歯科治療による対応が適切である．もし受診が困難であれば，日常の食事内容は，実際の口腔機能と食事形態が乖離しないよう，口腔機能や咀嚼機能に適した食事形態（咀嚼を必要としない形態が必要だが，舌と上顎とですり［押し］潰せる程度の硬さが望ましい）にする工夫が必要である．

3 診察時にできる口腔機能と口腔環境の評価

表1 各口腔機能評価項目の評価内容と評価方法

各口腔機能評価項目	各口腔機能評価内容	各口腔機能評価方法
口唇機能評価	オーラルディアドコキネシス/Pa/の発声	上下口唇が閉鎖しているかどうか． 5秒間で発音できる回数を測定し，1秒あたりに換算する．
舌機能評価	舌の突出・後退*	舌が下口唇まで越えているかどうか，舌が真方向に突出できているかどうか，舌後退時，下顎歯列弓まで後退できているかどうか． 5秒間での回数を測定し，1秒あたりに換算する．
	舌の左右移動*	舌を左右に自動運動してもらい，口角に接触するか否かを観察し，左・右の口角接触で1回と測定．5秒間での回数を測定し，1秒あたりに換算する．
	オーラルディアドコキネシス/Ta/の発声	舌尖が上顎歯茎に接触しているかどうか． 5秒間で発音できる回数を測定し，1秒あたりに換算する．
頰機能評価	頰の膨らまし	頰を膨らませてもらい，膨らましの程度，頰運動を評価し，同時に口唇の閉鎖も可能かどうか． すぼめる運動も行い，左右の交互動作は可能か，左右同時も可能かも評価する．
奥舌・鼻咽腔閉鎖機能評価	オーラルディアドコキネシス/Ka/の発声	軟口蓋の挙上，奥舌の挙上の程度はどうか． 5秒間で発音できる回数を測定し，1秒あたりに換算する．
咽頭・嚥下機能評価	反復唾液嚥下テスト（RSST）	唾液を連続して飲み込んでもらい，30秒間で何回嚥下反射があったかどうか． 喉頭隆起に人指し指をあて，挙上を確認する． 指を越えて挙がらない場合は記載する．

（*は，西尾正輝：標準ディサースリア検査（AMSD）．インテルナ出版，東京，2004より引用）

表2 発声発話器官検査における健常発話者の性別の平均測定値（標準偏差）

		/pa/の交互反復（回/秒）	/ta/の交互反復（回/秒）	/ka/の交互反復（回/秒）	舌の突出・後退（回/秒）	舌の左右移動（回/秒）
平均値（SD）	男性	5.8（1.4）	5.6（1.4）	5.3（1.3）	3.0（1.2）	2.2（0.9）
	女性	5.7（1.5）	5.8（1.5）	5.4（1.3）	3.0（1.3）	2.3（1.1）

（西尾正輝：実施成績．標準ディサースリア検査（AMSD）．インテルナ出版，東京，p95-107，2004[2]を参考に作成）

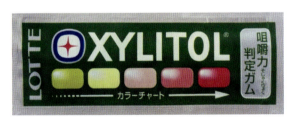

図3 咀嚼力判定ガム（ロッテ社製）

表3 歯の欠損様式による分類

A：対合歯間に接触が4ヵ所すべての咬合支持域に存在する
B：対合歯間に接触が4ヵ所いずれかで欠損している
C：対合歯間に歯牙接触がない

（Körber KH 著，田端恒雄，他 訳：ケルバーの補綴学 第1巻．クインテッセンス出版，東京，p135-143，1982[7]を参考に作成）

3 口腔環境の評価項目

良好な口腔環境が整っていることで，より正常な口腔の機能を営むことができる．口腔環境と口腔機能は密接に関係しており，健常な口腔機能の維持のためにも適切な口腔管理を維

持しておくことが重要である．加齢による日常生活動作の低下は口腔清掃能力を低下させる．またさらに，口腔機能の低下がみられた場合は，自浄能力の低下などによって口腔衛生状態も悪化するため，歯科疾患に罹患しやすい悪循環となる．このような悪循環にならないよう，日常からの口腔管理が重要であり，歯科医院でのメインテナンスの受診も推奨したい．以下に，口腔環境の評価項目を列挙する．

1．口腔内状況

① 欠損の状況：咬み合わせの有無

歯の欠損は，ほとんどがう蝕や歯周疾患などに罹患することによって生じ，さらに歯科治療を受けず放置することで咀嚼障害，口腔諸器官の機能も障害され，嚥下障害，低栄養となる．また，口腔内状況においては，残存歯が多く残っている人，冠やブリッジで治療を行っている人，自身の歯で咬み合わせがある人のほうが，摂食嚥下機能の障害が改善したとの報告からも，摂食嚥下障害になる以前に，口腔内状況を可能な限り健常に近い状態に維持しておくことが，その後の口腔機能の低下によってもたらされる摂食嚥下障害を予防できると考えられる[6]．したがって，歯の欠損状況を把握することは重要であり，歯の分類方法にはEichner（アイヒナー）の分類を用いる．天然歯による片側臼歯部の咬合支持域（咬み合わせの範囲）を小臼歯部と大臼歯分の2ヵ所に分け，両側上下臼歯部計4ヵ所の欠損様式によって，表3のように分類を行っている[7]．

② 残存歯の状況：う蝕（未処置歯）の有無，歯科治療の状況，歯の動揺度

③ 義歯の有無・使用状況・適合状態

2．口腔衛生状況

① プラークの付着状況，食物残渣の残留状況

② 歯肉の状態

③ 口腔粘膜の状態

④ 舌苔

⑤ 口腔乾燥

⑥ 口腔清掃回数，義歯清掃回数

口腔衛生状況や口腔内の評価方法には，Eilersの口腔アセスメントガイド（Oral Assessment Guide：OAG）[8]，Oral Health Assessment Tool（OHAT）[9]などがあるが，標準化された評価方法で行うことが重要である．OAGは，口唇・舌・唾液・粘膜・歯肉・歯と義歯の状態以外に声・嚥下の機能面の評価も含まれている（表4）．OHATは，在宅や施設入所の高齢者を対象とした口腔問題の評価用紙として開発され，う蝕や義歯の不適合など咀嚼機能に関連した項目が入っており，口腔の問題（歯科治療の必要性）が把握しやすいのが特徴である（表5）．OAG，OHATの評価方法は各項目を3段階でスコアリングし評価する．また，口腔機能，口腔内状況と咀嚼，口腔衛生状況を簡便に評価が行える食事能力アセスメントも優れた評価法である（p.37参照）．

そのほかの診察項目として，食事・環境などを把握することも重要である．嚥下障害の最大の問題は「誤嚥」である．誤嚥症状を疑う所見を表6に示す．誤嚥症状として特に「むせ」のある誤嚥に着目されるが，「むせ」のない誤嚥すなわち不顕性誤嚥（silent aspiration）も

表4 J. Eilers の口腔アセスメントガイド (OAG)

項目	声	嚥下	口唇	舌	唾液	粘膜	歯肉	歯と義歯
アセスメントの手段	・聴く	・観察	・視診 ・触診	・視診 ・触診	・舌圧子	・視診	・視診 ・舌圧子	・視診
診査方法	患者と会話する	嚥下をしてもらう咽頭反射テストのために舌圧子を舌の奥のほうにやさしく当て押し下げる	組織を観察し，触ってみる	組織に触り状態を観察する	舌圧子を口腔内に入れ，舌の中心部分と口腔底に触れる	組織の状態を観察する	舌圧子や綿棒の先端でやさしく組織を押す	歯の状態，または義歯の接触部分を観察する
状態とスコア 1	正常	正常な嚥下	滑らかで，ピンク色で，潤いがある	ピンク色で，潤いがあり，乳頭が明瞭	水っぽくサラサラしている	ピンク色で，潤いがある	ピンク色で，スティップリングがある（ひきしまっている）	清潔で，残渣がない
状態とスコア 2	低い/かすれている	嚥下時に痛みがある/嚥下が困難	乾燥している/ひび割れている	舌苔がある/乳頭が消失してテカリがある．発赤を伴うこともある	粘性がある/ネバネバしている	発赤がある/被膜に覆われている（白みがかっている）．潰瘍はない	浮腫があり，発赤を伴うこともある	部分的に歯垢や残渣がある（歯がある場合，歯間など）
状態とスコア 3	会話が困難/痛みを伴う	嚥下ができない	潰瘍がある/出血している	水泡がある/ひび割れている	唾液がみられない（乾燥している）	潰瘍があり，出血を伴うこともある	自然出血がある/押すと出血する	歯肉辺縁や義歯接触部全体に歯垢や残渣がある

(Eilers J, et al.：Oncol Nurs Forum 15（3）：325-330, 1988[8]より引用して改変)

あり，その診断は問診や診察だけでは非常に難しく，その際には専門的検査（嚥下造影検査や嚥下内視鏡検査など）を必要に応じて実施することを勧める．

以上，診察時にできる口腔機能と口腔環境の評価について述べたが，実際，口腔機能を評価する統一された方法はないのが現状である．食事能力などの口腔機能に関する能力レベルの評価法は散見するが，口腔機能の器官レベルの評価法や共通の標準化された評価法は少なく，今後の課題である．

表5 ORAL HEALTH ASSESSMENT TOOL（OHAT）

ID：		氏名：				評価日： / /	
項目		0＝健全		1＝やや不良		2＝病的	スコア
口唇		正常, 湿潤, ピンク		乾燥, ひび割れ, 口角の発赤		腫脹や腫瘤, 赤色斑, 白色斑, 潰瘍性出血, 口角からの出血, 潰瘍	
舌		正常, 湿潤, ピンク		不整, 亀裂, 発赤, 舌苔付着		赤色斑, 白色斑, 潰瘍, 腫脹	
歯肉・粘膜		正常, 湿潤, ピンク, 出血なし		乾燥, 光沢, 粗造, 発赤 部分的な（1～6歯分）腫脹 義歯下の一部潰瘍		腫脹, 出血（7歯分以上） 歯の動揺, 潰瘍 白色斑, 発赤, 圧痛	
唾液		湿潤 漿液性		乾燥, べたつく粘膜, 少量の唾液 口渇感若干あり		赤く干からびた状態 唾液はほぼなし, 粘性の高い唾液 口渇感あり	
残存歯 □有 □無		歯・歯根のう蝕または破折なし		3本以下のう蝕, 歯の破折, 残根, 咬耗		4本以上のう蝕, 歯の破折, 残根, 非常に強い咬耗 義歯使用なしで3本以下の残存歯	
義歯 □有 □無		正常 義歯, 人工歯の破折なし 普通に装着できる状態		一部位の義歯, 人工歯の破折 毎日1～2時間の装着のみ可能		二部位以上の義歯, 人工歯の破折 義歯紛失, 義歯不適合のため未装着 義歯接着剤が必要	
口腔清掃		口腔清掃状態良好, 食渣, 歯石, プラークなし		1～2部位に食渣, 歯石, プラークあり, 若干口臭あり		多くの部位に食渣, 歯石, プラークあり, 強い口臭あり	
歯痛		疼痛を示す言動的, 身体的な兆候なし		疼痛を示す言動的な兆候あり：顔を引きつらせる, 口唇を噛む, 食事しない, 攻撃的になる		疼痛を示す身体的な兆候あり：頬, 歯肉の腫脹, 歯の破折, 潰瘍, 歯肉下膿瘍. 言動的な徴候もあり	
							合計

歯科受診（ 要 ・ 不要 ）
再評価予定日＿＿＿＿／＿＿＿／

日本語訳：藤田保健衛生大学医学部歯科 松尾浩一郎, with permission by The Iowa Geriatric Education Center
avairable for download：http://dentistryfujita-hu.jp/revised oug. 09, 2014
（http://dentistryfujita-hu.jp/research/project.html）

表6 誤嚥を疑う臨床所見

- 食事中, 食後にむせや咳が多い
- 食後, 湿性嗄声がある（声質の変性）
- 肺炎（発熱）を繰り返す
- 食事時間が1時間以上かかる
- 夜間に咳き込む
- 拒食がある
- 脱水, 低栄養状態

📖 Reference

1) 児玉実穂, 菊谷　武, 吉田光由, 他：施設入所高齢者にみられる低栄養と舌圧の関係. 老年歯科 **19**：161-168, 2004
2) 西尾正輝：実施成績. 標準ディサースリア検査（AMSD）. インテルナ出版, 東京, p95-107, 2004
3) Manly RS, Braley LC：Masticatory performance and efficiency. J Dent Res **29**：448-462, 1950
4) 田中　彰, 志賀　博, 小林義典：グミゼリー咀嚼時のグルコースの溶出量の分析による運動機能および咀嚼筋活動の定量的評価. 補綴誌 **38**：1281-1294, 1994
5) 山本為之：総義歯臼歯部人工歯の排列について（2）―特に反対咬合について―. 補綴臨床 **5**：395-400, 1972
6) 糸田昌隆, 楠本哲次, 川添堯彬：日常生活自立度の低い障害者の摂食・嚥下機能における咬合状態の影響. 歯科医学 **67**(1)：121-135, 2004
7) Körber KH 著, 田端恒雄, 河野正司, 福島俊士 訳：ケルバーの補綴学 第1巻. クインテッセンス出版, 東京, p135-143, 1982
8) Eilers J, Berger AM, Petersen MC：Development, testing, and application of the oral assessment guide. Oncol Nurs Forum **15**(3)：325-330, 1988
9) Chalmers JM, King PL, Spencer AJ, et al.：The oral health assessment tool-validity and reliability. Aust Dent J **50**(3)：191-199, 2005

●治療の Tips

　実際の口腔機能評価や食事能力が，提供されている食事形態と乖離がみられることが多い．非経口摂取患者や経口摂取していても食形態が不適切である場合，可能であれば食事場面の観察を行うことが推奨される．しかしながら，診療室では，食事場面の観察は困難であり，被験食品を使用し咀嚼機能評価を行う．本稿では，咀嚼機能評価にキシリトール咀嚼力判定ガムの使用を述べたが，ガム以外の食品（マシュマロ・軟らかめ～硬めのせんべい・グミ・ビスケットなど）を使用し，咀嚼，食塊形成中の舌の回旋運動や食塊の保持能力など，舌運動の観察やフードテストを行い，嚥下能力の評価を行うことが多い．

●高齢者クリニカルエピソード

　「食べる機能」には，舌，唇，頬などの器官の複雑な運動が必要である．そのなかでも，特に舌は，咀嚼・嚥下・構音などにおいて，各口腔器官や咽頭器官と協調しながら運動することによって重要な役割を担っている．加齢によって口腔機能，嚥下機能は低下し，摂食困難あるいは摂食嚥下障害が起こるが，この機能低下を予防するには，健常あるいは虚弱高齢者の段階から予防する必要がある．介護予防教室に参加した65歳以上の特定高齢者を対象に，各口腔機能評価項目（オーラルディアドコキネシス/pa/・/ta/・/ka/，舌の突出・後退および左右移動）の事前・事後評価結果について，性別年齢階級別に検討した．男性，女性ともに，65～74歳では，事後評価では事前評価と比較して有意な改善が認められた．一方，75～84歳では，舌突出・後退，舌左右移動において，有意な改善を認められなかった．これらの調査結果から，75歳以上の対象高齢者においては，性別にかかわらず，舌機能が低下しやすく，有意に改善しがたいことより，75歳以前の早期の段階において，機能低下の予防のためにも特に舌機能向上に向けたアプローチが必要であることがわかった．

4 診察時にできるサルコペニアの摂食嚥下障害の評価

吉村芳弘

Point
- 摂食嚥下は多くの筋肉によって行われている．
- 全身のサルコペニアは嚥下筋のサルコペニアと関連している．
- 誤嚥性肺炎ではサルコペニアの摂食嚥下障害が進行する．
- サルコペニアをきたす加齢，低栄養，低活動，疾患（侵襲，悪液質，原疾患）を理解する．
- 全身のサルコペニア評価は間接的にサルコペニアによる摂食嚥下障害の評価となる．

Keywords
サルコペニア，摂食嚥下障害，誤嚥性肺炎，悪液質，低栄養

　摂食嚥下は多くの筋肉によって行われている．摂食嚥下に関連した筋肉は加齢による萎縮をきたしやすい筋肉であり[1]，全身とともにこれらの筋肉にサルコペニアを認めると，高齢者の嚥下機能低下である老嚥（presbyphagia）やサルコペニアの摂食嚥下障害を生じることもある．摂食嚥下障害の原因としてもっとも多く，また摂食嚥下リハビリテーション（以下，リハ）の関心が高い疾患は脳卒中であるが，高齢化の進行とともにサルコペニアによる摂食嚥下障害を認める高齢者が今後増加すると予想される．ここではサルコペニアの摂食嚥下障害の評価を中心に解説する．

1 摂食嚥下障害の原因とサルコペニア

　摂食嚥下障害の原因疾患は機能的障害，器質的障害，そのほかの障害の3つに大別できる（表1）[2]．このうちもっとも多い機能的障害は，脳卒中などによる麻痺と広義のサルコペニアに分類できる．摂食嚥下リハで関心が高いのは主に脳卒中によるものであるが，これは重症筋無力症や多発性筋炎，筋ジストロフィーなど筋疾患による摂食嚥下障害が，脳卒中による摂食嚥下障害と比べて少ないためと思われる．

　しかし，広義のサルコペニアの摂食嚥下障害は筋疾患以外でも生じる．表2[3]のように筋疾患を含め原因疾患は，サルコペニアの原因の1つでしかない．高齢者では手術や転倒，肺炎などを契機として全身や嚥下に関連したサルコペニアが進行することがあり，脳卒中による嚥下筋麻痺がなくとも「食べられなく」なることが臨床的に多い．

表1 摂食嚥下障害の原因

機能的障害	中枢神経疾患：球麻痺，仮性球麻痺 末梢神経疾患：喉頭麻痺 広義のサルコペニア
器質的障害	外傷，腫瘍，術後，外部からの圧迫など
そのほかの障害	医原性，認知症，心因性など

（若林秀隆，藤本篤士 編：サルコペニアの摂食・嚥下障害 リハビリテーション栄養の可能性と実践．医歯薬出版株式会社，東京，p2-7，2012[2]）

表2 サルコペニアの原因

原発性サルコペニア
加齢の影響のみで，活動・栄養・疾患の影響はない
二次性サルコペニア
活動に関連したサルコペニア（廃用） 栄養に関連したサルコペニア（飢餓） 疾患に関連したサルコペニア（侵襲，悪液質，原疾患）

（Cruz-Jentoft AJ, et al.：Age Ageing 39：412-423, 2010[3]より引用）

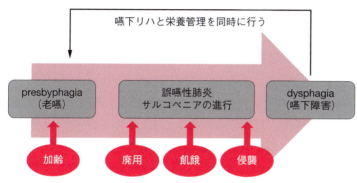

図1 誤嚥性肺炎・サルコペニアの摂食嚥下障害
（若林秀隆：CLINICAL CALCIUM 24（10）：1509-1517, 2014[4]）

2 急性疾患がもたらすサルコペニア進行の理解：今こそ暗黒時代の終焉を

　誤嚥性肺炎を例に挙げる．誤嚥性肺炎は高齢者に多く，急性炎症による侵襲を認めるため，不適切な栄養管理や安静・禁食による低活動で，二次性サルコペニアを合併する．さらに，末梢静脈栄養で水電解質輸液のみといったエネルギー蛋白が不十分な栄養管理が行われた場合，飢餓によるサルコペニアも合併する．つまり誤嚥性肺炎ではサルコペニアの4つの原因すべてを合併しやすい（図1）[4]．

　それまで経口摂取が可能であった高齢者が，誤嚥性肺炎の治療を契機にサルコペニアの摂食嚥下障害となり，経口摂取困難となることが高齢者医療の現場ではよく起こる．誤嚥性肺炎によるサルコペニアの進行には，加齢以外に廃用，飢餓，侵襲が関与する（図1）[4]．そのため，肺炎治療と平行して，時には優先順位を入れ替えながら，サルコペニア予防を行う必要がある．特に入院高齢者にとっては，不必要な安静，絶飲食，不十分なエネルギー蛋白などはサルコペニア進行を引き起こすコモンな医原性要因である．サルコペニア予防は医師単独では制御が難しい．リハ栄養[5]のコンセプトに基づいた多職種チーム医療を治療当初より展開する必要がある．

　脳卒中リハにおけるトレンドとして酒向[6]は以下のように述べている．

　「脳卒中急性期治療という名前の盲目的安静臥床は，廃用症候群を頻発させ，寝たきりによる褥瘡，拘縮，深部静脈血栓症，遷延性意識障害が当たり前の暗黒の時代が長く続いた．この暗黒の時代の終焉は，2000年，回復期リハ医療制度の発足により，急性期・回復期・慢性

期連携による医療分業が明確化したことに始まる」

　誤嚥性肺炎を契機としたサルコペニア嚥下障害進行の悪循環は，脳卒中の暗黒の時代の様相そのままである．摂食嚥下障害を惹起するサルコペニアの病態を明確に理解し，情報をチームで共有し，多職種チームでのサルコペニア対策を確実に行う必要がある．

3　悪液質に関連したサルコペニアの摂食嚥下障害と評価

　サルコペニアの進行には加齢や廃用，飢餓だけでなく侵襲や悪液質も関与する．悪液質とは，がんや慢性臓器不全，結核や AIDS などの慢性感染症，リウマチなどの膠原病などによる慢性炎症が主体であり，低栄養，食思不振，骨格筋量の減少が特徴である．慢性炎症のため，血中 CRP 値がごく軽度上昇していることが多い．悪液質の診断基準[7]と，がん悪液質のステージ別診断基準[8]を表3，図2にそれぞれ示す．

　血中 CRP 値は 0.3 mg/dL 以下が成人の正常値とされているが，肺炎や関節リウマチの活動期には 10 mg/dL を超える．重症肺炎や高侵襲性の開腹手術後などでは 20〜30 mg/dL に達することもあるため，多くの臨床医は CRP が 0.5 mg/dL というと取り立てて高いという印象を持たない．しかし，肺炎治療後や術後の 1 週間以内に正常値に戻るというわけではなく，悪液質に由来する CRP 値上昇は数年にわたり長期に続くことになり，結果的に大きなダメージを患者の身体に与えている．

　悪液質というとターミナルケアの領分であり，積極的な治療法はないと考えられてきた．しかし，慢性炎症というキーワードを手がかりに，がんやそれ以外の多くの慢性疾患の疾患像が明らかにされつつある．サルコペニアの摂食嚥下障害は，明らかな嚥下障害を認めるかなり以前から徐々に進行しているはずであり，嚥下機能だけではなくサルコペニアや低栄養，併存疾患の有無やその罹患歴，治療歴を含めた評価とマネジメントが行われるべきである．

4　高齢者におけるサルコペニアと嚥下障害の関連：先行研究レビュー

　サルコペニアと低栄養はリハを行う高齢者に好発している[5]．高齢リハ患者のサルコペニアと低栄養の有症率はそれぞれ 40〜46.5％[9,10]，49〜67％[11]であり，サルコペニアと低栄養はリハの帰結や身体機能と負の関連がある[3,10,12]．嚥下障害とサルコペニア，低栄養との関連性を検討した先行研究は現時点では限定されるが，高齢者の咀嚼機能と上腕周囲長，体重との関連[13]や，咬合とサルコペニア，低栄養の関連[14,15]，舌厚と栄養状態の関連[16]，舌筋力と嚥下障害，上腕筋面積の関連[17]，嚥下障害と上腕周囲長，下腿周囲長との関連[18,19]などが報告されている．

　サルコペニアとは身体的な障害や生活の質の低下，および死などの有害な転帰のリスクを伴うものであり，進行性および全身性の骨格筋量および骨格筋力の低下を特徴とする症候群である[3]．それゆえ，サルコペニアが本質的に含有する問題として，摂食嚥下障害はサルコペニアと密接な関連もしくは因果関係がある可能性がある．

表3 悪液質の診断基準

- 悪液質の原疾患の存在
12ヵ月以内に少なくとも5％の体重低下（もしくはBMI＜20 kg/cm²）
　　　　　　　　＋
- 以下の5点のうち3点以上の要件に該当する

① 筋力低下　　④ 除脂肪量低下
② 疲労　　　　⑤ 血液検査異常
③ 食欲不振　　　・血清マーカー（CRP，インターロイキン6）上昇
　　　　　　　　・貧血（Hb＜12 g/dL）
　　　　　　　　・低アルブミン血症（Alb＜3.2 g/dL）

（Evans WJ, et al.：Clin Nutr 27：793-799, 2008[7]）より引用）

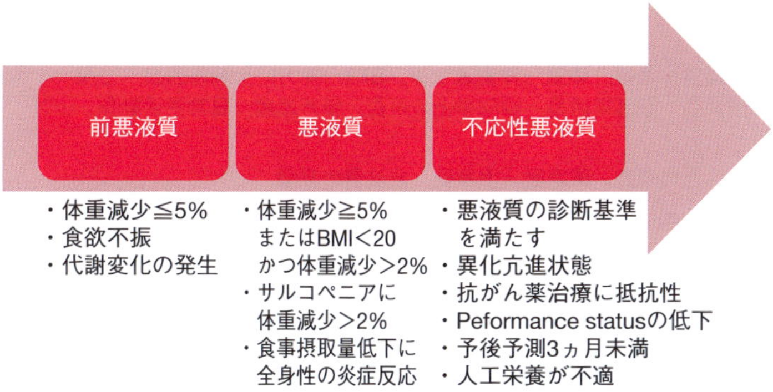

図2 がん悪液質のステージ分類
（Fearon K, et al.：Lancet Oncol 12：489-495, 2011[8]）より引用）

前悪液質
- 体重減少≦5％
- 食欲不振
- 代謝変化の発生

悪液質
- 体重減少≧5％
またはBMI＜20
かつ体重減少＞2％
- サルコペニアに
体重減少＞2％
- 食事摂取量低下に
全身性の炎症反応

不応性悪液質
- 悪液質の診断基準
を満たす
- 異化亢進状態
- 抗がん薬治療に抵抗性
- Peformance statusの低下
- 予後予測3ヵ月未満
- 人工栄養が不適

5 サルコペニアを念頭に置いた摂食嚥下障害の評価

　高齢者ではサルコペニアや低栄養が多く認められ，それゆえサルコペニアの摂食嚥下障害はこれまで考えられていたよりも（あるいは単に認識されていなかっただけかもしれないが），多くの高齢者に合併している可能性がある．老嚥や早期のサルコペニアの嚥下障害であれば，EAT-10（eating assessment tool）によるスクリーニングが有効である．臨床的に簡易に測定可能な下腿周囲長や握力から嚥下障害リスクを推測することも有用かもしれない（図3）．咀嚼筋や嚥下筋の直接的定量法が確立していないため，全身の骨格筋量を評価することで間接的にこれらの筋量低下の有無が推定可能と思われる．頭部挙上の可否でも嚥下障害の推定が可能である[20]．MNA®-SF（mini nutritional assessment-short form）を用いた低栄養のスクリーニングや急性疾患や慢性疾患の評価を行うことで，サルコペニアのリスクがより明らかになる．サルコペニアの摂食嚥下障害の包括的アセスメントを表4に示す．サルコペニアの摂食嚥下障害の評価として，診察時やベッドサイドで施行可能な項目が多数あることに留意したい．

　筆者は初診時には患者と必ず握手をすることにしている．握力が低下した患者は摂食嚥下に何らかの問題を抱えていることが多いためである．握手は特別なスキルを必要としない，誰でも，どこでも，簡単にできるコミュニケーションの手段の1つでもある．患者との信頼関係構築にも大きく寄与できる握手は，摂食嚥下障害だけでなく高齢者医療に携わるあらゆる診療科の臨床医にお勧めしたい評価法の1つである．

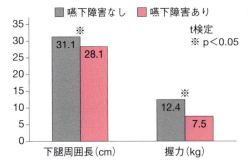

図3 嚥下障害ある・なしで下腿周囲長と握力に有意差あり
熊本リハビリテーション病院回復期リハ病棟に2014年9月〜2015年4月に入院した198人（82±8歳，男性91人）が対象．藤島の摂食・嚥下レベル6以下（53人：27%）を嚥下障害あり，同レベル7以上（145人：73%）を嚥下障害なしとした．下腿周囲長と握力は非利き手，もしくは非麻痺側で測定した．

表4 サルコペニアの摂食嚥下障害に対する包括的アセスメント

方法	内容
身体診察	意識状態，認知機能，身長，体重，体重減少率，BMI，握力，上腕周囲長，上腕筋面積，下腿周囲長，頸部周囲長，頭部挙上の可否，歩行速度，日常生活動作，日常の活動量
疾患名	原因疾患や併存疾患の有無・罹患歴・治療歴，悪液質の評価
嚥下スクリーニング	EAT-10（eating assessment tool）
口腔スクリーニング	ROAG（revised oral assessement guide），OHAT（oral health assessment tool）
栄養スクリーニング	MNA-SF（mini nutritional assessment-short form），経口摂取以外の栄養アクセスの有無，エネルギー蛋白の充足率，排便の状況，消化器症状の有無
ベッドサイド嚥下評価	反復唾液嚥下テスト（repetitive saliva swallowing test：RSST），改定水飲みテスト（modified water swallowing test：MWST），フードテスト（food test：FT），着色水テスト（blue dye test）
そのほか	頸部聴診法（cervical auscultation），食事面の観察，ビデオ嚥下造影検査（VF），嚥下内視鏡検査（VE）

　サルコペニアによる摂食嚥下障害は早期発見，早期対応で進行を遅らせる，あるいは改善させることが可能であるが，これまでほとんどの臨床医に認識されていなかった新しい概念である．脳卒中による嚥下筋の麻痺がなくても摂食嚥下障害が存在することが周知され，サルコペニアによる摂食嚥下障害が臨床現場でのルーチンの診療対象となることを切に願う．

Reference

1) 鈴木隆雄 編：サルコペニアの基礎と臨床．真興交易医書出版部，東京，p155-162，2011
2) 若林秀隆，藤本篤士 編：サルコペニアの摂食・嚥下障害 リハビリテーション栄養の可能性と実践．医歯薬出版，東京，p2-7，2012
3) Cruz-Jentoft AJ, Baeyens JP, Bauer JM, et al.：Sarcopenia：European consensus on definition and diagnosis：Report of the European Working Group on Sarcopenia in Older People. Age Ageing **39**：412-423, 2010
4) 若林秀隆：嚥下障害とサルコペニア．CLINICAL CALCIUM **24**（10）：1509-1517，2014
5) Wakabayashi H, Sakuma K：Rehabilitation nutrition for sarcopenia with disability：a combination of both rehabilitation and nutrition care management. J Cachexia Sarcopenia Muscle **5**：269-277, 2014
6) 酒向正春：脳卒中リハビリの今：脳卒中後の攻めのリハビリ．日本医事新報 **4763**：18-23，2015
7) Evans WJ, Morley JE, Argilés J, et al.：Cachexia：a new definition. Clin Nutr **27**：793-799, 2008
8) Fearon K, Strasser F, Anker SD, et al.：Definition and classification of cancer cachexia：an international consensus. Lancet Oncol **12**：489-495, 2011
9) Yaxley A, Miller MD, Fraser RJ, et al.：The complexity of treating wasting in ambulatory rehabilitation：Is it starvation, sarcopenia, cachexia or a combination of these conditions? Asia Pac J Clin Nutr **21**：386-393, 2012
10) Sánchez-Rodríguez D, Marco E, Miralles R, et al.：Sarcopenia, physical rehabilitation and functional outcomes of patients in a subacute geriatric care unit. Arch Gerontol Geriatr **59**：39-43, 2014
11) Strakowski MM, Strakowski JA, Mitchell MC：Malnutrition in rehabilitation. Am J Phys Med Rehabil

81：77-78, 2002
12) Marshall S, Bauer J, Isenring E：The consequences of malnutrition following discharge from rehabilitation to the community：a systematic review of current evidence in older adults. J Hum Nutr Diet **27**：133-141, 2014
13) Okada K, Enoki H, Izawa S, et al.：Association between masticatory performance and anthropometric measurements and nutritional status in the elderly. Geriatr Gerontol Int **10**：56-63, 2010
14) Murakami M, Hirano H, Watanabe Y, et al.：Relationship between chewing ability and sarcopenia in Japanese community-dwelling older adults. Geriatr Gerontol Int **15**：1007-1012, 2015
15) Kikutani T, Yoshida M, Enoki H, et al.：Relationship between nutrition status and dental occlusion in community-dwelling frail elderly people. Geriatr Gerontol Int **13**(1)：50-54, 2013
16) Tamura F, Kikutani T, Tohara T, et al.：Tongue thickness relates to nutritional status in the elderly. Dysphagia **27**：556-561, 2012
17) Maeda K, Akagi J：Decreased tongue pressure is associated with sarcopenia and sarcopenic dysphagia in the elderly. Dysphagia **30**(1)：80-87, 2015
18) Kuroda Y, Kuroda R：Relationship between thinness and swallowing function in Japanese older adults：implications for sarcopenic dysphagia. J Am Geriatr Soc **60**：1785-1786, 2012
19) Kuroda Y：Relationship between swallowing function, and functional and nutritional status in hospitalized elderly individuals. Int J Speech Lang Pathol Audiol **2**：20-26, 2014
20) Wakabayashi H, Sashika H, Matsushima M：Head lifting strength is associated with dysphagia and malnutrition in frail older adults. Geriatr Gerontol Int **15**：410-416, 2015

●治療の Tips　　握手と握力

　握力はリハでは必須の評価項目であるが，栄養や嚥下評価ではあまり重視されていない印象がある．しかし，握力は合併症や死亡の予測因子となる可能性が指摘されている．握力が低い患者では，低栄養，術後合併症，長期入院，再入院，身体機能低下，などのリスクが増す．最近の研究では，嚥下障害との関連が指摘されており，単純で場所や測定者を限定しない握力測定が，嚥下障害のスクリーニングとなる可能性がある．診察室に握力計がない？　それなら，患者と「握手」をしよう．握手をすることで協調性を含めた上肢機能，筋力，意欲などがおおまかに把握できる．何より，医師との握手は，患者にとってこれ以上ない「励まし」になるであろう．

●高齢者のクリニカルエピソード　　前世紀の嚥下？

　20年以上前に祖父が脳出血で倒れた．重度の右麻痺と失語と嚥下障害が残った．担当の内科医より「もう食べられない」との診断が家族に伝えられた．当時としては先進的な栄養ケアとして胃瘻が造設された．胃瘻管理は祖母が担当した．祖母は手料理をミキサーにかけて老人病院に持ち込んだ．365日，毎日かかさず．お酒が好きだった祖父のために，時々ウィスキーを胃瘻から注入した．看護師は1度だけ注意し，あとは見ぬふりをした．発症から半年後に帰省して見舞いに行くと，祖母が持ち込む手料理は半分おかゆ，半分ミキサーとなっていた．やや顔がふっくらとした祖父は，なんと，おかゆを美味しそうに口から食べていた．表情は幸せに満ちていた．祖母は毎日ベッドサイドに付き添い，身の回りの世話をし，調子がよい時に少しずつおかゆを口から食べさせた．長い時間をかけて，少しずつ，ゆっくりと，辛抱強く，関心を持って，祖母は食べさせ続けた．これには内科医も看護師も驚いた．摂食嚥下訓練など存在しない，言語聴覚士も嚥下認定看護師もいない，20世紀の田舎の老人病院での出来事である．

5 サルコペニアの摂食嚥下障害診断フローチャート

森　隆志

Point
- サルコペニアの摂食嚥下障害とは全身および嚥下関連筋の筋肉量減少，筋力低下による摂食嚥下障害である．
- サルコペニアの摂食嚥下障害の診断法はこれまで定まったものがなかった．
- サルコペニアの摂食嚥下障害ワーキンググループでは診断フローチャートを開発した．
- 診断フローチャートは全身のサルコペニアと嚥下機能，診断名，嚥下関連筋群の筋力の評価からなり比較的簡便に使用できる．
- 今後，診断フローチャートが検証され，幅広い臨床現場で活用されることが期待される．

Keywords サルコペニア，摂食嚥下障害，診断，フローチャート，嚥下関連筋群の筋力

　サルコペニアの摂食嚥下障害とは全身および嚥下関連筋の筋肉量減少，筋力低下による摂食嚥下障害である[1]．2013年の第19回日本摂食嚥下リハビリテーション学会学術大会では，サルコペニアの摂食嚥下障害の定義を「加齢以外の原因も含めた全身及び嚥下関連筋群の筋肉量減少，筋力減少による摂食嚥下障害」とすると提唱された[2]．

　老人性の嚥下機能低下は老嚥とよばれる[3]．摂食嚥下障害とは異なり老嚥は「障害」のある状態ではなく，いわば予備能が低下した状態と考えられる．老嚥の原因には嚥下関連筋群のサルコペニア以外に味覚・嗅覚の変化や口腔乾燥，反射機能の低下が挙げられている[3]．老嚥の状態は容易に摂食嚥下障害に陥りやすいと考えられており，摂食嚥下機能におけるフレイル[4]の状態といえる．フレイル・サルコペニアの高齢者すべてが摂食嚥下障害となるわけではないのでなんらかの発症契機や背景があると思われる．Loveらは大腿骨近位部骨折術後の患者の約3割に摂食嚥下障害がみられたと報告している[5]．Maedaらはサルコペニアが入院高齢者の摂食嚥下障害の独立した危険因子であると報告している[6]．また，脳卒中など明らかに摂食嚥下障害を引き起こす疾患のない入院高齢者の約4割に摂食嚥下障害を認めたと報告し，入院が契機となり低栄養・侵襲・廃用が生じることでサルコペニアが進行し，摂食嚥下障害が生じる可能性について言及している[7]．しかしサルコペニアの摂食嚥下障害という概念は比較的新しいものであり，その診断法や対処の標準的な手法は未だ確立されていない．

1 サルコペニアの摂食嚥下障害における診断の基本的な考え方

　筋炎などの特殊な例を除き，嚥下関連筋群のサルコペニアは全身のサルコペニアに伴い生じると考えられており，サルコペニアの摂食嚥下障害の存在を評価する際には，全身のサルコペニアの有無を確認することが必要であると考えられている．また，摂食嚥下障害の原因を整理して考える必要があるために，脳卒中などの明らかに摂食嚥下障害を引き起こす疾患を除外して考える．摂食嚥下障害が存在するが明らかに摂食嚥下障害を引き起こす疾患がなく，全身のサルコペニアが認められる場合に，サルコペニアの摂食嚥下障害の可能性を考慮すべきである．また，サルコペニアの摂食嚥下障害であると確実に判断するためには，嚥下関連筋群の機能と筋肉量・筋力を評価する必要がある．

2 嚥下関連筋群の筋肉量

　嚥下関連筋群の筋肉量は，CT・MRI あるいは超音波診断装置で行われる．BIA（bioelectrical impedance analysis）法では全身の筋肉量を測定することができるが，嚥下関連筋群にのみ適応にするのは困難である．Feng らは健常者 80 名を CT で調査し，高齢者は若年者に比しオトガイ舌骨筋の厚さが有意に減少していたと報告している[8]．また，Tamura らは 104 名の高齢者を超音波診断装置で調査し，舌中央部の厚さと年齢・上腕筋面積が関連していたと報告している[9]．Molfenter らは健常女性 60 名を MRI で調査し，高齢者は若年者に比し中咽頭周囲の筋肉量が減少し，咽頭腔が拡大していたと報告している[10]．

3 嚥下関連筋群の筋力

　嚥下関連筋群の筋力に関して最大舌圧と開口力の調査が存在する．Utanohara らは健常者 843 名を調査し，70 歳台の最大舌圧は若年者に比し低下していたと示している[11]．Butler らは 78 名の在宅高齢者を舌圧計で調査し，誤嚥を認めた群は誤嚥を認めない群に比し有意に舌筋力が低下していたと報告している[12]．Robbins らは 71 名の健常者の舌圧を計測し，等尺性の舌筋力と嚥下時の舌圧は加齢性に低下すると報告している[13]．Maeda らは脳卒中などの診断のない入院高齢者 104 名を舌圧計で調査し，最大舌圧の低下はサルコペニアの摂食嚥下障害と有意に関連したと報告している[7]．また，Machida らは 197 名の介護サービスを受けている在宅高齢者を開口力測定器で調査し，開口力は男性において全身のサルコペニアと有意に関連したと報告している[14]．

4 サルコペニアの摂食嚥下障害の診断方法

　2013 年の第 19 回日本摂食嚥下リハビリテーション学会学術大会のシンポジウム「サルコペニアと摂食嚥下リハ」では，サルコペニアの摂食嚥下障害の診断基準案が発表された．こ

表　サルコペニアの摂食嚥下障害の診断基準案（2013）

① 嚥下障害が存在している
② 全身のサルコペニアと診断されている
③ 画像検査で嚥下筋のサルコペニアがあると診断されている
④ 嚥下障害の原因として，サルコペニア以外の疾患が存在しない
⑤ 嚥下障害の原因として，サルコペニアが主要因と考えられる

Definite diagnosis	①，②，③，④に該当する．
Probable diagnosis	①，②，④に該当する．
Possible diagnosis	①，②，⑤に該当する．

全身のサルコペニア，嚥下筋のサルコペニア，診断名を評価して Definite, Probable, Possible の 3 群に分類する．
（Wakabayashi H：J Frailty Aging 3：97-103, 2014[2]）より引用）

こでは全身のサルコペニアの存在と嚥下関連筋群の筋肉量減少，嚥下関連筋群の筋力減少，摂食嚥下障害の原因疾患を評価し判定する方法が示された[2]．この診断法では，サルコペニアの摂食嚥下障害を Definite（確実），Probable（可能性が高い），Possible（可能性あり）の 3 つにわけて診断する（表）が，この評価法の信頼性と妥当性は検証されていない．しかし，サルコペニアの摂食嚥下障害ワーキンググループはこの提案を発展させた診断フローチャートを開発し，信頼性と妥当性の検討を進めている．

5　サルコペニアの摂食嚥下障害診断フローチャート

サルコペニアの摂食嚥下障害診断フローチャート（図）では，対象者を最終的にサルコペニアの摂食嚥下障害の可能性が高い群，可能性あり群，および除外群の 3 群にわける．この評価法は比較的簡便に多くのセッティングで使用できることを目指している．

フローチャートは 65 歳以上の高齢者で検査指示に従える者とし，まず全身のサルコペニアの有無を評価する．サルコペニアの診断の考え方は主に Asian Working Group for Sarcopenia[15]に準拠している．まず，全身の筋力の指標として握力と，全身の機能として歩行速度を計測する．握力のカットオフ値は＜26 kg（男性）/＜18 kg（女性），歩行速度のカットオフ値は＜0.8 m/s とした．握力低下あるいは歩行速度低下があればサルコペニアの疑いありとして次に進み，低下がなければ除外とする．サルコペニアの疑いのある者は全身の筋肉量を評価する．筋肉量は DEXA（dual-energy X-ray absorptiometry）法あるいは BIA 法での評価が望ましいが，簡易的評価として下腿周囲長や BMI を用いることも可能としている．DEXA 法のカットオフ値は 7.0 kg/m^2（男性），5.4 kg/m^2（女性）で，BIA 法のカットオフ値は 7.0 kg/m^2（男性），5.7 kg/m^2（女性），下腿周囲長のカットオフ値は＜34 cm（男性），＜33 cm（女性），BMI のカットオフ値は＜18.5 とした．全身の筋肉量が低下していると判断されたものは次の評価に進み，低下のないものは除外とする．次に嚥下機能評価を行い，摂食嚥下機能の低下があれば次の評価に進み，なければ除外とする．さらに脳卒中などの明らかな摂食嚥下障害の原因疾患があれば除外とし，なければ次に進む．最後に嚥下関連筋群の筋力を測定する．測定には舌圧計測器を使い，最大舌圧を計測する．カットオフ値は＜20.0 kPa とした．嚥下関連筋群の筋力が低下していればサルコペニアの摂食嚥下障害の可能性が高いと

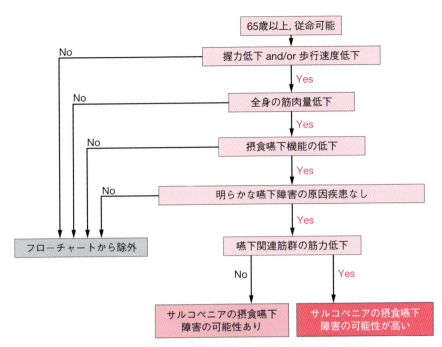

図　サルコペニアの摂食嚥下障害診断フローチャート
全身のサルコペニア，嚥下機能，診断名，嚥下関連筋群の筋力を評価して可能性が高い，可能性あり，除外の3群に分類する．

し，低いあるいは機器がないなどの理由で計測困難な場合はサルコペニアの摂食嚥下障害の可能性ありとする．

　フローチャートでは嚥下関連筋群の筋肉量は測定しない．これはできるだけ多くの場面でフローチャートを簡便に使用して，サルコペニアの摂食嚥下障害を見極めることを目的としているためである．ただし，今後簡便な筋肉量の測定方法が確立されれば改訂する必要があるかも知れない．また，サルコペニアの摂食嚥下障害ワーキンググループでフローチャートの信頼性評価は実行されたが，妥当性評価は（2016年12月の現在では）まだ終了していない段階である．今後，信頼性と妥当性についての詳細な報告が予定されている．サルコペニアの摂食嚥下障害診断フローチャートは高度な機器は使用せずに最低限の機器で運用可能であり，幅広い臨床現場で使用可能である．今後は，診断法として確立するための研究の進展と，高度な設備のある施設だけでなく幅広い臨床現場での活用が期待される．

📖 Reference

1) 森　隆志：サルコペニアの摂食嚥下障害．日本静脈経腸栄養学会雑誌 **31**(4)：949-954，2016
2) Wakabayashi H：Presbyphagia and sarcopenic dysphagia：Association between aging, sarcopenia, and deglutition disorders. J Frailty Aging **3**：97-103, 2014
3) Rofes L, Arreola V, Almirall J, et al.：Diagnosis and management of oropharyngeal dysphagia and its nutritional and respiratory complications in the elderly. Gastroenterol Res Pract. 2011. doi：10.1155/2011/818979
4) Fried LP, Tangen CM, Walston J, et al.：Frailty in older adults：evidence for a phenotype. J Gerontol A

Biol Sci Med Sci **56**：M146-156, 2001
5) Love AL, Cornwell PL, Whitehouse SL：Oropharyngeal dysphagia in an elderly post-operative hip fracture population：a prospective cohort study. Age Ageing **42**：782-785, 2013
6) Maeda K, Akagi J：Sarcopenia is an independent risk factor of dysphagia in hospitalized older people. Geriatr Gerontol Int **16**：515-521, 2016
7) Maeda K, Akagi J：Decreased tongue pressure is associated with sarcopenia and sarcopenic dysphagia in the elderly. Dysphagia **30**：80-87, 2015
8) Feng X, Todd T, Lintzenich CR, et al.：Aging-related geniohyoid muscle atrophy is related to aspiration status in healthy older adults. J Gerontol A Biol Sci Med Sci **68**：853-860, 2013
9) Tamura F, Kikutani T, Tohara T, et al.：Tongue thickness relates to nutritional status in the elderly. Dysphagia **27**：556-561, 2012
10) Molfenter SM, Amin MR, Branski RC, et al.：Age-Related Changes in Pharyngeal Lumen Size：A Retrospective MRI Analysis. Dysphagia **30**：321-327, 2015. doi：10.1007/s00455-015-9602-9
11) Utanohara Y, Hayashi R, Yoshikawa M, et al.：Standard values of maximum tongue pressure taken using newly developed disposable tongue pressure measurement device. Dysphagia **23**：286-290, 2008
12) Butler SG, Stuart A, Leng X, et al.：The relationship of aspiration status with tongue and handgrip strength in healthy older adults. J Gerontol A Biol Sci Med Sci **66**：452-458, 2011
13) Robbins J, Humpal NS, Banaszynski K, et al.：Age-Related Differences in Pressures Generated During Isometric Presses and Swallows by Healthy Adults. Dysphagia **31**：90-96, 2016. doi 10.1007/s00455-015-9662-x
14) Machida N, Tohara H, Hara K, et al.：Effects of aging and sarcopenia on tongue pressure and jaw-opening force. Geriatr Gerontol Int. 2016. doi：10.1111/ggi.12715
15) Chen LK, Liu LK, Woo J, et al.：Sarcopenia in Asia：consensus report of the Asian Working Group for Sarcopenia. J Am Med Dir Assoc **15**：95-101, 2014

●**治療の Tips　嚥下おでこ体操のおすすめポイント**

　嚥下おでこ体操は，嚥下に重要な役割を果たす舌骨上筋群を簡便に鍛えることができる．座位で比較的少ない負荷で実施可能なので，頭部挙上訓練が実施しにくい，あるいは心肺機能にやや不安があるケースでは，積極的に前頸部の筋群を鍛える抵抗運動として筆者は多用している．

●**高齢者のクリニカルエピソード　栄養改善とともに嚥下機能が改善した症例**

　80歳台で胃全摘と肺気腫の既往のある男性．職業は農業で入院前はADLは自立し，BMIは17とやせ形だった．下肢の骨折にて入院し手術が施行された．術後から軽度の嚥下障害がみられていたが入院中にインフルエンザおよび肺炎に罹患し急速に身体機能が低下した．栄養ルートが一時的に末梢静脈栄養のみとなり栄養投与量が一時的に800 kcal/日となったが，中心静脈栄養に切り替えられ入院3ヵ月後に転院した．転院時の体重は33 kgで摂食嚥下障害は重度となっていたが，栄養投与量は1,200 kcal/日を超えていたため機能改善のリハが可能と判断し，筋力トレーニングを含んだ積極的な嚥下リハを継続した．転院後3ヵ月で体重は40 kgを超え，嚥下機能は中等度まで改善し栄養摂取量は経口と中心静脈栄養で2,000 kcal/日に達した．やせ形の高齢男性が入院し，手術および肺炎となりサルコペニアが進行し嚥下機能が低下したが，適切な栄養管理に合わせて積極的な嚥下リハを進めた結果サルコペニアの改善と同時に重度だった摂食嚥下機能障害に改善がみられた．栄養投与量，サルコペニア，摂食嚥下機能が密接にかかわっていることがよく理解できる症例だった．

6 診察時にできる認知症の摂食嚥下障害の評価

枝広あや子

Point
- 原因疾患，進行ステージにより摂食嚥下障害の様相は異なる．
- アルツハイマー病では見当識障害と先行期障害の関係をチェックする．
- レビー小体型認知症では錐体外路症状と嚥下反射遅延の関係をチェックする．
- 前頭側頭型認知症では語義失語や脱抑制と食事への影響をチェックする．
- 外来診療から食事時の観察へアセスメントの場を移す．

Keywords
変性性認知症，先行期障害，神経心理学的症状，進行ステージ，食事観察

　一般的に高齢者の摂食嚥下障害に関する診断や診療についての検討は，主に脳血管障害後遺症に関する検討が中心となって進んできた．しかしわが国では人口の高齢化に伴い認知症と診断される高齢者が急増しており，そしてその増加傾向は今後も続くと考えられている．これほどまでに認知症高齢者が増加した昨今では，認知症高齢者の摂食嚥下障害に目を向けざるを得なくなっている現状がある．

　認知症の原因疾患が複数あることは周知のとおりであるが，そのなかでも血管性認知症（vascular dementia：VaD），アルツハイマー病（Alzheimer's disease：AD），レビー小体型認知症（Dementia with Lewy bodies：DLB），前頭側頭型認知症（Frontotemporal dementia：FTD）が治療の困難な4大認知症の代表格である．冒頭にも述べたように，近年注目が集まっているのはVaDを除いた変性性認知症の摂食嚥下障害である．変性性認知症の摂食嚥下障害の特徴は，脳の変性が進行するにしたがって変化していく認知症の症状が，食べる環境，食べる対象，食べる計画，食べる動きなどの摂食嚥下の要素のそれぞれに影響を及ぼした結果，その様相が変化していくという点である．変性性認知症の代表格であるAD，DLB，FTDは，脳の変性部位が異なるため，日常生活全般において出現する症状もまったく異なっている（表）．したがって，ここではそれぞれについて概説する．評価の要点は摂食嚥下に関与する中核症状とBPSD（behavioral and psychological symptoms of dementia），そして病期のアセスメントと環境，行動のアセスメントである．

表　認知症原因疾患別の障害部位と食事に関する問題

	神経心理学的症状 （代表的なもの）	食事に関する問題，エピソード（代表的なもの）
AD	記憶障害 実行機能障害 失認，見当識障害 失行，口腔顔面失行 失語	食べたことを忘れる 混乱して食べ方（摂食行為）の段取りがうまくつけられなくなる 時間や状況の判断ができない，食べ物を食べ物だと認識できない 自分の食事と他人の食事の区別がつかない 食具の使い方がわからない，適切に取り扱えない，手で食べる 声掛けで混乱する，周囲の環境刺激で混乱する 口のなかに溜め込む，飲み込まない
FTD	失語 時刻表的行動 脱抑制 常同行動 口唇傾向 保続	スーパーの試食をすべて食べてしまう 早食べ，他人の食べ物でも食べてしまう いつも同じ食べ物を同じ時間に食べる 鉢植えの葉や壁紙など食べ物でないものを食べる 声掛けで適切な行動に導くことが困難 食事中に立ち去る 口のなかに食べ物を詰め込む，かきこむ 嚥下せずにいつまでも咀嚼し続ける
DLB	視空間認知障害 幻視 認知機能の変動 覚醒の変動 錐体外路症状	食器と食具の位置関係がうまく調節できずうまくすくえない 食具を口までうまく運べず，顎や鼻にあたってしまいこぼす 振戦によって食具をうまく取り扱えない 食べ物に虫が入っているようにみえて，食べたがらない，怒る 食事の後半でむせる，食事に時間がかかる，むせる 覚醒レベル低下時は嚥下困難，むせる 起床時に口に入れた薬剤が1時間経っても嚥下できず口腔内に残留している パーキンソン病薬の血中濃度低下時に著しい嚥下反射遅延
VaD	失語 空間認知障害 運動麻痺	言葉的指示が伝わらない 半側空間失認により食卓・食器の一部分に注意をむけられない 摂食動作がうまくできない，食具からこぼす，口からこぼす 食具を適切に取り扱えない，手で食べる 適切な姿勢が保てない 嚥下反射が惹起されにくい，遅延する，飲み込みがうまくできずむせる

アルツハイマー病（Alzheimer's disease：AD）

　ADでは，近時記憶障害や見当識障害に比較して習慣性行動は維持されやすいことから，摂食嚥下障害が出現するのは中等度〜重度にかけての時期以降である[1]．「認知症の摂食嚥下障害」で平野が述べているように，摂食嚥下の5期でいう先行期が優先して障害されることが多くみられる（図）．

　ADにおける先行期障害は，食物を認知してから口腔に入れるまでのプロセスの障害であり，摂食スピードの調節困難，食具使用困難や食事開始困難が問題となる[2]．こうした先行期障害の時期では，準備期・口腔期においても，これから咀嚼して嚥下するべく口腔に入れた食物のテクスチャーの判断，口腔内での処理の計画性の問題から，口腔内での食塊形成が不十分なまま嚥下反射が生じてしまうことにより，二次的な嚥下障害が生じる．つまり咽頭期嚥下障害が大きな問題になっていない時期でも，むせや誤嚥，窒息事故のリスクがある．

　先行期障害が出現する時期にみられるほかの症状は，口腔のセルフケア困難や観念失行で

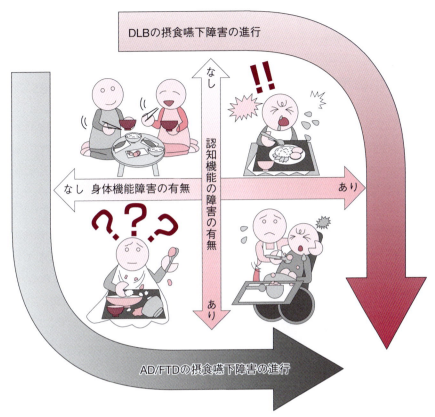

図　認知症と生きる要介護高齢者の摂食嚥下障害の進行
（平野浩彦　編，枝広あや子，野原幹司，坂本まゆみ：認知症高齢者への食支援と口腔ケア．
ワールドプランニング，東京，2014 より改変）

ある[3]．時期としては AD 単独症例であれば，CDR（clinical dementia rating）2 が CDR3 になるころの時期である．外来診療であれば，注意障害があり自発語が少なく言動が重度につじつまが合わない（近時記憶障害に加え時間，空間の見当識障害），また道具使用が困難，家族からの「食べこぼす，箸が使えない，むせる，手で食べる，自分で食べない」などの訴えが目安と考えられる．AD の摂食嚥下障害は環境から受ける影響が大きく，環境調節によって様子が大きく異なることも経験する．食事観察，ミールラウンドなどに立ち合い，環境音や同じテーブルにつく人の様子など食事環境を含め，食事の提供の仕方，食事の見た目，提供される食具などが，それぞれの患者に適しているかどうかをアセスメントする必要がある．

さらに進行すると，摂食嚥下の準備期・口腔期から咽頭期にかけての障害，すなわち口腔内の感覚閾値の上昇，また嚥下反射をはじめ咽頭反射の遅延，口腔咽頭筋の筋力低下などに関連した症状が出現する．おおむね CDR3 で，歩行や外出，排泄行動は困難で，ブクブクうがいができないという日常生活行為の困難や，家族からの「食べ物を溜め込んでしまい飲まない」「家族と同じものを食べられないようだ」という訴え（この時期に至っては概して本人は訴えない）が目安である．このような段階では，患者の食事の様子を観察せずに安易なアドバイスをすることは悪影響となることも多い．施設や家庭での食事環境は多種多様であ

り，訴えの原因が純粋に患者本人の機能の問題でないことも少なからずみられるからである．実際に食事観察を行うか，専門医に紹介するべきである．

2 レビー小体型認知症（Dementia with Lewy bodies：DLB）

　DLB での摂食嚥下障害は，錐体外路症状の程度に大きく影響される．DLB がパーキンソン病（Parkinson's disease：PD）と同一スペクトラムであるという考え方が一般的になってきたため，摂食嚥下障害も PD に準じて検討されることが多い．PD では Hoehn・Yahr 分類のⅠ度程度では大きな問題はなく経口摂取可能であるが，Ⅲ度以上で自立摂食しているものでは錐体外路症状による嚥下反射遅延などの問題が高頻度に出現すると報告されている[4]．特筆すべきことは，DLB においてはこの錐体外路症状にとどまらず，認知機能障害が運動障害に複合して摂食嚥下機能に影響する．すなわち DLB の認知機能障害としての幻視や視空間認知障害，意識レベル変動の出現によって，摂食嚥下の先行期が影響される．したがって，一般的に AD よりも DLB で，より摂食嚥下障害が大きな生活上の問題となるケースが多い[5]．筆者の経験では，「食事を目の前にすると目の前にお経が浮かんできて，思わずお経を読んでしまうので食事ができない．お経を読まなくて済むように，と目をつぶってしまうので，自分で食事ができない」という敬虔な仏教徒の DLB 患者に会ったことがある．

　DLB を外来診療する際は，食事に関する問題を積極的に問診するべきであり，介護者にも食事中にみられるむせなどを観察するように指導する．アドバイスを行うには食事時の観察が必要であることはいうまでもないが，外来診察時では流涎（錐体外路症状），唾液嚥下の様子（唾液嚥下を命じてスムーズに嚥下できるか），嚥下時の咽頭音（頸部聴診），介護者からの食事時のむせなどの嚥下障害の徴候の情報が目安となる．

3 前頭側頭型認知症（Frontotemporal dementia：FTD）

　FTD での摂食嚥下障害は，若年発症ということもあり，重度になるまでは機能低下よりも"食べる物""食べ方"が原因で生じる誤飲誤嚥，窒息事故などが問題になることが多い．食行動変化が FTD の診断根拠の1つともいえるほどに一般的な徴候であり，外来診療時にも目安を見出しやすい．おおむね本人からの訴えは聞かれないことが多いが，家族からの「A は食べなくなってしまった，いつも B ばかり食べようとする」「B ばかり冷蔵庫に入っている」という訴えは，語義失語との関連があるといわれる．失語に関する神経心理学的検査でも，馴染みのない食べ物 A について語義失語が生じていることから推察できる（もちろんこの時期には食べ物以外にも馴染みの薄い事柄に失語が出現している）．

　また脱抑制や使用行動，口唇傾向などがみられるようであれば，目にした食べ物をパッと取って食べてしまう行為が，その目安になる．筆者は FTD 患者に問診中の書類をサッと取られ，ぐしゃぐしゃにして口のなかに押し込もうとするところを慌てて止めてとりかえした経験があるが，その時期の FTD 患者の食行動は"カキコミ食べ""詰め込み食べ"であって，それでも若年であることから咽頭期嚥下障害はほとんどなく，丸呑みでも飲み込めてし

まうほどの咽頭機能であった．この患者のような動的な様相が強い時期は，むしろ窒息事故に留意するべきである[6]．

　FTDで嚥下機能低下が問題になるのは，保続が著しく，また無為無動の時間が増加してきた時期で，協調運動が困難になり「朝ご飯を昼までずっとモグモグ噛み続けている」という訴えが聞かれるころからである．FTDにおける摂食嚥下障害は，口腔咽頭筋に廃用性萎縮が生じ口腔期からの協調運動が困難で，むせやすい時期であっても，脳血管障害による球麻痺のように明らかな嚥下反射の消失とは異なる．このように無為無動のような静的な様相が中心である時期は口腔顔面失行も顕著で，協調運動困難で飲みこめずに口腔内に残った食べ物が誤嚥の原因となりやすい．FTDの進行経過を通して，食事時以外の様子も注意して観察する必要がある．

家族の訴えのアセスメント～その"食べられない"は本当に摂食嚥下障害ですか？～

　外来診療では症状が一定以上進行すると介護者からの情報が中心になる．特に介護経験の少ない家族介護者では，患者の摂食嚥下障害に関して実際に経験した事象と，介護者が医師に訴える表現の間に大きな乖離があることも多く，介護者の情報だけを頼りに摂食嚥下に関するアドバイスを行うには注意が必要である．事象が起こったときの状況，周囲の環境，食べた物など詳細に尋ねて引き出してみると案外解決可能な問題であることも多い[7]．

外来と訪問，病棟ラウンド，ミールラウンド

　認知症の摂食嚥下障害は環境に大きく影響されることから，外来診療でのアセスメントには限界がある．したがって看護師，介護職などのほかの職種から聞き出す方法をとるか，もしくは訪問診療や病棟ラウンドなどで食べているシーンを自らの目で観察することを勧めたい．認知症の症状による摂食嚥下機能の問題はBPSD同様に，外来診療のような緊張感のある場面と，日常生活上のリラックスした食事場面では大きく様相が異なるものである．身体合併症や脱水，発熱などの身体状況の変化でも大きく摂食嚥下機能が変化する．当然急性期病院への入院中であればリロケーションダメージの影響も大きく，自立摂食困難，食欲低下なども多く経験する．仮に嚥下造影検査で機能に大きな問題がなかったとしても，日常に戻ると上手に食べることができないケースも多々ある．

　認知症患者にとっての食は最後の自立行動であり，家族介護においても難所の1つであることは間違いない．認知症と生きる高齢者患者の食のためには，外来を飛び出すことも検討して頂けると幸いである．

📖 Reference

1) Lechowski L, Van Pradelles S, Le Crane M, et al.；REAL Group：Patterns of loss of basic activities of daily living in Alzheimer patients：A cross-sectional study of the French REAL cohort. Dement Geriatr Cogn Disord **29**：46-54, 2010
2) Edahiro A, Hirano H, Yamada R, et al.：Factors affecting independence in eating among elderly with

Alzheimer's disease. Geriatr Gerontolo Int **12**(3)：481-490, 2012
3) LeClerc CM, Wells DL：Use of a content methodology process to enhance feeding abilities threatened by ideational apraxia in people with Alzheimer's-type dementia. Geriatr Nurs **19**(5)：261-267；quiz 268, 1998
4) Hasegawa Y, Yamamoto T, Inagaki T, et al.：A swallowing study, based on clinico-pathological evaluation, performed by video-fluoroscopy.[Article in Japanese] Nihon Ronen Igakkai Zasshi **37**(1)：63-67, 2000
5) Shinagawa S, Adachi H, Toyota Y, et al.：Characteristics of eating and swallowing problems in patients who have dementia with Lewy bodies. Int Psychogeriatr **21**(3)：520-525, 2009
6) 枝広あや子：第2章 精神疾患悪化による摂食嚥下障害の特徴とその支援 1 常同行為や精神運動興奮による食行動の変化. 高橋清美, 戸原 玄 編：精神疾患の摂食嚥下障害ケア. 医歯薬出版, 東京, p5-12, 2014
7) Slaughter SE, Eliasziw M, Morgan D, et al.：Incidence and predictors of eating disability among nursing home residents with middle-stage dementia. Clin Nutr **30**(2)：172-177, 2011

●治療のTips

　食事観察とは，対象者の食事をしている場面を観察することであるが，観察者が対象者にとっての環境刺激になってしまっては"普段の様子"を観察することができない．また普段の食事空間と離れたところに改めて設置した食卓で食事観察をしようとしても，普段の様子は観察できない．対象者の食事を困難にする要因が，普段の食卓，食事時間，食事の見た目，隣席者などの何処にあるのかを判断するため，包括的に全体を視野に入れることが必要である．したがって，物陰からこっそり観察し始めることを筆者は信条としている．

●高齢者のクリニカルエピソード

　Aさん（87歳男性）はADと診断され5年，介助歩行が可能であるが，失語症状が進行し言語によるコミュニケーションは困難である．食事を提供してもAさんは食べ始めようとしないため，最近は介助するようにしている．Aさんに慣れている介助者がスプーンで介助しても，開口しないこともある，という．

　そこでAさんの食事観察を試みた．カットメロンとフォークを用意した．最初に介助者が左手にメロンを刺したフォークを持たせ手を補助し，Aさんの口に近づけるが，Aさんは怪訝な顔をして顔を背けてしまう．当然開口もしない．メロンを唇に押しつけやっと捕食し，咀嚼や嚥下は問題なく行える．しかしながらこの方法では開口困難であることに変わりはない．

　作戦を変更し，Aさんの右手にフォーク，左手にメロンの器を持たせてみた．するとAさんはおもむろにフォークとメロンをみつめ，何事もなかったかのようにフォークでメロンを刺して自ら食べ始めた．その時点でのAさんにとっての摂食行動を引き出す鍵は，食器・食具と本人のポジショニングであった．

　摂食行動は習慣性であることから，失語や健忘症状が進行しても習慣性行為は失われにくい．習慣性行為を抑制する環境因子を可及的に排除し，習慣性行為を引き出す援助を認知症の進行にあわせて行うことが，認知症高齢者の自立を引き出し安全な自立摂食を継続する鍵である．

第4章
老嚥と摂食嚥下障害のリハビリテーション

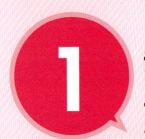

1 診察時にできる老嚥に対する摂食嚥下訓練

上野理美子

Point
- 老嚥は嚥下障害発症のリスク因子で，早期発見・対応が高齢者のADL，QOLに関与する．
- 老嚥には筋力増強訓練が効果的である．
- 等尺性運動は心負荷が大きくなるので，血圧や心拍数に注意する．
- 筋力増強訓練は栄養状態が良好のもとで行う．
- 機能を維持していくために，筋力増強訓練を継続することが必要である．

Keywords 早期発見・対応，筋力増強訓練，等尺性運動・等張性運動，栄養状態，訓練の継続

　老嚥（presbyphagia）とは，加齢に伴う嚥下機能低下のことを示し，味覚・嗅覚低下，感覚閾値低下，唾液分泌量減少，構造変化（喉頭下垂，咽頭腔拡大，骨棘など），咳反射低下，歯牙数減少，義歯不適合，多剤内服による副作用，低栄養，嚥下筋力低下，舌圧低下，嚥下関連筋の筋肉量減少などが挙げられる[1]．しかし，この時点ではまだ常食摂取可能であり嚥下障害までには至っていない．老嚥は嚥下障害発症のリスク因子であり，嚥下障害の原因因子（神経疾患など）の影響を増強する可能性がある[2]．そのため，早期発見・対応することが高齢者のADL（activities of daily living：日常生活動作）やQOL（quality of life：生活の質）に大きくかかわってくる．
　ここでは，老嚥に対して効果的な嚥下関連筋の筋力増強訓練を紹介する．

1 筋力増強訓練実施にあたって

　筋力増強訓練を行うためには，筋収縮の方法・負荷量・頻度を決めなければいけない．筋力増強訓練には，①等尺性運動，②等張性運動，③等速性運動があり（表1），嚥下関連筋の筋力増強訓練には等尺性運動が用いられることが多い．等尺性運動は心負荷が大きくなるという欠点があるので，収縮期血圧が安静時より20 mmHg以上上昇しない，または，180 mmHgを超えない，脈拍が安静時より20回/分以上増加しない，または，120回/分とならないことを確認する[3]．バイタルサインの変動が大きい場合は，負荷量を減らすか等張性運

表1 筋肉収縮運動の種類

等尺性運動	特殊な器具を用いず，関節を動かさず，同じ姿勢で筋肉に一定の力を入れて行う方法
等張性運動	関節可動域全般で筋肉を曲げたり伸ばしたりして筋肉に負荷をかける方法．器具を用いる場合もある
等速性運動	関節の運動速度を一定にコントロールする機械を用いて行う方法

動を実施する．また，筋力増強訓練は，鍛えたい筋肉を意識することでより効果が高まるので，訓練の際には筋収縮を確認しながら行うとよい．

また，筋力増強訓練実施条件の1つに栄養状態が良好なことが挙げられる．著明なるいそうがあり栄養不足を認める場合は，まずは栄養状態の改善を行ってから筋力増強訓練を実施する．

2 嚥下筋力増強訓練

1．嚥下おでこ体操

喉頭挙上にかかわる筋力増強訓練として，仰臥位で行う頭部挙上訓練がある．しかし，円背の高齢者では仰臥位ができず実施困難であったり，仰臥位になることの面倒さから実施率が下がるといった経験から，座位でも実施可能で頭部挙上訓練と同等の効果を期待できる訓練法として藤島が考案したものである[4]．即時効果もあるため食前に実施するとよい．

【目的】 舌骨上筋群など喉頭挙上にかかわる筋の筋力強化を目的とし，喉頭の前上方運動を改善して食道入口部の開大を図る．食道入口部の残留を少なくする効果もある．

【方法】 左右どちらでもよいので額に手を当てて抵抗を加え，おへそをのぞきこむように強く下を向く．反対の手で顎の下を触り，舌骨上筋群の筋収縮を確認しながら行う（図1）．方法はゆっくり5秒間数えながら力を入れ続ける持続訓練と，1～5まで数を数えながらそれに合わせて力を入れる反復訓練の2種類がある．この訓練は等張性収縮の運動であるが，頸椎に障害がある場合や気管カニューレが挿入されている場合など，頸部に過度の負荷をかけることが望ましくない症例に対しては等尺性収縮（頭の位置を変えない）でも行うことができる[5,6]．実際には患者の身体状況に合わせ，等尺性収縮と等張性収縮，持続訓練と反復訓練を組み合わせて行う（表2）．これを毎食前に行い2～3ヵ月継続する．

2．舌抵抗訓練

【目的】 等尺性収縮を目的とする抵抗運動により舌の筋力を増強することを目的とする訓練である．舌の筋力が増強されることにより舌の容量も増し，食塊の送り込みの改善や嚥下圧の改善がみられたという報告や[7]，舌を口蓋へ押し付けることで舌骨上筋群の筋力増強効果がみられたという報告[8]がある．

【方法】 舌を口蓋に対して押し付けたり，舌圧子やスプーンを用いて運動方向と反対の方向に抵抗をかけ反発するように運動を行う（図2, 3）．これを1回3秒間，1日10回×3セット，週3～4回，2～3ヵ月継続する．

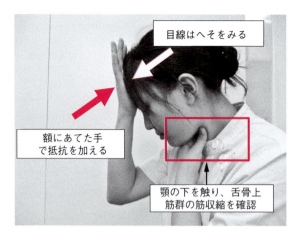

表2 訓練プログラム例

① 等尺性収縮を反復訓練で5回
② 等尺性収縮を持続訓練で5秒
③ 等張性収縮を反復訓練で5回
④ 等張性収縮を持続訓練で5秒
〔例〕
・頸部に過度の負荷をかけられない場合
 →①×② を3〜5セット
・血圧変動が大きい場合や頸部の障害がない場合
 →③×④ を3〜5セット

図1 嚥下おでこ体操

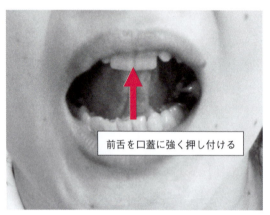

図2 舌抵抗訓練①(舌を口蓋に押し付ける)

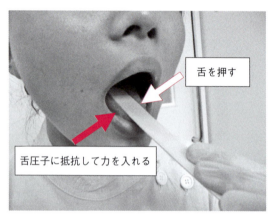

図3 舌抵抗訓練②(舌圧子に抵抗する)

3 機能を維持するために

　訓練により筋力強化が図れ機能改善がみられたとしても，訓練をやめてしまうと筋力は低下してしまう．実際に，舌筋力訓練中止後2〜4週間で筋力低下がみられたという報告がある[9]．機能維持・向上のためには良好な栄養状態のもとで訓練を継続することが重要であり，定期的に嚥下機能，体重の変化，栄養状態，訓練実施の有無などの確認を忘れてはならない．

📖 Reference
1) 若林秀隆：サルコペニア，フレイル，老嚥．内科 **115**(5)：833-841, 2015
2) 園田明子：サルコペニアによる摂食・嚥下障害の評価と治療．若林秀隆，藤本篤士 編：サルコペニアの摂食・嚥下障害．医歯薬出版，東京，p92-99, 2012
3) 小島千枝子，北條京子，前田広士，他：摂食・嚥下訓練の実際．聖隷嚥下チーム：嚥下障害ポケットマニュアル第3版．医歯薬出版，東京，p126-127, 2011
4) 藤島一郎：第2回 嚥下筋力強化訓練 頭部拳上訓練．嚥下医学 **1**(2)：322-324, 2012
5) 金沢英哲：嚥下おでこ体操の多角的効果．藤島一郎，栢下 淳 監：経口摂取アプローチハンドブック．日本医療企画，東京，p50-52, 2015
6) 福岡達之，吉川直子，川阪尚子，他：等尺性収縮による舌挙上運動と舌骨上筋群筋活動の関係—舌骨上筋群に対する筋力トレーニング方法への展望—．耳鼻と臨床 **56**(2)：207-214, 2010

7) Robbins J, Gangnon RE, Theis SM, et al.: The effects of lingual exercise on swallowing in older adults. J AM Geriatr Soc **53**: 1483-1489, 2005
8) Yoshida M, Groher ME, Crary MA, et al.: Comparison of surface electromyographic (sEMG) activity of submental muscles between the head lift and tongue press exercises as a therapeutic exercise for pharyngeal dysphagia. Gerodontoligy **24**: 111-116, 2007
9) Clark HM, O'Brien K, Calleja A, et al.: Effects of directional exercise on lingual strength. J Speech Lang Hear Res **52**: 1034-1047, 2009

●治療の Tips

　高齢者の摂食嚥下機能の指標の１つに頭部挙上筋力がある．ベッドに横になっていただき，自力で頭を持ち上げられるかどうかをみる（図4）．自力で持ち上げられなかった場合，摂食嚥下機能が低下している可能性が高く，また，栄養状態も悪い可能性がある．簡便にでき，ほかのスクリーニングテストと併せることで，より詳細に摂食嚥下機能を評価することができる．

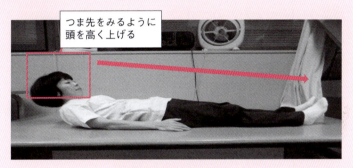

図4　頭部挙上筋力のスクリーニング

●高齢者のクリニカルエピソード

　肺炎・肺癌で高流量酸素投与を要しサルコペニア・悪液質を認めた患者に，積極的なリハビリテーション栄養管理を行った．72歳男性で肺癌 StageⅣを認め肺炎で入院．6日目より軟菜レベルの食事をしていたが誤嚥性肺炎を発症し欠食．19日目ST開始．身長159 cm，CC 28 cm，Alb 2.7 g/dL，MNA®-SF3，栄養投与量PPN 172 kcal/日．Barthel Index（BI）50点，歩行不可，握力測定不可でサルコペニア，悪液質を認めた．酸素9 Lをフェイスマスクから投与しSpO$_2$は90〜92％．嚥下機能はフードテスト5と良好であったが数口摂取すると呼吸促迫を認めた．21日目，経口摂取再開し食事中の酸素投与は，鼻カヌラ2 L〜リザーバーマスク吹き流し15 Lで調節した．47日目，ペースト食開始．体重46.5 kg（健常時体重62.4 kg，体重減少率25.5％），BMI 18.4 kg/m^2．必要栄養量を約2,300 kcalと算出しペースト食1,700 kcalと栄養剤850 kcalを継続した．116日目，MNA®-SF7，栄養摂取量2,650/日，体重50 kg，BI 35点，軟菜レベルで誤嚥なく経過．高流量酸素投与下でも嚥下評価を行い経口摂取を継続し，リハビリテーション栄養管理を行ったことが，嚥下機能，ADL，栄養状態，QOLの維持につながった．

2 診察時にできるオーラルフレイルに対する口腔ケアと訓練

白石 愛

Point
- 歯を守るだけでは高齢者の口腔機能は維持できない.
- オーラルフレイル対策として口腔を包括的に観察して口腔ケアと訓練を行うことが重要である.
- 包括的口腔スクリーニングツールとしてROAGが有用である.
- 口腔ケアは摂食嚥下障害に対する間接訓練の効果がある.
- オーラルフレイルに対して多職種連携が重要である.

Keywords
オーラルフレイル, 包括的口腔評価, ROAG, 口腔ケア, 多職種連携

　高齢者は「歯」を守るだけでは口腔機能を維持できない時代となった. 塩基性の歯牙のエナメル質を安定に保つには, 酸性になりやすい口腔内環境を適切な口腔ケアで安定化する必要がある. 不衛生で機能が低下した口腔内環境では歯を健康な状態に保つことができない. 千葉県柏市の大規模高齢者コホート研究（柏スタディ）により, 健康状態に関するさまざまな口腔機能と全身の相互関連性や疾患発生・進行の因果関係がわかってきた[1]. 高齢者ケアにかかわる医療介護職へのアンケート調査では,「歯」以外に口腔のさまざまな部位のケアに困難さを感じており, 特に「歯・義歯」「嚥下」「口腔乾燥」の口腔状態に問題を感じていることが判明した（図1）[2]. これまでわが国の歯科医療で推進されてきた8020運動は高齢者の残存歯の維持に大きく寄与してきた一方で,「歯」以外の口腔状態・口腔機能に関しての注意喚起が後手に回ってきた印象がある. ここではオーラルフレイルに対する口腔ケアと訓練について, 包括的な口腔機能評価の必要性と非歯科専門職種でできるスクリーニング, 口腔ケアと機能訓練の考え方について概説する.

1 加齢とオーラルフレイル

　高齢者の自立生活の維持を考えるうえで, 摂食嚥下障害や低栄養が顕在化する前段階として老嚥や全身のフレイル, サルコペニアという概念が提唱されているが, 口腔環境や口腔機

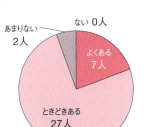
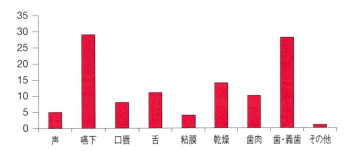
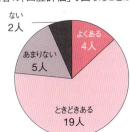
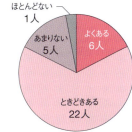

図1 在宅スタッフの「口腔評価・口腔ケア」に関するアンケート調査

2015年4月に熊本リハビリテーション病院の在宅部門38名（ケアマネージャー，リハビリ療法士，看護師）を対象に調査．

（白石　愛：在宅リハビリテーション栄養．医歯薬出版，東京，p58-67，2015[2]）

能においても同様のことがいえる（オーラルフレイル）[1]．オーラルフレイルとは残存歯数をも含めた包括的な口腔機能・口腔状態の虚弱（≒フレイル）である．口腔内清掃は，加齢やセルフケア能力の低下に伴いこれまでできていた行為に少しずつ困難さが増し，義歯を使用している場合は義歯の清掃という工程が増える．う歯や歯周病で永久歯が脱落すると，残った孤立歯の清掃は通常の清掃より難易度も高くなる．唾液分泌の減少やサルコペニアによる摂食嚥下障害，併存疾患や内服中の薬剤の副作用などがさまざまな形で口腔内に現れてくる．要介護状態になるにつれ，悪循環の一途をたどることが多い．

2　オーラルフレイル対策に有効なスクリーニングとケア

　口腔機能や状態を包括的かつ簡易に評価するスクリーニングツールとして改訂口腔アセスメントガイド（Revised Oral Assessment Guide：ROAG）がある[3,4]（表1）．ROAGは口腔機能を8つの項目（声，嚥下，口唇，歯・義歯，粘膜，歯肉，舌，唾液［口腔乾燥］，）に分類し，状態別にスコア化したものである．「声」は実際に発声してもらうことでコミュニケーション能力も同時に評価できる．「嚥下」は評価者の簡便な主観的評価で行われる．「粘膜」や「歯肉」「歯，義歯」という項目があることで非専門職が口腔内を実際に観察する機会が得られ，歯周病の有無や，歯・義歯の汚染や適合具合などを大まかに観察できる．「舌」では舌苔や萎縮の観察で舌のサルコペニアから全身のサルコペニアを，「唾液」（口腔湿潤状態）で

表1 ROAG（改訂口腔アセスメントガイド：Revised Oral Assessment Guide）著者らによる日本語訳

項目	状態とスコア		
	1点	2点	3点
声	正常	低い or かすれた	会話しづらい or 痛い
嚥下	正常な嚥下	痛い or 嚥下しにくい	嚥下できない
口唇	平滑でピンク	乾燥 or 亀裂 and/or 口角炎	潰瘍 or 出血
歯・義歯	清潔で食物残渣なし	① 部分的に歯垢や食物残渣 ② う歯や義歯の損傷	全般的に歯垢や食物残渣
粘膜	ピンクで潤いあり	乾燥 and/or 赤や紫，白色への変化	著しい発赤 or 厚い白苔，出血の有無にかかわらず水疱や潰瘍
歯肉	ピンクで引き締まっている	浮腫性 and/or 発赤	指圧迫で容易に出血
舌	ピンクで潤いがあり乳頭あり	乾燥，乳頭消失 or 赤や白色への変化	非常に厚い白苔水疱や潰瘍
唾液	ミラーと粘膜の間に抵抗なし	抵抗が少し増すがミラーは粘膜にくっつく傾向なし	抵抗が明らかに増し，ミラーが粘膜にくっつく or くっつきそうになる

8点：正常，9～12点：軽微な口腔機能障害，13点以上：中程度～重度の口腔機能障害
（白石　愛：高齢入院患者における口腔機能障害はサルコペニアや低栄養と関連する，日本静脈経腸栄養学会雑誌 31（2）：711-717, 2016[9]）より改変）

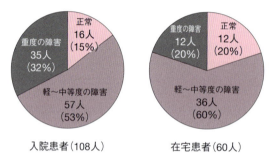

図2　入院と在宅におけるROAGによる口腔機能評価の比較

入院患者は2014年6～9月に当院回復期リハビリテーション病棟に入院した65歳以上の高齢患者（計108人，男性56人，女性52人，平均年齢は80.5±6歳）を対象とした．在宅患者は2015年4月時点での当院在宅患者（計60人，男性23人，女性37人，平均年齢85.1±5歳）について調査した．
（白石　愛：在宅リハビリテーション栄養．医歯薬出版，東京，p58-67, 2015[2]）

は口腔内乾燥から全身の脱水を疑うことができる．スコア別に口腔機能の重症度判定ができるため，重症度別にケアや治療の介入方法をアルゴリズム化して，多職種で評価とケアを統一化できることは臨床現場で利するところが大きい[5]．ROAGは，Eilersら[3]により，骨移植や放射線治療，化学療法の治療を受ける患者に対して開発されたOral Assessment Guide（OAG）を，唾液（口腔乾燥）に関する項目などを若干修正し，高齢者向けに改訂したものであり，口腔機能評価に対する多職種間での信頼性と妥当性が示されている[3,4,6～8]．ROAGは歯科従事者でなくとも短期間の訓練で5分以内に完結可能となる簡便な評価法であり，かつ口腔を包括的に観察できるため，医療，介護現場で使用するのに有用であると思われる[7]．現時点では信頼性と妥当性が担保された日本語翻訳版がないため，著者らが翻訳したものを

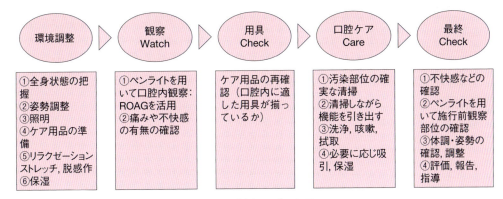

図3　口腔ケアプロセス

表2　口腔ケア時にできる機能訓練

プロセス	訓練項目	内容
口腔ケア前	環境調整	リラクゼーション，頭頸部，肩のストレッチ，脱感作
	口腔周囲筋群への運動，知覚刺激訓練	口輪筋，頰筋，表情筋ストレッチ，強化訓練（自動運動誘導）
	舌突出訓練	舌の運動訓練
	口唇，舌可動域訓練	保湿剤使用によるマッサージなど
口腔ケア時	口腔周囲筋強化・刺激訓練（舌運動訓練）	ブラシでの清掃時に口輪筋，頰筋，舌の廃用予防，機能改善を目的とする刺激，運動訓練
	上肢の運動，感覚訓練	ブラシを口腔内で目的部位に当て動かすことによる運動訓練
口腔ケア後	環境調整	リラクゼーション，脱感作，深呼吸
	口腔周囲筋群強化訓練	鏡をみながらの挺舌，口輪筋，頰筋のストレッチ（随意運動誘導）ケア後保湿時のマッサージ
	発声，発語機能訓練，構音訓練	発声させながら舌を前方へ出すことで舌骨上筋群や声帯運動強化，発声訓練，口唇音，舌尖音，奥舌音の明瞭度向上訓練

表1[9]に示している．当院での口腔機能障害有症率を図2[2]に示す．入院，在宅とも何らかの口腔機能障害を8割程度の高齢患者に認めている．さらに13点以上の中等度～重度口腔機能障害を呈する患者群では，ほぼ全例が非経口摂取（経管栄養または静脈栄養）であった．口腔は呼吸器，消化器の入口でもある．多職種で情報共有し，口腔機能の「みえる化」を今後活用していくことが望まれる．

3　包括的スクリーニングと口腔ケア

口腔ケアは感染予防をはじめとする口腔衛生管理目的，口腔機能維持改善にも寄与する．自立支援での口腔ケアはADL向上，栄養状態とも関連する．口腔のケアは器質的ケアと機能的ケアに大別される．器質的ケアは基本的には清掃とブラッシングが中心となる（図3，表2）．

ブラッシングの基本的な順序として，まず①環境調整を行う．姿勢を整え，必要用具をセッティングする．そして，②口腔内観察をし，汚染部位などの確認を行う．この際，明か

りを得やすい場所，口腔内を確認しやすいライトなどを準備しておくと確認が容易，かつ確実である．③ 必要用具の再確認を行い（口腔状態に適した用具が揃っているか），④ ブラッシングを実施し（清掃しながら機能を引き出す），特に粘膜面，舌の確認，清掃は誤嚥性肺炎予防のためにも必ず行う．⑤ 最後に口腔内を再確認（施行前の汚染部位が改善されているかの確認）を行う．気持ち悪さなどが残っていないかを実際の会話で確認することで，患者との信頼関係（ラポール）が構築できて次回の介入がスムーズになりやすい．口腔ケアにラポールは必須である．

口腔ケアにおける観察項目としては，義歯の有無，残存歯の状態（動揺歯，う歯の有無など），歯肉の状態（発赤，腫脹，出血など），粘膜の状態（潰瘍の有無など），分泌物，残渣などの付着部位，状況，舌の状態などである．ROAGの8つの項目別に口腔機能・状態を観察するとルーチン化でき，かつ見落としが防止できる．

口腔ケア用品には特殊なものは必要ない．ゴム手袋，歯ブラシ，ペンライト，ガーゼ，お湯や水の入ったコップや洗面器などが基本的なものであり，必要に応じて歯間ブラシ，デンタルフロス，ガーグルベイスン，スポンジブラシ，舌圧子，歯磨き粉，口腔湿潤剤，リップクリームなどを用いる．丁寧な口腔ケアと施行前後での確認を行い，口腔内状況が良好な状態となれば特別な道具も特には必要ない．さまざまなケア用品が開発されているが，個々の口腔内の状況に合わせて使用していくことが肝要となる．口腔外科術後や気管内挿管状態，そのほかケアが難しく特殊な状況では2人以上で介入するほうが望ましい．

身体状況や認知機能など事前に情報収集が必要な場合もあり，不安や拒否のある患者においては声かけや視野にも十分に配慮する必要がある．介入が上手くいかない場合には歯科専門職種へのコンサルや多職種カンファレンスが有効である[10]．「心が開けば，口も開く」という言葉があるが，口腔ケアはできるだけリラックスした状態でコミュニケーションを良好にとりながら行うことが大切である．

4 口腔ケアは摂食嚥下障害の間接訓練である

口腔にかかわる問題は摂食嚥下障害から栄養障害に直結し，ADL，QOL に悪影響を及ぼす[11]．口腔ケアは摂食嚥下の間接訓練に相当する．粘膜や舌を愛護的に清掃・ブラッシングし，外的刺激を与えることで誤嚥性肺炎の予防，口腔機能の向上につながる．摂食嚥下障害の患者に対しては，口腔ケアを経口摂取（訓練）の直前にも行うと効果的である．筆者らの病院では摂食嚥下障害の高齢患者に対して入院当初より通常で1日5回以上（起床時，毎食後，就寝時）の口腔ケアを行っており，間接訓練としての摂食嚥下リハビリテーション（以下，リハ）の機能改善に寄与している[12]．

口腔ケアに加えて，食前に行う嚥下体操も口腔や摂食嚥下の機能訓練として効果が高い．深呼吸，頸部や口唇，舌のストレッチ，口腔の体操，構音訓練などを組み合わせて行う．訓練として半ば強制的に行うのではなく，生活リズムに自然に取り入れる工夫も必要である．セルフケアが自立している患者は自分で行ってもらい，自立していなければ介助にて行う．患者によってはシャキアエクササイズ（Shaker exercise）も効果が期待できる．シャキアエ

クササイズは言語聴覚士以外でも施行可能な嚥下リハの1つであり，舌骨上筋群など喉頭挙上にかかわる筋の筋力を強化し，喉頭の前上方運動を改善して食道入口部の開大，食塊通過を促進し，咽頭残留（特に下咽頭残留）を少なくする効果がある[13]．

　口腔ケアや嚥下体操，シャキアエクササイズなどを高齢者ケアとして継続的に行うことで，高齢者のオーラルフレイルのみならず，摂食嚥下障害の機能改善にも大いに寄与すると思われる．

● ま と め

　高齢者の口腔の問題はとかく見逃されることが多い．評価がいくぶん簡易で，かつ複数の部位を包括的に評価しスコア化するROAGを多職種によるルーチンの評価ツールとして活用することで，口腔機能障害を早く検知し，適切な口腔ケアや治療を促進し，ROAGで再評価することが可能になる．高齢者のオーラルフレイルに対して口腔機能の評価やケア，訓練を質量とも充実させるためには，「多職種連携」が重要であることを最後に強調して筆を置きたいと思う．

📖 Reference

1) 飯島勝矢：虚弱・サルコペニア予防における医科歯科連携の重要性：～新概念『オーラル・フレイル』から高齢者の食力の維持・向上を目指す～．日補綴会誌 **7**(2)：92-101，2015
2) 白石　愛：6．在宅での摂食嚥下障害，オーラルフレイル評価．在宅リハビリテーション栄養．医歯薬出版，東京，p58-67，2015
3) Eilers J, Berger AM, Petersen MC：Development, testing, and application of the oral assessment guide. Oncol Nurs Forum **15**：325-330, 1988
4) Andersson P, Westergren A, Karlsson S, et al.：Oral health and nutritional status in a group of geriatric rehabilitation patients. Scand J Caring Sci **16**：311-318, 2002
5) Andersson P, Hallberg IR, Renvert S：Inter-rater reliability of an oral assessment guide for elderly patients residing in a rehabilitation ward. Spec Care Dentist **22**：181-186, 2002
6) 白石　愛：いまこそ，低栄養・サルコペニアに目を向けよう（6）回復期リハ病棟で気づけること・できること．デンタルハイジーン **34**：1344-1347，2014
7) Konradsen H, Trosborg I, Christensen L, et al.：Evaluation of interrater reliability assessing oral health in acute care settings. Int J Nurs Pract **20**：258-264, 2014
8) Ribeiro MT, Ferreira RC, Vargas AM, et al.：Validity and reproducibility of the revised oral assessment guide applied by community health workers. Gerodontology **31**(2)：101-110, 2014
9) 白石　愛：高齢入院患者における口腔機能障害はサルコペニアや低栄養と関連する．日本静脈経腸栄養学会雑誌 **31**（2）：711-717，2016
10) 平野浩彦 編：認知症高齢者への食支援と口腔ケア．ワールドプランニング，東京，p69-86，2014
11) 若林秀隆，藤本篤士 編：サルコペニアの摂食・嚥下障害．医歯薬出版，東京，p100-105，2012
12) 若林秀隆 編：実践リハビリテーション栄養．医歯薬出版，東京，p67-72，2014
13) 藤島一郎：訓練法のまとめ（2014版）．日摂食嚥下リハ会誌 **18**(1)：62-63，2014

● **治療の Tips**

　口腔ケアは心のケアの一助です．うまくいかない時，まずは心を通わせてみてください．心が通じあう口腔ケアはいくつもの相乗効果を生み出します．

　本編でも紹介した ROAG ですが，当院で口腔機能を「みえる化」し電子カルテに導入したことで，病棟での口腔管理が充実し，関心をより深めてくれました．経口摂取移行や ADL 向上にも寄与しており，多職種で必要時に口腔ケアをしてくれる環境は何より患者さんの力となります．そしてスタッフの意欲向上にもつながり，病棟や在宅，老人保健施設でも自主的に調査研究が始まりました．口腔管理は難しいですが，多職種間でのツールに是非活用してもらえたらと思っています．

● **高齢者のクリニカルエピソード**

　訪問歯科でかかわった嚥下障害の 94 歳男性．盲目で気性も荒く，ほとんどの在宅サービスを断っていましたが，歯科治療と口腔ケアだけは継続できていました．その立役者はなんとスマートフォン．歌が大好きな彼のために，口腔ケアの後にスマートフォンで好きな曲を流して一緒に歌ってみるとこれが大成功．驚くほど快く私達を受け入れてくれるようになり，さらには奥様も一緒に全身を使っての楽しいリハが訪問歯科の定番になりました．終了後は「お腹すいたー」の声を合図にお楽しみのデザートタイム．彼は少量ずつ，愛おしそうにじっくりと奥様の絶妙な形態での手料理を楽しんでいるようでした．「120 歳の誕生日にあんたもよぶからマイクを準備しとってくれ」が口癖になっていた彼は，真夏のある日，脱水症を契機に帰らぬ人となりましたが，大好きな紅白饅頭を最後に一緒に食べることができました．たくさんの思い出と，幸せそうな笑顔が今でも忘れられません．後に関連職種の方々と再会したのですが，みんな涙が止まりませんでした．かかわりながら皆，大好きだったのでしょうね．

3 診察時にできる摂食嚥下障害患者に対する薬剤調整

長谷川 聰

> **Point**
> - 「のめていますか？」「のめています！」では不十分である．
> - 内服薬が6薬剤以上に増加すると有害事象が急増する傾向がある．
> - 外来・在宅患者のほとんどは嚥下障害のスクリーニングを受けていない．
> - EAT-10を用いた多職種によるシームレスなスクリーニングが必要である．
> - 進行性疾患の患者は「服薬できなくなる日」を想定した対応が必須である．
> - 用法の統合や一包化など処方・調剤の工夫により，アドヒアランス向上が期待できる．
>
> **Keywords** お薬手帳，多職種連携，EAT-10，ポリファーマシー，簡易懸濁法

1 「薬がのめていないのです…」

　服薬とは，錠剤・散剤・カプセル剤などを水で嚥下すること，すなわち異なるテクスチャのものをまとめて嚥下するという，摂食嚥下障害のない健常人にとっても難易度の高い嚥下行為である．

　それゆえ，薬がのめないと訴える患者の一部は，摂食嚥下障害のある患者と捉えてよいだろう．「一部」と記したのは，薬がのめない理由には摂食嚥下障害のほかにも，薬剤が大きすぎる多すぎるというような薬剤サイド，用法が多すぎて覚えられないというような患者サイド，そして服用する際の手技・環境など，種々の原因が考えられるからである．

　私見としては，摂食嚥下障害以外の理由により服薬ができない患者のほうが圧倒的に多いように感じている．また，薬がのめないことを誰にも相談することなく，服薬しないでいる患者がいることも，そして，実際にはのんでいないのに主治医には「のめています！」と返答している患者がいることも，念頭においていただきたい．

2 まずは摂食嚥下障害の有無を把握する

　摂食嚥下障害のスクリーニングを実施しているかを調査した報告[1]によると，入院患者に

おいては，疑いのある患者について実施しているという施設が半数を超え，全員に実施しているという施設は1割程度とのことで，外来通院患者や訪問診療患者については，実施していないという施設が大半を占めていた．また，要介護高齢者の約2割に摂食嚥下障害に対する専門的口腔ケアや口腔機能リハビリテーション（以下，リハ）に関する対応が必要であると考えられている．

摂食嚥下障害の有無については，EAT-10のような簡易評価スケールを用い，スクリーニングするという方法もある．若林ら[2]の検証によると，EAT-10を実施できない場合もしくはEAT-10で3点以上の場合，摂食嚥下機能に問題を認める可能性が高いと結論づけている．多職種で簡便に用いることができるツールで評価し情報共有することが，摂食嚥下障害や低栄養および，服薬困難を早期に発見する糸口になるかもしれない．

3 摂食嚥下障害があり服薬できない場合

疾患や麻痺などの障害により，咽頭反射が起きない/起きにくい状態や，食道狭窄など，消化管の通過障害があれば，確かに内服薬の適応は難しい．舌など口腔の運動障害があれば散剤などを口腔内でまとめて咽頭に送り込むという行為も難しいかもしれない．

厳密には摂食嚥下障害ではないが，日頃の服薬の習慣として，錠剤などを口腔内に入れた後，頸部を勢いよく後屈させて咽頭に送り込みのみ込むような方法をしていた患者の場合，頸部の運動障害などが生じると，従来どおりののみ方ができないため，服薬はしにくくなるだろう．

ただしこういった患者であっても，内服の必要がない，つまり嚥下しなくても効果を発揮する，舌下錠やバッカル錠の頓服は可能であるし，通過障害があるとしても，唾液の嚥下が問題なくできるようであれば，シロップ剤などの液剤や，口腔内崩壊錠やチュアブル錠などは服用できるかもしれないことを念のため付け加えておく．

またパーキンソン症候群や多系統萎縮症などの進行性病変の患者は，いつ服薬できなくなるかもわからないリスクを抱えている．このような患者は嚥下状態と薬効を鑑みてすでにギリギリの処方内容で服薬していることが少なくない．それゆえ，服用できなくなった「その日」を深刻に捉え，早々に対応をすべきであろう．すなわち，「内服継続のための瘻孔」を造設するか，内服薬以外の薬物療法を設計するか，といった二者択一になろうか．服薬が生命に直結しやすいので，服薬のみならず今後の栄養摂取や療養生活についても含め，綿密な話し合いが必要になるだろう．

また瘻孔造設の際には，患者の現状の嚥下状態を適切に把握し，瘻孔造設後も廃用性の摂食嚥下機能低下をきたさないよう，すなわち，服薬維持のための瘻孔の筈が，栄養補充のメインルートにならぬよう十分配慮いただきたい．

4 摂食嚥下障害はないのに服薬できない理由

前述のとおり，嚥下評価そのものがあまり頻繁に実施されていないというのが現状である

表 服薬できない理由とその対応策

	薬剤側の問題 (薬剤, 剤型, 処方内容の問題)	患者側の問題 (主に患者の病態に関する問題. 飲み方に起因する問題も含む)	対応策
先行期	処方が多すぎる 剤型が合わない 用法が複雑すぎる	認知機能低下→把握できない 適切な管理ができない 服薬の意識が薄い 薬剤の保管・管理ができない	処方見直し（全量・用法・用量まとめる, 減らす） 一包化調剤 服薬カレンダーセット 介護者による服薬確認・支援 識別しやすい薬剤（銘柄）の選択
(準備期) 口腔期	散剤が分散/付着してしまいまとまらない 錠剤など処方が多すぎてまとまらない 口のなかに入れ込みすぎ	口腔内で薬をまとめられない（処方量が多くて1個ずつの服用は手間が掛かる） 咽頭へ薬を送り込めない 頸部を後屈して薬を送り込む習慣が抜けきれない	処方見直し（全量・用法・用量まとめる, 減らす） 溶かしてから服薬（漢方など） 服薬支援ゼリーキットなどの使用 服薬環境（姿勢・環境・形態）の調整
咽頭期	量が多く嚥下しづらい 形状が大きくて嚥下しにくい 形状が小さくて嚥下反射を生じにくい	通過障害, 狭窄：嚥下障害 咽頭反射惹起遅延：嚥下障害	処方見直し（全量・用法・用量まとめる, 減らす） 服薬環境（姿勢・環境・形態）の調整 嚥下機能にあった剤形・薬剤（銘柄）の選択
食道期	量が多く嚥下しづらい 粘膜に付着しやすい 服用する水分が少ない	通過障害, 狭窄：嚥下障害	処方見直し（全量・用法・用量まとめる, 減らす） 服薬環境（姿勢・環境・形態）の調整 食事の途中で服薬（食事で確実に胃に送り込む）

ということや, 摂食嚥下能力は, 患者のその時々の心身状態, 環境, 食形態, 姿勢などに大いに左右されるのは周知の事実である. また残念なことに, 飲食は禁止の指示となっていても, 内服薬は継続となっている患者も少なくはない. つまりこれは, 摂食嚥下障害の重篤度の評価と内服薬の可否は必ずしも一致しないということではなかろうか？ 結局のところ実臨床としては, 摂食嚥下障害か否かわからないけれど, とにかく服薬できなくて困っている患者がいるということだろうか.

「薬がのめない」とひとくくりにするのではなく, 特定の錠剤がのめない, カプセル剤がのめない, もしくは散剤がのめない, 数が多すぎる, 用法が多すぎる複雑すぎる, 味や臭いが嫌だ…などなど,「何がどうしてのめないのか？」, のめない理由にじっくり耳を傾けてみる必要があるだろう.

主な服薬できない理由とその対応策を, 表に記した.

5 薬剤サイドの問題〜多剤併用（ポリファーマシー）〜

まずは何をどれだけ服用しているかを適切に把握する必要がある. そもそも, 処方元/調剤元は1ヵ所とは限らないし, 処方薬とは別にサプリメントや健康食品などを愛用している患者も少なくない. 診察の際には, ほかにも服用している薬剤があるのか, また各々の用法用量とともに, 服用のしかたも含めて確認しておく必要がある.

また, 加齢に伴い, 症状所見が増え, 病名と投与薬剤が増加する傾向があることはよく知

られており，75歳以上の入院後期高齢者では，平均8薬剤以上の症状所見にのぼるとの報告[3]もある．また，処方せん1枚あたり平均3.9薬剤の内服薬が処方されるといわれている[4]．55歳未満では平均2薬剤程度だが，65歳以上では平均6薬剤以上の投薬数に増加するという報告もある．そして，この6薬剤以上の多剤併用（ポリファーマシー）により，重篤な薬物有害事象の発生率が急増するといわれている[5]．そして，薬剤数が増えるにしたがい，用法（服用のタイミング）も増加するが，薬剤数および用法が増え複雑化すると，服薬アドヒアランスが低下することもよく知られている．一般的に，昼間の服用や食前の服用が追加されると服薬アドヒアランスは低下する．

時に嚥下に好影響を及ぼすといわれている薬剤をあえて追加処方するケースを散見するが，藤島[6]は「薬物は研究データ上では確かに嚥下に好影響を与えていると思われるが，筆者の臨床経験で効果が実感できることはあまりない．むしろ向精神薬，抗不安薬，抗けいれん薬，抗コリン薬など嚥下に悪影響を与える薬をできる限り減量することのほうが重要であると考えている」と述べており，やはり処方内容は逐次見直し，極力，薬剤数を減らすほうが，服薬アドヒアランスの向上および嚥下状態の改善には有効であると考えられる．

多剤併用を回避するための方策として，近年数多く発売されるようになった「配合錠」を用いる方法がある．「配合錠」とは2種類以上の異なった有効成分を1剤（1錠）にまとめた錠剤であり，各々数錠のまなければならないところを1錠で済ますメリットがある．ただし，配合錠にすることにより形状が大きくなってしまう場合（例：アテディオ®配合錠など）や，懸濁性が変わってしまう場合（例：タケルダ®配合錠）などがあるので，注意が必要である．

摂食嚥下障害の有無に限らず，有害事象発生を抑制するためにも，また服薬アドヒアランスを維持・向上させるためにも，5薬剤以下かつ1日2回以下の服用方法を目指したい．

6 薬剤サイドの問題〜剤形・錠剤の大きさなど〜

種々の研究により，高齢者の服用しやすい剤形は錠剤，服用しにくい剤形はカプセル剤や散剤とされている．また服用しやすく取り扱いやすい大きさは5〜8mm前後とされている．一般的にカプセル剤は水に浮いてしまい，多くの場合はのみ込みにくいことが多い．しかし，舌の送り込みに障害がある患者の場合は逆で，錠剤では服用できないがカプセル剤ならば服用できる，すなわち口腔内で水に浮かせたカプセル剤を咽頭へうまく送り込み服薬できたというケースもある．また，鎮咳に用いられるデキストロメトルファン錠のように，先発品は直径が小さくて服用の際に落下させてしまうので，直径の大きい後発品が好まれる場合もある．

つまり，剤形の選択においても，一般的なセオリーは踏まえつつも，個々の患者の服薬状況や服薬方法に応じた対応が必要であるといえよう．また，剤形の選択に際しては，薬剤師の力量が試されるところではないかと思われる．

「服薬」も「摂食」も同じ経路

　あえて改めて明記するが，服薬も摂食も，口から入り胃に到達する，同じプロセスを用いる行為である．にもかかわらず，「高齢者のクリニカルエピソード」にも記したとおり，食事は禁止されていて，服薬は許されているという患者が未だに少なくない．多系統萎縮症の患者で退院後筆者の勤める薬局に依頼のあった方もやはり，服薬のみ可の中心静脈栄養の状態で帰宅してきた．「なるほど病態・病状を鑑みるとこの栄養ルートと服薬はしょうがないね…」とスルーしそうな場面である．しかし，「1日に10錠近く服薬する患者がなぜ飲食はダメなのか？」，根掘り葉掘り家族に入院中の状況を伺うと，時折リハはしており，そのときには粥状のものを召し上がった．なるほど，在院日数の短縮により急性期病院で十分な摂食嚥下リハができない，継続できないという多職種の声を伺ったこともある．まさにこの方がその例だろう．しかし何ら申し送りなく帰宅してきてしまっては「経口摂取不可」の烙印が押されたままになる危険性が大きいのだ．この方の場合は，服薬を嚥下リハの第1段階と捉え，服薬支援ゼリーキット「のめるモン®」を用い，1日1回の服薬から開始し，あえて1日3回の服薬に増やしていき，その後徐々に訪問看護師により経口摂取をすすめ，中心静脈栄養離脱にまで至ることができた．

　服薬も摂食も同じ経路である．摂食が難しくなってきたときに姿勢調整，環境調整，形態調整をするのと同じように，服薬が難しくなってきたときも，同様の調整および，処方内容の見直しを図ることで，服薬（薬物療法）を継続することができるし，逆に，服薬ができるのであれば，諸々の工夫により摂食はできるはずである．栄養状態が悪くなってきたときに，食事（栄養療法）は？　服薬（薬物療法）は？　と常日ごろから互いを絡めながら考慮していく思考回路を持つ必要がある．

●まとめ

　嚥下障害の有無によらず，常に処方内容を見直せないか，減らすことはできないかを念頭におくことが，これからの高齢化社会では必要だと考える．ただし，それを多忙な診療時間に，医師単独で行うのは，現実的ではない．まずは，お薬手帳を必携させ，服薬状況を的確に把握できるようにすること，またケアマネジャー，ホームヘルパーなどと連携し，患者の生活を垣間みること，そして保険薬局においても一歩踏み込んだ，すなわち嚥下機能を勘案したうえでの服薬指導と，多職種で連携して適切な薬物療法を提供していかなければならない．

📖 Reference

1) 平成25年度 老人保健事業推進費等補助金老人保健健康増進等事業：摂食・嚥下機能の低下した高齢者に対する地域支援体制のあり方に関する調査研究事業報告書．公益社団法人全国国民健康保険診療施設協議会，p18，2014
2) 若林秀隆，栢下 淳：摂食嚥下障害スクリーニング質問紙票EAT-10の日本語版作成と信頼性・妥当性の検証．静脈経腸栄養 29(3)：871-876, 2014
3) 鳥羽研二：施設介護の問題点．日本老年医学会雑誌 34(12)：981-986, 1997
4) 和田 淳，辻 哲也：外来処方の実態調査―多剤併用状況・重複投与・相互作用―．薬局 45：2385-2391, 1994
5) 鳥羽研二，秋下雅弘，水野有三，他：薬剤起因性疾患．日本老年医学会雑誌 36(3)：181-185, 1999
6) 藤島一郎：嚥下障害リハビリテーション入門Ⅰ 嚥下障害入門―原因，症状，評価（スクリーニング，臨床評価）とリハビリテーションの考え方―．Jpn J Rehabil Med 50(3)：202-211, 2013

●治療のTips

処方を再考する際に，患者から「十年以上のんでいる薬だから」と減薬を拒否されることがある．十年間劣化せず使い続けているモノはあるか？ この十年間の体調の変化は？ またその間の医学の進歩は？ と問うと，処方変更の必要性を理解して下さる方も少なくない．

処方変更は「信頼関係の構築が前提」と捉えがちだが，医療環境が変わったときが処方の変え時でもある．変更の必要性を感じていたにもかかわらず，処方変更を逸して副作用が生じてしまったら……後にのこる「悔」は，ひとつでも少なくしたい．

●高齢者のクリニカルエピソード　誰のため，何のための「禁食」指示か？

退院してきた患家を訪問すると，「入院前はごはんも食べられていたのに，入院中は薬をのむだけで何も食べさせてもらえなかった…」といったエピソードとともに，やっとのめたやっと食べられたと満面の笑顔に立ち会うシーンがしばしばある．

確かに，急性期に入院した際の治療上必要不可欠な「禁食」もあり得るだろう．しかし，いつまでその指示が必要なのだろうか？ 経口摂取を開始してもよい時期にもかかわらず，「禁食」が出たままになっていないだろうか？ 「食べてないから」と口腔ケアや離床・覚醒がおざなりになっていないだろうか？ また，禁食期間中の栄養投与は最適な処方になっているだろうか？ 「負け」を最小限にするために入院した筈が，かえって「負け」が込んでしまっては本末転倒である．

「入院していたからね…」と遠い目で曖昧な返答をしなければならないもどかしさは，いかんともしがたいものである．

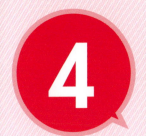# 診察時にできる摂食嚥下障害に対する嚥下調整食指導

園井みか

Point
- 嚥下調整食とは摂食嚥下障害の患者が安全においしく食べられるよう工夫された食事のことである．
- 摂食嚥下障害の患者が飲み込みにくい食べ物の状態・食べ物を把握することが嚥下調整食指導でもっとも大切である．
- 摂食嚥下障害の患者でもおいしく食べるにはよい見た目，よい味付，適温を揃えることが必要である．
- 一口の量に合わせて食材の大きさや量を合わせた食事にすることが大切である．

Keywords 摂食嚥下障害，嚥下調整食，食事指導，食事形態，調理方法

　食事は，安全に食べられるものでかつ，食の楽しみを満たすものでなければならない．それは，摂食嚥下障害患者であっても同様である．そのためにも，医療従事者は家庭での調理担当者に対し，個々の咀嚼や嚥下機能に合わせ，指導を行っていく必要がある．

 ## 嚥下調整食とは？

　嚥下調整食とは，摂食嚥下障害患者が安全でおいしい食事が摂取できるように，調理・工夫される食事のことである．嚥下調整食はたくさんの名称や製品があり，どの名称や製品をどのように嚥下調整食として分類していくかが，課題となっていた．そこで，2013年に日本摂食嚥下リハビリテーション学会が，嚥下調整食学会分類2013を発表した[1]．この学会分類2013は，嚥下訓練食品0から嚥下調整食4までの5段階で嚥下調整食を分類している．ここでは日常臨床で対象者が多く，より調整に工夫が必要と思われる嚥下調整食3〜4の指導ポイントについて述べる．

2 嚥下調整食指導のポイント

1. もっとも飲み込みが難しい食べ物は？ 液体には要注意！

　飲み込みが悪くなったとき，もっとも症状が出やすいのは液体を飲んでいるときである．軽度の摂食嚥下障害であれば，ストローを使用し，少量ずつ摂取することで安全に飲み込むことができるが，重度な摂食嚥下障害では自分の唾液ですら誤嚥しやすくなる．摂食嚥下障害のレベルに合わせて，トロミ剤や片栗粉でトロミをつけるなどの調節が必要である．飲み物は，摂食嚥下障害のレベルに合わせてトロミの粘度を調節し，トロミのつけすぎにも注意すべきである．汁物などにトロミをつける際に使用する片栗粉は，冷めると硬くなる性質があるので，食べるときの温度に配慮が必要である．また，食材や調理方法では，液体と固体など2つの物性が混在していないことが重要である．たとえば，味噌汁などは水分である汁と具が混ざっている状態である．一度に飲もうとすると，水分が先行して咽頭へ落ちやすくなる．この場合も，トロミ剤や片栗粉などでトロミをつけたり，水分と具を別に食べるよう指導するなどの工夫が必要である．食材の内容や量を上手に選択したり，調理上での少しの工夫を加えたりすることで，物性が安定し，おいしさの変わらない安全な食べ物になる．したがって，嚥下調整食では水分への指導は重点的に行うべきである．

2. 飲み込みにくい食べ物の状態とは？

　どんな食べ物も，状態によっては飲み込みにくい食べ物に変わったり，飲み込みやすい食べ物に変わったりする．そのため，どんな食べ物が飲み込みにくいのか，その状態を把握しておくことが特に大切である（表1）[2]．改善方法は1つではなく，もっとも患者の生活環境にあった改善方法を探すべきである．

表1　飲み込みにくい食べ物の状態

	飲み込みにくい食べ物の状態	改善例
食べ物・調理	① 温度で質が変化するもの ② 液体と固体など複数の物性が混在しているもの	① 再加熱や再冷却により，適正な食べ物の状態にする ② トロミ剤でトロミをつける
咀嚼機能	① 硬すぎる，または軟らかすぎて，噛みにくいもの ② 咀嚼するとバラバラになり，口腔内でまとめにくいもの ③ 歯やのどにくっつきやすいもの	① 硬すぎるものは圧力鍋や重層を利用し，加熱する．軟らかすぎるものは，調理過程で適正に保つ ② あんを上からかけ，まとめた状態で食べる ③ もちなどの極端に食べにくい食べ物は取り除く
嗜好	① 嫌いな食べ物，見た目がおいしそうに感じないもの ② 味付けがぼやけているもの	① できる限り嗜好にあった食事を準備する．どんな食形態であっても，食器や盛り付けには気を配る ② 旬の食材を上手に取り入れる．できるだけ食材の表面に味付けをする．あんかけなどで味を閉じ込めてしまう．香辛料を適量使用する
温度	① 常温の食べ物	① 嚥下反射を誘発しやすい温度（10〜15℃または60℃前後）にする
量	① 一口で食べるには量が多すぎる ② 全体量が多すぎる	① ティースプーンくらいの食具に変更する ② 盛り付け量を多くなり過ぎないようにする

（日本摂食・嚥下リハビリテーション学会 編：日本摂食・嚥下リハビリテーション学会eラーニング対応　第5分野摂食・嚥下障害患者の栄養．医歯薬出版，東京，p78-87，2011[2]）を参考に作成）

表2 飲み込みにくい食材・料理

	食材・料理例	対応例
① サラサラとした液体	水，お茶，汁もの	トロミをつける．ストローなどで少量ずつ飲む
② 硬いもの	肉，ナッツ類，ごま，いか，きのこ類，こんにゃく	加熱しても軟らかくならないもの，咀嚼しにくいものなどは，取り除いてほかの食材を加えるなどの工夫が必要
③ 食物繊維の多いもの	青菜類，ゴボウ，レンコン，魚料理	調理によって繊維を切断し，まとまりやすいようにする．それでも飲み込みにくい場合は取り除く
④ ひっつきやすいもの	もち，団子，生麩，のり，ワカメ，もなかの皮	咀嚼・嚥下機能に合わせて必要であれば取り除く
⑤ パサパサしているもの	蒸かしたイモ類，焼いたパン，ひき肉	マヨネーズや油，水分を加えることによりまとめる
⑥ すすらないと食べられないもの	麺類，お茶漬け	麺類は適度な長さに切り，お茶漬けはスプーンなどで食べるようにする．
⑦ 酸味の強いもの	お酢，柑橘類	酢の場合は過熱により飛ばしたり，ほかのものは量を加減したり，薄めたりすることで使用できる
⑧ のどに詰まりやすい大きさのもの	もち，ピーナッツ類，大豆	調理過程で切り方を工夫し，工夫しても難しい場合は取り除く

表3 食材別調理のポイント

食材	調理法
肉・魚	調理方法は，ゆでる，蒸す，煮るのが適している．焼いたり，揚げたりした場合は，カリッと仕上げずに，油やだし汁などを噴霧して，その後蒸したり，レンジで温めたりして軟らかく仕上げる．食べにくい場合には，トロミのついている料理（あんかけなど）に使用するか，ペースト状にして使用する
大豆・豆腐・卵	大豆は気管にもっともはまりやすい大きさである．味噌などを積極的に使用する．豆腐はそのまま使用できる．ゆで卵やいり卵などむせやすいものは，黄身を取り除いたり，潰してマヨネーズやバターを混ぜたりして，食べやすいように工夫する
野菜	圧力鍋や重層，よく煮込むことで適度な硬さに近づける
果物	バナナやイチゴ，メロンは切り方を工夫する．リンゴや桃は缶詰やコンポートを使用したり，すりおろしたりする
穀類	パンはパン粥やフレンチトーストのような水分と油が含まれているものを利用する．うどんなどの麺類は，軟らかく煮て，すすらなくてよい長さにする

3．飲み込みにくい食べ物とは？

そのままでは飲み込みにくい食べ物でも，少しの工夫や飲み込みにくい食べ物を取り除いたりするだけで，安全においしく食べることができる．表2に飲み込みにくい食べ物の食材・料理例，対応例を示す．各々の食べ物の状態に合わせて，対処方法が異なるので順に確認していくとよい．食材別調理法も参考にしていただきたい（表3）．

4．その食事はおいしい？ おいしくない？

食欲は，生理的変化に付け加え，心の状態によっても強く影響を受ける．好きな食べ物や見た目がおいしそうなものを食べたいと思うのは人間の本能である．それは，摂食嚥下障害患者でも同様である．好きな食べ物は，摂食嚥下障害のレベルに適していなくても，案外上手に飲み込めるものである．食欲や摂食嚥下状態が落ちてきている場合には，特に好みに合わせた食事内容にすることも重要である．どういう食べ物が好きか，本人や家族に事前に聞き取り，把握しておくべきである．家族の負担が多くなりすぎる場合には，嚥下困難者用食品やスマイルケア食など，市販の介護食品を上手に利用するように勧めるのも方法である．

5. おいしい温度は，体温±20℃

食事の温度は体温と 20℃違う温度帯がもっとも適している．温かいものは温かく，冷たいものは冷たくすることで，食事をおいしく感じることができる．体温との温度差が大きいほうが，刺激が強く伝わり，嚥下反射が誘発されやすくなる．咽頭粘膜に触れたとき，嚥下反射を誘発しやすい温度は，冷たいものは 10～15℃前後，温かいものは 60℃前後（温感覚障害のある患者には注意が必要）が適当である．体温と同じ「人肌」程度のものは味もよくなく，刺激が少なすぎて不適当である．おいしく，嚥下反射の起こりやすい温度の食べ物の状態にすべきである．

6. 一口の量，たくさんになっていないか？

ティースプーンに乗るくらいの大きさで，全体量が多すぎないものが適切な"一口量"である．"一口量"は，多すぎても少なすぎても飲み込みにくくなる．一度に飲み込む量が多くなると咽頭通過が困難になる場合が多く，少ない場合は咽頭に送り込んだときに刺激が少なく，有効に嚥下反射が誘発できない場合が多い．ティースプーン 1 杯の量を目安に，食材の大きさや量を合わせた食事内容にできているかの確認が大切である．

Reference
1) 日本摂食・嚥下リハビリテーション学会医療検討委員会：日本摂食・嚥下リハビリテーション学会嚥下調整食分類 2013．日摂食嚥下リハ会誌 **17**(3)：255-267, 2013
2) 日本摂食・嚥下リハビリテーション学会 編：日本摂食・嚥下リハビリテーション学会 e ラーニング対応第 5 分野摂食・嚥下障害患者の栄養．医歯薬出版，東京, p78-87, 2011

●治療の Tips　食べないのは嚥下障害だけではない

ベッドで過ごす時間が長いなど，活動量が低下しているとお腹がすきにくく，食欲が低下することが多い．嚥下障害を有するからといって，食べにくさから食欲が低下していると安易に考えやすいが，活動状況も確認しなければならない．そのほかにも，脱水から起因する便秘は，腹部膨満感につながり，食欲を低下させる場合もある．便通も毎日確認し，食欲をわかせるような体調管理を行うことも必要である．

●高齢者クリニカルエピソード

誤嚥性肺炎で入院した 80 歳後半の高齢の男性．入院して 2 週間くらい直接訓練と間接訓練を併用し嚥下訓練を行っていた．ずっと食欲がなく，なかなか痰も引かず嚥下訓練も小康状態であった．たまに食べ始めても量が摂取できず，経鼻で栄養補給していたが，胃瘻の適応にするかどうかという話が，医療スタッフ間でも出始めていた．ところがある日の訓練中，突然食事がおいしいといい始め，急に食欲が増したのである．いつもはベッドサイドの訓練だったのだが，次の日はデイルームで食事をした．すると，「自分で食べる」といい始め，全量摂取できたのである．投薬状況も変化していないのに，まるで魔法にかかったかのようであった．高齢者の摂食嚥下訓練はある日突然改善することもあり，短期的に食べられなかったからといって，生涯食べられないわけではない．患者自身のペースに合わせ，根気強く行っていくことが大切である．

5 サルコペニアの摂食嚥下障害とリハビリテーション栄養

西岡心大

Point
- サルコペニアの摂食嚥下障害に対してはリハビリテーション栄養の概念に基づく包括的なアプローチが有効な可能性がある.
- サルコペニアに対する栄養療法としては十分なエネルギー・蛋白質（1〜1.5 g/kg）をバランスよく摂取することが推奨される.
- サルコペニアの改善には必要エネルギー量に筋量増加分を加味したエネルギー蓄積量を付加する必要がある.
- 摂食嚥下機能に応じた栄養ルートを選択し，筋量増加を考慮した栄養量・組成に基づいた栄養ケアプランを実施する.
- 嚥下障害に応じた食形態の選択に加えて，十分な栄養量が供給できるように食物・料理を選択することが望まれる.

Keywords サルコペニアの摂食嚥下障害, リハビリテーション栄養, 栄養ルートの選択, 蛋白質摂取, エネルギー蓄積量

　サルコペニアの摂食嚥下障害に対する栄養サポートの効果については，現時点で基盤となる臨床研究は少ない．しかし，近年では障害者・高齢者の身体機能を最大限に発揮できるようにするためにリハビリテーション（以下，リハ）と栄養管理を組み合わせる「リハ栄養」の概念[1]が普及しつつあり，サルコペニアの摂食嚥下障害への対応を考えるうえで有用だと考えられる．ここでは，臨床現場でサルコペニアの摂食嚥下障害を疑う患者に遭遇した場合のリハ栄養的アプローチ，特に具体的な栄養管理について述べる．

1 サルコペニアとリハビリテーション栄養

　サルコペニアは加齢，疾患，栄養，活動いずれかの原因による筋量および筋力または身体機能低下を伴う症候群である[2]．つまりサルコペニアは急性疾患治療後，悪液質を伴う慢性疾患の合併，栄養摂取不足，活動量低下などの要因を持つ高齢者に生じやすい．サルコペニアに対してはリハと栄養管理を併行して行うリハ栄養の概念が有効である．リハ栄養は「栄

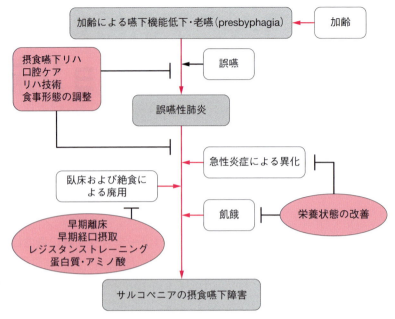

図1　サルコペニアの嚥下障害とリハ栄養アプローチ
(Wakabayashi H, et al.：Presbyphagia and sarcopenic dysphagia：association between aging, sarcopenia, and deglutition disorders. J Frailty Aging 3(2)：97-103, 2014 より引用)

養状態も含めてICF（国際生活機能分類）で評価を行ったうえで，障害者や高齢者の機能，活動，参加を最大限発揮できるような栄養管理を行うこと」と定義されており[1]，十分な運動と十分な栄養管理が必要とされる．この方針は嚥下関連筋に生じたサルコペニアに起因する「サルコペニアの摂食嚥下障害」にも適用できると考えられ，早期からの摂食嚥下訓練と並行して，栄養管理を実施することが重要である（図1）．

2 サルコペニアに対する栄養サポート

サルコペニアの予防および改善のために栄養療法は重要である．ただし，近年のレビュー論文では栄養療法のみではなく運動療法を組み合わせることの必要性が強調されている[3]．運動療法と栄養療法を組み合わせて行った介入研究を対象とした系統的レビューでは[4]，以下の4点が示されている．

1. 蛋白質/アミノ酸負荷

筋力に関しては，7つの研究のうち，アミノ酸サプリメントを使用した1つの研究で運動療法と栄養療法を組み合わせた群のみで筋力増強を認めた．筋量に関しては健常者対象のβ-ヒドロキシβ-メチル酪酸（HMB）を用いた研究，およびフレイル高齢者対象の蛋白質含有飲料を用いた研究で筋量増加を認めた．身体活動に関してはアウトカムとしていた4つの研究いずれにおいても蛋白質補給による効果を認めなかった．

2. バランスのよい栄養補助食品などの補給

筋力増強については効果あり・なし双方の報告がある．筋量に関しては栄養補給による運

基礎代謝量の推定式（Harris-Benedict式）
▷ 男性：66.5＋（13.8×体重kg）＋（5.0×身長cm）－（6.8×年齢yr）
▷ 女性：655.1＋（9.6×体重kg）＋（1.8×身長cm）－（4.7×年齢yr）

必要エネルギー量（TEE）＝基礎代謝量×活動因子×侵襲因子

活動内容	活動因子	侵襲の内容	侵襲因子
車椅子全介助	1.1〜1.2	飢餓状態	0.6〜0.9
日中車椅子（歩行訓練）	1.2〜1.3	術後（合併症なし）	1.0
日中車椅子（病棟内歩行）	1.3〜1.4	小手術	1.2
日中（杖）歩行（ADL訓練主）	1.4〜1.5	大手術	1.3〜1.5
日中（杖）歩行（高負荷訓練）	1.5〜1.7	重症感染症	1.5〜1.6
		発熱（1℃ごと）	＋0.1

（長崎リハビリテーション病院RD業務マニュアル，2014）

（岩佐正人：エネルギー代謝とエネルギー必要量．日本静脈経腸栄養学会 編：日本静脈経腸栄養学会静脈経腸栄養ハンドブック．南江堂，東京，p151, 2011）

- 体重増加を目指す場合→TEE＋（目標付加体重kg×7,000/目標到達日数）
- 減量を目指す場合→TEE－（目標削減体重kg×7,000/目標到達日数）

図2　エネルギー要求量算出法の例

動療法への補強効果を認めなかった．身体活動に関しても同様に栄養補給による運動療法への補強効果なし，となっている．

3. ビタミンD補給

筋量増大・筋力増強に効果ありとする研究はないが，運動療法のみの場合よりtime up and go testが改善したとする1つの研究がある．

4. クレアチン補給

在宅高齢者を対象とした2つの研究でともに筋力および筋量増加効果を認めた．身体活動についてはクレアチン補給による運動療法の補強効果は認めなかった．

これらの結果から，現状では十分な蛋白質とエネルギーをバランスよく摂取することが重要であると考えられる．

必要エネルギー量の算出法にはさまざまなものがあるが，一般的にはHarris-Benedict式により基礎代謝量（生命維持のため最低限必要な代謝に相当する熱量）に活動因子と侵襲因子を乗じて算出する（図2）．注意すべき点として，消費エネルギーに基づき算出したエネルギーを摂取してもエネルギー出納はプラスにならず筋量増加は見込めないことが挙げられる．つまり，サルコペニアを改善させるためには消費エネルギーを超える熱量を摂取しなければならない．一般に体重1kgあたりの貯蔵エネルギーは7,000 kcalとされており，1日あたり約230 kcalを余分に摂取すれば約1ヵ月で1kg体重が増加する計算となる．さらに高齢者では体重1kgの増加に必要なエネルギーは8,800〜22,600 kcalであるとする報告もある．この体重増加分にあたるエネルギー蓄積量を必要栄養量に付加したものが提供栄養量になる．栄養管理を実施したら体重や筋量を必ずモニタリングし，栄養管理の効果判定を行うことが望ましい．また高齢者では胃排泄が遅延しているため早期に満腹感が現れることもある．そのため，少量で高エネルギーを含む食物・料理が好ましい．

蛋白質量は体重あたり 1.0〜1.5 g/日を目安に十分量を補給する[5]．2015 年 4 月に改訂された「日本人の食事摂取基準」（厚生労働省）においても高齢者における栄養学的問題として低栄養，フレイル，サルコペニアが挙げられ，蛋白質やアミノ酸摂取の重要性が述べられている．特に分岐鎖アミノ酸の一種であるロイシンは高齢者の体重・除脂肪量増加に寄与することが示唆されており，筋量増加を目的とした栄養管理に有用な可能性がある．血中ビタミン D 濃度が 100 nmol/L 以下の場合にはビタミン D 補給が選択肢となる[5]．クレアチン，HMB に関しては費用や入手方法の観点から，現時点では栄養療法の第一選択とはならないと考える．

3 摂食嚥下障害に対する栄養サポート

摂食嚥下障害は口を介しての栄養素や水分摂取を阻害し，栄養障害のリスクを高める．摂食嚥下障害を有するすべての患者に栄養スクリーニングの実施と栄養サポートの必要性の判断が必要である．さらに高齢者は経口摂取が困難となりやすい要素を多く抱えている．中枢神経疾患による嚥下障害はもとより，口腔機能障害，認知症，うつ，薬剤の副作用，経済的問題，食事準備困難などによって食事摂取量が減少し，これらが低栄養・サルコペニアを招く．このような負のスパイラルに陥る前に，食事摂取量・体重の減少を早期に発見し，対策を講じることが重要である．普通食の摂取が困難な場合は，嚥下食が適応となる．経口摂取が不可能あるいは不十分な場合，「腸を使えるなら腸を使え（If the gut works, use it）」といわれるように経腸栄養が第 1 選択である．何らかの理由で経腸栄養が困難な場合には中心静脈栄養が適応となる．

以上をまとめると，サルコペニアの摂食嚥下障害を有する患者に対しては，摂食嚥下機能に応じた栄養ルートを選択し，かつ筋量増加を考慮した栄養量・組成に基づいた栄養ケアプランを実施することが重要であると考えられる．

4 栄養サポートの実際

サルコペニアの摂食嚥下障害リスクを有する患者に対しては，まず経口摂取で十分な栄養摂取が可能なのかを見極める．塩分制限食などの治療食の味気なさが原因で食事摂取量が少ない場合は食事制限を解除する．医療施設で高齢者に安易にオーダされがちな全粥食にも注意を要する．全粥は 100 g あたりのエネルギーが米飯の 40％しかなく，丼一杯（300 g）食べても女性用茶碗小盛一杯の米飯（130 g）と同じエネルギーしか確保できない．食事の楽しみを味わう観点からも，嚥下機能に応じて可能な限り速やかに普通食に近い形態へと変更することが望ましい．牛乳やヨーグルト，チーズなど少量でエネルギー・蛋白質を摂取できる食物や，中鎖脂肪酸オイルなどを用いた栄養強化も選択肢となる．

近年，嚥下食の物性や味・見た目は目覚ましく向上しているが，含有エネルギー量はそれほど高く設定されていないことがある．筋量増加を目的とした栄養管理を実施する場合は，上記のような栄養強化を行うか，栄養補助食品を使用することを検討する．また，近年ではサルコペニア高齢者をターゲットとした栄養補助食品が各社から発売されており，サルコペ

5 サルコペニアの摂食嚥下障害とリハビリテーション栄養

表1 サルコペニアの摂食嚥下障害患者に有用な栄養補助食品

商品名	メーカー	性状	風味	容量	エネルギー(kcal)	蛋白質(g)	そのほかの特徴
ペムパルアクティブ®	ネスレ日本	液状	バニラ, ミックスフルーツ	125 mL	200	10.0	BCAA 2.5 g, ビタミン D 12.5 µg, カルシウム 300 mg 含有
メディミル®プチロイシンプラス	味の素	液状	いちごミルク, コーヒー牛乳, バナナミルク, バニラ	100 mL	200	8.0	BCAA 2.07 g (うちロイシン 1.44 g), ビタミン D 20 µg 含有
アミノケア®ゼリーロイシン40	味の素	クラッシュゼリー	りんご	100 g	30	3.0	BCAA 1.85 g (うちロイシン 1.2 g) 含有
ヘパス	クリニコ	液状	コーヒー, 抹茶	125 mL	200	6.5	BCAA 3.5 g 含有
リハたいむゼリー	クリニコ	クラッシュゼリー	マスカット, もも	120 g	100	10.0	BCAA 2.5 g (ロイシン 1.4 g), ビタミン D 20 µg 含有
エンジョイプロテイン	クリニコ	液状	無味	220 g/700 g	18 (5 g あたり)	4.5 (5 g あたり)	BCAA 1.1 g (5 g あたり) 含有

※ BCAA：分岐鎖アミノ酸

ニアの摂食嚥下障害患者にも効果が期待できる（表1）．嚥下困難のため食事量が少なかったり，限られた食物しか摂取できていない場合は栄養評価を必ず行う．1ヵ月で5％または6ヵ月で10％以上の体重減少を認める場合は栄養障害と判断する．対策としては市販の栄養補助食品や患者の生活圏内（または院内・施設内）で準備可能な高エネルギー食を提案する．プリンやゼリーなど嚥下しやすく容量あたりの含有エネルギーが高い料理も勧められる．

経口摂取が不十分または不可であれば一時的にでも経腸栄養を実施する．経鼻胃管はアクセスが容易で実施しやすいが嚥下反射を妨げる可能性がある．回復期リハ病棟でよく用いられる間歇的経口食道経管栄養法（intermittent oro-esophageal tube feeding：IOE）はチューブを経口的に挿入し食道で留置し投与終了ごとに抜去する方法で，経腸栄養チューブを嚥下する動作が嚥下訓練を兼ねること，投与終了後に経腸栄養チューブを抜去することで経口摂取訓練の妨げにならないことから，経口摂取再獲得を目指す場合に有効な選択肢である[6]．経腸栄養から経口摂取に移行する段階では，エネルギー不足によりサルコペニアが助長されないように注意する（表2）．

サルコペニアの嚥下障害は新しい概念であり，それらに対する標準的な栄養サポートは確立されていない．現状ではサルコペニアに対する栄養管理の知見を応用し，嚥下機能に応じて十分なエネルギー・蛋白質を補給することがもっとも重要であると考える．

Reference

1) Wakabayashi H, Sakuma K：Rehabilitation nutrition for sarcopenia with disability：a combination of both rehabilitation and nutrition care management. J Cachexia. Sarcopenia Muscle **5**(4)：269-277, 2014
2) Cruz-Jentoft AJ, Baeyens JP, Bauer JM, et al.：Sarcopenia：European consensus on definition and diagnosis：Report of the European Working Group on Sarcopenia in Older People. Age Ageing **39**(4)：412-423, 2010
3) Malafarina V, Uriz-Otano F, Iniesta R, et al.：Effectiveness of nutritional supplementation on muscle mass in treatment of sarcopenia in old age：a systematic review. J Am Med Dir Assoc **14**(1)：10-17, 2013
4) Denison HJ, Cooper C, Sayer AA, et al.：Prevention and optimal management of sarcopenia：a review

表2 経口摂取移行時の栄養プラン例

	経腸栄養	経口摂取	栄養量
	必要栄養量：1,800 kcal 蛋白質 60 g 水分 1,600 mL		
ステップ1	水（350）×2（朝・夕） テルミール®2.0α（300）×2 ※IOE法にて実施	嚥下食4（昼） 軟飯200 g ＋お茶ゼリー 100 mL	1,780 kcal 蛋白質 61 g 水分 1,620 mL
ステップ2	水（200）×1（夕） テルミール®2.0α（400）×1（夕） ※IOE法にて実施	嚥下食4（朝・昼） 軟飯200 g ＋とろみ付茶で飲水 300 mL	1,810 kcal 蛋白質 65 g 水分 1,580 mL
ステップ3	―	嚥下食4*（毎食） 軟飯200 g ごはんにあうソースたまご風味×3（毎食） アイオールソフト120（専用ソース付）×1 ＋とろみ付茶で飲水 400 mL	1,850 kcal 蛋白質 60 g 水分 1,600 mL

*嚥下食4：日本摂食嚥下リハビリテーション学会分類コード4相当

 of combined exercise and nutrition interventions to improve muscle outcomes in older people. Clin Interv Aging **10**：859-869, 2015
5) Morley JE, Argiles JM, Evans WJ, et al.：Nutritional recommendations for the management of sarcopenia. J Am Med Dir Assoc **11**(6)：391-396, 2010
6) Nakajima M, Kimura K, Inatomi Y, et al.：Intermittent oro-esophageal tube feeding in acute stroke patients-a pilot study. Acta Neurol Scand **113**(1)：36-39, 2006

●治療のTips　MEELS ON WHEELSとは？

　高齢者ではさまざまな要因で体重減少が生じ，摂食嚥下障害の引き金となることがある．これらの要因は，頭文字をとって"MEELS ON WHEELS"ともよばれている．このなかには薬物療法，うつ，アルコール中毒，妄想症，口腔の問題，貧困，認知症，甲状腺機能亢進症，消化不良，摂食障害，過度な食事制限，買い物の制限など食事準備に関する問題，嚥下障害などが含まれる．嚥下障害は低栄養の原因であると同時に低栄養の帰結としても生じる可能性があることに注意が必要である．

●高齢者のクリニカルエピソード　栄養管理の重要性

　摂食嚥下障害がどのような原因で生じたのかを評価することは，摂食嚥下機能予後を推測するために不可欠である．当院で経験した事例を紹介する．80代女性，脳梗塞後に片麻痺を生じリハ目的で当院に入院．当初は軟菜食を摂取できていた．経過中，消化管出血を生じ加療のため急性期病院に転院．絶食により加療後，経口摂取を再開したが誤嚥性肺炎を繰り返し経口摂取困難との判断で胃瘻造設．3週間の加療中，末梢静脈栄養のみで体重は3 kg減少した．その後当院に再入院したが，本人，家族ともに経口摂取が叶わないことに強いショックを受けていた．管理栄養士は病歴や栄養歴からサルコペニアの摂食嚥下障害の可能性を疑った．多職種チームで胃瘻からの積極的栄養管理を含むリハアプローチを開始し，最終的に体重増加，軟菜食で3食経口摂取可能となり自宅退院した．栄養管理は摂食嚥下機能を改善させ得ることを再認識した症例であった．

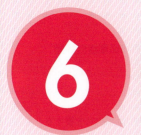

誤嚥性肺炎に対する早期リハビリテーション

百崎　良

Point
- 誤嚥性肺炎は医療介護関連肺炎とオーバーラップするところが大きい．
- 誤嚥性肺炎による入院は入院関連機能障害を容易に誘起する．
- 入院関連機能障害は予防が重要であり早期リハビリテーションが必要である．
- 誤嚥性肺炎に対する呼吸リハビリテーションには死亡率減少効果がある．
- 栄養ケアや退院サポートも早期に開始する必要がある．

Keywords
誤嚥性肺炎，高齢者肺炎，医療介護関連肺炎，入院関連機能障害，早期リハビリテーション

　近年，人口の高齢化に伴い肺炎による死亡者数が増加し続けている．わが国における肺炎死亡者の95％以上は65歳以上の高齢者であり，2011年には脳血管疾患を上回り，肺炎は日本人の死因の第3位となった．高齢者肺炎のほとんどは加齢に伴う嚥下機能低下を背景とした誤嚥性肺炎であると考えられており，老年症候群の一形態とも捉えることができる．誤嚥性肺炎は，要介護者の肺炎である医療介護関連肺炎（nursing and healthcare associated pneumonia：NHCAP）[1]の概念ともオーバーラップするところが大きく（図1），医療・介護の現場でしばしば対応を求められる疾患である．ここでは，誤嚥性肺炎に対する早期リハビリテーション（以下，リハ）の意義について概説する．

1　誤嚥性肺炎の評価

　誤嚥性肺炎は嚥下障害者に生じる肺炎であり，その診断には肺炎の確認（画像診断や炎症反応，肺炎症状の確認）と嚥下障害・誤嚥の確認が必要である．しかし嚥下障害を有する者の肺炎がすべて誤嚥性肺炎というわけではない．誤嚥のリスクである嚥下障害を認めても，肺炎が誤嚥によって生じていることを直接確認することは困難な場合が多く，誤嚥性肺炎の確定診断は難しい．よって誤嚥性肺炎の診断は，操作的な臨床的診断によるところが大きいのが実情である[2]．

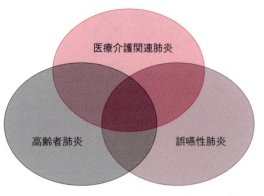

図1　肺炎の概念におけるオーバーラップ

表1　I-ROAD による肺炎重症度評価

I：immunodeficiency	
悪性腫瘍または免疫不全	
R：respiration	
SpO_2＞90％を保つのに FiO_2＞35％を要する	
O：orientation	
意識レベル低下	
A：age	
男性≧70歳，女性≧75歳	
D：dehydration	
乏尿または脱水	

＊3点以上該当で重症肺炎

　肺炎の重症度分類でよく用いられているのは市中肺炎ガイドラインにおける重症度分類 A-DROP であるが，誤嚥性肺炎の重症度評価には院内肺炎ガイドラインにおける重症度分類である I-ROAD[3]のほうが適しているともいわれている．I-ROAD は I（immunodeficiency：免疫不全），R（respiration：呼吸不全），O（orientation：意識障害），A（age：高齢），D（dehydration：脱水）の5つからなる評価尺度で3項目以上満たす場合，重症と判定される（表1）．重症誤嚥性肺炎患者はなかなか積極的なリハが難しいことも多く，身体機能の改善も悪い傾向にある．呼吸状態や意識状態が安定してくるとリハを実施しやすくなるため，積極的な早期リハのためにも全身状態を整えることが重要である．

2　入院関連機能障害

　直接的には運動障害をきたさない誤嚥性肺炎が入院原因であったとしても，入院治療に伴う長期の安静臥床により下肢体幹の筋力低下や歩行障害を呈することは珍しくない．これは入院関連機能障害[4]（hospitalization-associated disability：HAD）と称されており，高齢入院患者の30％近くに発生すると報告されている．その発症は身体機能や歩行能力，ADL の低下のみならず，認知機能の低下，合併症の増加，在院日数の増加，自宅復帰率の減少，死亡率の増加，QOL の低下を引き起こす．HAD を発症するか，またどれくらい進行するかは病前予備能力，疾患重症度，入院関連要因，退院関連要因によって決定される（図2）．HAD 発症・進行を予防するためにも，早期介入によりこれらの要因を調整する必要がある．高齢誤嚥性肺炎患者に対する早期リハの主な目的は HAD 発症前に介入することで身体機能低下を予防し，ADL 能力を維持し，早期退院を支援することにある．

3　入院関連機能障害予防リハビリテーション

　一度 HAD を発症してしまうと，70％の患者はもとの生活機能レベルにまでは回復しないといわれており，早期リハによる HAD 予防が重要である．早期リハの開始基準や中止基準

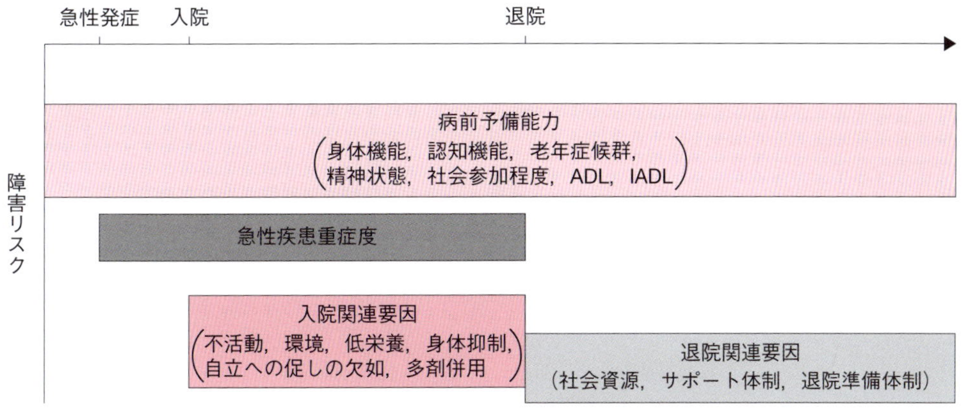

図2 入院関連機能障害に影響を与える因子

(Covinsky KE, et al.：JAMA **306**(16)：1782-1793, 2011[4]より引用)

は「リハビリテーション医療における安全管理・推進のためのガイドライン」を参考に行うことが推奨されている（表2，図3）[5]．訓練中だけではなく，病室での安静度も徐々に上げていく必要がある．日中はできる限り，車椅子に乗車してもらうことで生活リズムが整い，覚醒度も向上し，より積極的なリハが可能となる．

またわが国では，HAD予防対策を標準化する試みも行われている．HAD発生予防対策としてHAD予防システム[6]（HAD prevention system：HPS）を導入している病院もある．新しく患者が入院すると各診療科の医師がHAD発生リスクをHPS評価シート（図4）にてスクリーニングし，高リスクと判定された患者をリハ科医師が病棟で診察し，リハ科医師の指示により迅速にHAD発生予防リハを開始するというものである．この取り組みの結果，HADの発生頻度は減少し，在院日数の短縮も確認されている．HPSに対する患者およびその家族の反応も良好で，「入院生活で足腰が弱ることを心配していたが問題なかった」などという声も聞かれている．誤嚥性肺炎による入院患者に対してもHPSは有効であると考えられる．

4　早期呼吸リハビリテーション

誤嚥性肺炎に対する早期呼吸リハは，開始基準や中止基準を守ったうえでバイタルを確認しながら安全に実施することが可能である．特に高齢誤嚥性肺炎患者に対する早期呼吸リハは死亡率減少効果が確認されている．われわれは約7万人の高齢誤嚥性肺炎患者データをもとに，早期呼吸リハが死亡率をオッズ比で約0.7倍に減少させることを報告した[7]．痰が多い症例では体位ドレナージ，定期的な体位変換も有効であり，左右側臥位の反復を行う．誤嚥性肺炎再発予防には少しヘッドアップしておくことが望ましい．また呼吸リハという視点からも座位訓練は重要である．座位のほうが咳をしやすいし，横隔膜が下がり肺活量も増えるからである．また座位をとれない患者の場合でも胸郭可動域訓練の一手法であるシルベスター法は，ベッド上で行える簡易用手人工呼吸法として有効である．

表2 リハ中止基準

積極的なリハを実施しない場合	
① 安静時脈拍 40/分以下または 120/分以上	⑦ 著しい不整脈がある場合
② 安静時収縮期血圧 70 mmHg 以下または 200 mmHg 以上	⑧ 安静時胸痛がある場合
③ 安静時拡張期血圧 120 mmHg 以上	⑨ リハ実施前にすでに動悸・息切れ・胸痛のある場合
④ 労作性狭心症の方	⑩ 座位でめまい,冷や汗,眠気などがある場合
⑤ 心房細動のある方で著しい徐脈または頻脈がある場合	⑪ 安静時体温が 38℃以上
⑥ 心筋梗塞発症直後で循環動態が不良な場合	⑫ 安静時酸素飽和度（SpO_2）90%以下

（前田真治：Jpn J Rehabil Med 44(7)：384-390, 2007[5]）

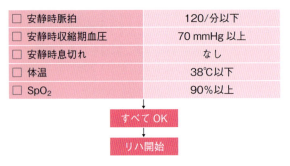

図3 早期リハ開始のためのチェックリスト

5 リハビリテーション栄養

　誤嚥性肺炎患者，特に重症肺炎患者はなかなか経口摂取が自立しないことが多い[8]．栄養状態が整っていなければ積極的なリハは困難であるため，リハと同時に栄養状態を整える早期の栄養ケアも必要である．実際，栄養ケアが呼吸リハの効果を向上させるという報告はいくつかある．また，嚥下リハは高齢誤嚥性肺炎患者の早期経口摂取自立率を高めることが報告されており[9]，栄養ケアの意味でも早期嚥下リハの導入は重要となる．

6 早期退院サポート

　高齢者が誤嚥性肺炎で入院した場合，早期リハを行っても ADL 低下を予防しきれないことはしばしば経験され，在宅復帰が困難になる場合もある．自宅に退院できるかも含め，家族のマンパワーの確認，介護保険などの社会資源の導入，家屋環境の評価と家屋改修の検討が必要となる．特に介護保険導入と家屋改修は自宅退院における律速段階になることが多いので，早めに検討を開始する．介護保険での家屋改修は合計額が 20 万円になるまでは何度でも工事が可能であるが，玄関とトイレの手すり設置と段差解消で事足りる場合が多い．なかなか話がまとまらない場合は本人，家族，改修業者，ケアマネジャー同伴で退院前訪問指導を行うという手もある[10]．大がかりになりがちなお風呂場の改修などは自宅退院後にゆっくりやってもらうのでもよい．

入院関連機能障害予防システム評価シート

＊入院関連機能障害＝Hospitalization-Associated Disability（HAD）

患者名：＿＿＿＿＿＿＿＿＿＿＿＿＿＿＿＿＿＿＿＿

病名：＿＿＿＿＿＿＿＿＿＿＿＿＿＿＿＿＿＿＿＿＿

記載者＜医師＞＿＿＿＿＿＿＿＿＜看護師＞＿＿＿＿＿＿＿＿

入院日：　年　　月　　日　＜診療科＞□泌　□循　□腎　□呼　□形　□総　□血　□耳

＃PART 1 に該当しない患者で，PART 2 で HAD ハイリスクと判断された場合のみ，PART 3 の「1～3 のいずれかに」レ点をつけてください．本シートには，医師と看護師のサインをお願いします．

PART 1：本システムから除外される患者
□入院期間が 7 日間以内の患者　　□入院前より寝たきり状態である患者
□死亡退院が予想される患者　　□リハ開始が困難な患者

PART 2：HAD ハイリスク患者のスクリーニング
●年齢について左列の 1～4 のいずれかにレ点を入れて，さらに右列の該当項目にレ点を入れてください．以下の項目にひとつでも該当する患者は，HAD ハイリスクです

□1：～64 歳	□歩行が不安定 □低体重あり
□2：65～74 歳	□歩行が不安定 □低体重あり □認知機能障害あり
□3：75～84 歳	□歩行が不安定 □低体重あり □認知機能障害あり □予定入院期間が 15 日間以上
□4：85 歳～	☑全員がハイリスクである

⇒本患者は，□①HAD ハイリスクである．□②HAD ハイリスクでない．

PART 3：HAD ハイリスク患者へのリハ介入
●以下の 1～3 のうちから，適当な項目にレ点を入れてください．
□1：本患者にはリハは不要
□2：早急な身体的リハの開始が望ましい（以下から選択：病棟訓練から，訓練室訓練から）．
□3：その他（⇒　　　　　　　　　　　　　　　　　　　　　　　）

●本患者の治療方針およびリハに関しての注意事項
＿＿

＊歩行が不安定：歩行に介助等が必要な場合．
＊低体重：BMI 低値（18.5 以下）の場合．
＊認知機能障害：日付が分からない，場所（病院名）が分からない，入院した理由が分からない場合など．

図 4　HPS 評価用紙
（角田　亘，他：東京慈恵会医科大学雑誌 129(2)：59-70, 2014[6]）

高齢誤嚥性肺炎患者に対する早期リハは必須である．早期リハがなければ不可逆的な身体機能低下を被ることにもなりかねない．全身状態をみながら早期離床，呼吸リハを行うことが重要である．

Reference

1) Kohno S, Imamura Y, Shindo Y, et al.：Clinical practice guidelines for nursing- and healthcare-associated pneumonia（NHCAP）［complete translation］. Respir Investig **51**(2)：103-126, 2013
2) Komiya K, Ishii H, Kadota J：Healthcare-associated Pneumonia and Aspiration Pneumonia. Aging Dis **6**(1)：27-37, 2014
3) Matsunuma R, Asai N, Ohkuni Y, et al.：I-ROAD could be efficient in predicting severity of community-acquired pneumonia or healthcare-associated pneumonia. Singapore Med J **55**(6)：318-324, 2014
4) Covinsky KE, Pierluissi E, Johnston CB：Hospitalization-associated disability："She was probably able to ambulate, but I'm not sure". JAMA **306**(16)：1782-1793, 2011
5) 前田真治：リハビリテーション医療における安全管理・推進のためのガイドライン．Jpn J Rehabil Med **44**(7)：384-390, 2007
6) 角田 亘, 古田 希, 芝田貴裕, 他：入院関連機能障害予防システム（HPS）の先駆的導入―病院全体の医療の質を高めることを目指した本邦初の取り組み―．東京慈恵会医科大学雑誌 **129**(2)：59-70, 2014
7) Momosaki R, Yasunaga H, Matsui H, et al.：Effect of early rehabilitation by physical therapists on in-hospital mortality after aspiration pneumonia in the elderly. Arch Phys Med Rehabil **96**(2)：205-209, 2015
8) Momosaki R, Yasunaga H, Matsui H, et al.：Predictive factors for oral intake after aspiration pneumonia in older adults. Geriatr Gerontol Int **16**：556-560, 2016
9) Momosaki R, Yasunaga H, Matsui H, et al.：Effect of dysphagia rehabilitation on oral intake in elderly patients with aspiration pneumonia. Geriatr Gerontol Int **15**(6)：694-699, 2015
10) 百崎 良, 菅原英和, 安保雅博：脳卒中患者の退院前訪問指導に関する検討．J Clin Rehabil **18**(5)：464-468, 2009

●治療のTips　トロミ水飲みテスト

　水飲みテストは嚥下障害のスクリーニングテストとしては，確かに優れている．一方で，高齢誤嚥性肺炎患者のように，嚥下障害を有することが事前に想定される場合にはトロミ水を使ったトロミ水飲みテストもよい方法である．全身状態が落ち着いていて口腔ケアがしっかりなされていれば，トロミ水をしっかり飲めるかどうかで，トロミ水と同じくらいの粘度のミキサー食などを経口摂取可能かどうか，ある程度見当をつけることができる．嚥下障害のスクリーニング検査としてではなく，経口摂取を進めていく一つの方法としてトロミ水飲みテストもよい方法ではないかと考えている．

●高齢者のクリニカルエピソード

　筆者が回復期病院で働いていたときのこと，脳梗塞にて嚥下障害となり急性期病院で胃瘻造設された患者様を担当した．非常に積極的にリハをされ，経口摂取自立，歩行見守りレベルで自宅退院し，外来での失語のリハが始まった．内科的管理や胃瘻の抜去に関しては造設していただいた前医にお任せしたのだが，前医では念のために（？）と抜去されず，定期的に交換されることになってしまった．外来リハは非常に順調であったのだが，あるときを境にぱったりと外来に来なくなってしまった．何があったのかと心配していたのだが，実は胃瘻交換のためにワーファリン®を中止されている間に広範な脳梗塞を再発し急逝されたのだと知らされ，絶望した．

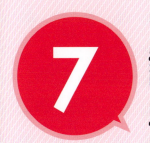 誤嚥性肺炎に対する早期経口摂取

小山珠美

Point
- 誤嚥性肺炎の背景には複合した要因がある．
- 要介護高齢者の不必要な絶飲食と過度な床上安静は健康回復への弊害となる．
- 誤嚥性肺炎の治療を効果的にするためには包括的ケアとリハビリテーションが必要である．
- 誤嚥性肺炎後の早期経口摂取を行うためには，誤嚥を予防し安全で自立性を高める食事介助技術が必要である．

Keywords 肺炎，廃用症候群，早期経口摂取，離床，包括的ケア，食事介助技術

　「口から食べる」という行為は，栄養を摂り，味を楽しみ，生きる意欲を高めるなど，人として幸せに生きていくための根幹をなす生活行動である．しかしながら，加齢に伴う脳疾患や呼吸器疾患などによる複合した病気や障害を併発すると，摂食嚥下障害が生じ誤嚥性肺炎を発症することが多くなる．延いては，人間の尊厳であり，長寿を生きる最大の楽しみである食へのニーズが満たされないばかりか，生きる希望の喪失をも招くことになりかねない．
　ここでは，高齢者の誤嚥性肺炎に関する廃用症候群の是正，早期経口摂取開始の成果，包括的ケアの必要性について紹介する．

1 誤嚥性肺炎の原因と複合した背景

　誤嚥性肺炎の身体的発症原因として，脳卒中，神経筋疾患，認知症，頭頸部や上部食道器質的疾患などに起因した摂食嚥下障害が挙げられる．また，これらを修飾する要因として，気管内カテーテルの留置（口腔・挿管チューブ，気管内カニューレなど），認知機能低下（高次脳機能障害や認知症），活動性低下，呼吸器障害，歯・口腔機能低下，低栄養，食事動作機能低下，活動性低下，薬剤の副作用など多岐に渡る．
　一方，要介護高齢者が誤嚥性肺炎を引き起こす人的環境についても留意する必要がある．口腔環境の不衛生，気道伸展位での臥床，危険な食事形態の提供，不適切な食事介助，食事

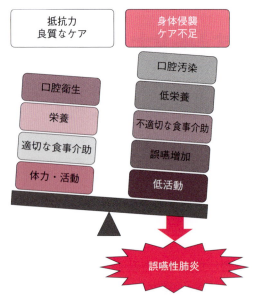

図1　誤嚥性肺炎の発症要因

直後の臥床による胃食道逆流なども影響している．図1に示すように誤嚥性肺炎の発症要因には患者本人の身体侵襲と抵抗力のバランスが不良となった場合に加えて，ケアの質も関与することを念頭に置きたい．身体侵襲を減らして抵抗力を強化するためには，呼吸器感染症の入口である口腔ケアの充実を図ることをはじめとして，誤嚥を防ぐための安全な食事介助，適切な食物形態の選別，低栄養や低活動の予防のためのリハビリテーション（以下，リハ）栄養[1]，不良姿勢の是正などが重要である．

2　肺炎の診断を受けた要介護高齢者の絶飲食と床上安静の弊害

　摂食嚥下障害を有した要介護高齢者は，認知症，サルコペニア，呼吸器疾患，心不全などを複合的に合併し，摂食嚥下機能が重度に低下している[2]．また，急性期医療の現場では，酸素療法，静脈栄養，経腸栄養，尿路カテーテルなどが留置されている状況下で，身体抑制によってせん妄や認知機能低下を引き起こしているため身体抑制がなされていることも多い．せん妄やさらなる認知機能低下を引き起こしやすい環境になっているため早期に身体抑制を解除する必要がある．

　特に，誤嚥性肺炎を想定した場合は，酸素療法に加えて，入院後から絶飲食となり，非経口栄養（輸液療法や経腸栄養）のみの栄養管理や床上安静とされることが多い．これらの対応が，口腔内汚染・乾燥，摂食嚥下機能低下，認知機能低下などの二次的合併症を引き起こし，ADL・QOLを低下させやすくなる（図2）．また，カテーテル管理に伴った身体抑制による事故，心身の廃用症候群，心理的ストレスなども要介護高齢者にとっては深刻となりやすい．図3に臥床と立位による横隔膜の位置変化を示した．臥位から立位をとるにしたがって横隔膜が下降し，肺の容積は増加する．それにより，換気量が増加し呼吸筋群の活動量も増えて，効率的な咳嗽や去痰ができるようになり，良好な気道クリアランスを図ることがで

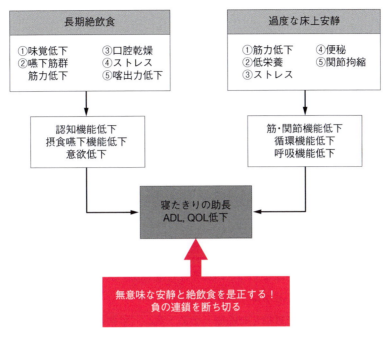

図2　医原性廃用症候群によるADL，QOL低下

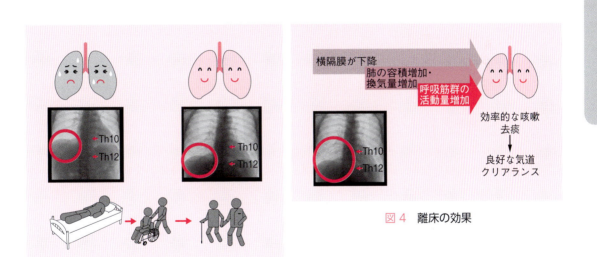

図3　早期離床は最大なるリハビリテーション

図4　離床の効果

きる．図4に肺炎予防と回復における離床の効果を示した．肺炎治療をより効果的に加速し，生活者として健康回復するためには早期離床と活動性を高めていくかかわりが重要である．

3 誤嚥性肺炎患者への包括的ケアとリハビリテーション

　高齢者が誤嚥性肺炎のリスクと対峙しながら経口摂取を継続していくためには，急性期医療での安全かつ早期経口摂取開始，質の高い包括的ケア栄養サポートチーム（NST），地域連携，などが不可欠である．医師，看護師，言語聴覚士らの専門職は，患者が安全に経口摂取を開始できるよう，開始の時期を見極め，継続するか否かの判断を適切に行うべきである．そのためには，生活者としての食べる機能の維持・改善に必要な要素を網羅してADLやQOLを向上させるための階層的な考え方と実践的スキルを提供していくことが大切である．中枢性脳機能障害を有した高齢者は嚥下反射や咳反射が低下するだけでなく，咽頭・喉頭・声帯周囲の知覚障害による不顕性誤嚥（silent aspiration）を想定した機能評価を行う必要がある．嚥下造影検査，嚥下内視鏡検査などで誤嚥を診断できるが，誤嚥があるから経口摂取禁止という安易な診断ではなく，どのようにしたら安全に食べることができるのかというリハの視点を持った診断とアプローチが求められる．

　早期経口摂取再獲得を目指した治療・ケア・リハ（早期経口摂取開始）の同時進行がポイントとなる．図5に誤嚥性肺炎の治療・リハプロセス，図6に口から食べるための包括的評価視点と支援スキルの要素（Kuchikara Taberu Balance Chart：KTBC）を示した[3〜5]．

　以下に肺炎患者の早期経口摂取を進めていくうえでのケアとリハのポイントを示す．

1．状況把握と評価

　食べる意欲，全身状態，呼吸状態，意識状態，肺炎の治療状況，検査データ，随伴症状，入院前の生活状況や食事状況介護環境，食に対するニーズや希望などの包括的状況把握と評価を行う．

2．口腔ケア

　口腔ケアを通して，口腔内を清潔にするとともに，口唇・舌・頬など口腔周囲筋群の運動・知覚強化訓練を行う．歯ブラシによるブラッシングとぶくぶくうがいを励行する．うがいができなければ吸引を併用した洗浄をするとよい[6]．

3．姿勢調整

　ベッド臥床時のポジショニングとして，枕1個での気道伸展位の姿勢では舌根が沈下し，鼻咽腔を閉鎖するため，さらなる口呼吸を引き起こし，呼吸機能の改善を妨げる．頸部が後屈した姿勢を避けて，ベッドのギャッチアップを図り横隔膜を下げて胸郭を広げる安定した姿勢の調整が必要である．

4．呼吸ケアと早期離床

　呼吸ケアと早期離床による活動性や認知機能の拡大を図ることが重要である．そのためには，ベッドのリクライニング角度を上げて座位耐久性を高め，離床による抗重力筋の活動性を良好にする働きかけが必要である．身体を臥位から座位，さらに立位にすることで，横隔膜が下降し，胸郭の容積が広がり有効な酸素化となる．また，呼気圧を高め，効果的な喀出力につながる．これらは，気道粘膜の腺毛に付着している痰を咳嗽により振り落とし，気道のクリアランスを良好に保つことにもつながる．これらの意図性を持ったケアが酸素化を不

7 誤嚥性肺炎に対する早期経口摂取

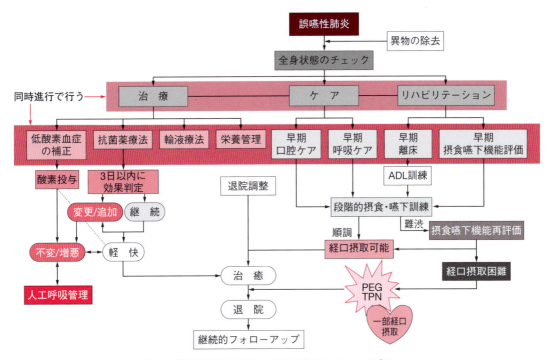

図5　誤嚥性肺炎の治療・リハビリテーションプロセス
(小山珠美 監：ビジュアルでわかる早期経口摂取実践ガイド―急性期から「食べたい」をつなぐ地域ネットワーク―．日総研出版，p71，2012[5])）

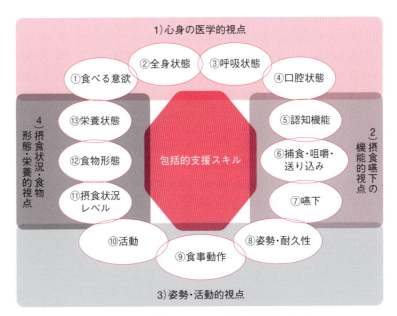

図6　口から食べるための包括的支援スキル
(小山珠美 編：口から食べる幸せをサポートするための包括するスキル―KTバランスチャートの活用と支援―．医学書院，東京，p14-72，2015[5])）

要とする呼吸機能の改善に寄与する．

　加えて，離床により身体の可動域を広げることは，視・聴空間の認知機能を高め，脳を活性化する．さらに嚥下運動に必要な口唇閉鎖や舌運動能力が高まり，嚥下反射の惹起や咳反射を誘導することになる．

5．摂食嚥下機能評価と早期摂食訓練

　意識障害と高熱症状の改善がみられたら，気道のクリアランスを図り，摂食嚥下機能障害に応じたベッドサイドスクリーニングテスト（改訂水飲みテストやフードテスト）を行う．

　また，口腔ケア時に口腔周囲筋のマッサージやストレッチなどの筋刺激を十分に行い，唾液分泌を促進しながら口腔機能を高めていく．さらに，個別の能力に応じて嚥下促通手技での訓練を併用する場合もある（口腔内の知覚低下や嚥下反射の惹起遅延の場合は口腔内のアイスマッサージ，喉頭周囲筋運動，発声訓練，咳訓練，口すぼめ呼吸，ストローや巻笛によるブローイングなど）．何よりもリスク管理下で，難易度の低い実際の食物を用いた摂食訓練を早期に開始することが有用である．

4　「誤嚥」を予防し安全で自立性を高める食事介助技術

　摂食訓練を安全で効果的に実施していくためには，食事に集中できる環境設定と安全で効率性の高い食事介助技術が必要である．これは，病院，施設，在宅のどこでも必要かつ欠くことのできない支援スキルである．図7に食事援助に必要な要素をまとめた．以下に配慮が必要な点を示す．

1．認知機能を高める食環境

　食事を開始する際は，食物を視覚で認知できるよう配慮し，においを嗅ぐ，触るなどの五感による情報を最大限に活用できるような援助が大切である．さらに，食物の咀嚼，手の使用，おいしいという満足感を持てるようなアプローチも重要となる．安定した姿勢で，食物がどこにどのように位置しており，どんな方向から介助を受けているかなどが，視覚でわかるような配慮を行う．一方，危険な食事摂取として，大スプーンで啜って食べる，一口量が多い，摂食ペースが早いなどは誤嚥性肺炎のトリガーとなるため，個々の認知機能に応じた物理的・人的環境調整が必要である．特に，摂食嚥下機能と認知機能が低下した高齢者では，注意が散漫となるテレビの画像や音，騒然とした話し声，慌ただしい人の出入りなどが集中力を妨げ，誤嚥を引き起こしやすくなる．

2．安全でセルフケアを拡大できるための姿勢調整

　適切な姿勢への援助は，早期に経口摂取を開始でき，食事動作のセルフケア拡大へとつながる．一方，不良姿勢は，疲労感から摂食量を減少させたり，食べこぼしを招き，患者の自尊感情を低下させるばかりでなく，誤嚥を引き起こすことにもなりかねない．そのためにも，食事をみて，効率的に手（摂食用具の使用を含む）を使うことができ，長時間座っていられる安定した姿勢保持が欠かせない．食事摂取中は必ず姿勢が崩れるということを念頭に置き，随時安定した姿勢を保つよう留意する．

　食具やテーブルなどの適正化も重要である．不安定な姿勢（両上肢がテーブルにのってい

7 誤嚥性肺炎に対する早期経口摂取

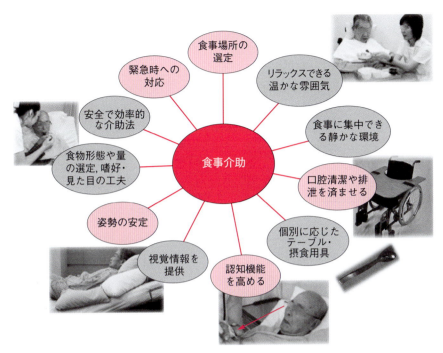

図7 食事に関連した援助の要素

ない，下肢が床に安定して着地していない，頸部が後屈している，もしくは過度に前屈している，一方の手が下垂しているなど）や，椅子やテーブルの不適合（体幹とテーブルが離れている・高さが違うなど）は誤嚥や摂取量低下を引き起こしやすく，要介護高齢者の食べる力を阻害する人的要因となる．

3．評価に基づいた段階的食物形態のステップアップ

段階的な食事に関しては，日本摂食嚥下リハビリテーション学会の嚥下調整食学会分類2013[7,8]を活用するとステップアップが図りやすくなる．開始食の選択については，硬さ，付着性，凝集性，離水性などの要素を含めた摂食嚥下機能障害に応じた形態であることはもちろんであるが，温度・見た目・おいしさなど嗜好に合った食物や味の工夫も欠かせない要素である．認知，呼吸，姿勢，摂食嚥下機能，セルフケア能力などを総合的に勘案したベッドサイドスクリーニング評価を行い，経口摂取の開始と栄養方法を決定する．基本的にはコード0〜1レベルのゼリー食から開始し，段階的にコード2〜4，普通食へとステップアップしていく．また，水分のトロミ調整の用い方にも配慮し，嚥下機能だけでなく，おいしく水分を飲めるためにどのような提供を行うかを検討する．食事のステップアップにおいては，リスク管理，評価からプラン立案，継続したモニタリング，ADL拡大，栄養ケア，薬剤管理などそれぞれの専門性を結集したチームアプローチが必要である．

4．安全でセルフケア拡大を意図した食事介助

摂食動作のセルフケア拡大においては捕食動作や認知機能に問題がなく，摂食嚥下機能低下が認められない場合には自力摂取ができると判断する．できるだけ本人が手を使って食べられるようにアシストする（目と手と口の協調運動を促す）．しかし，一見自力摂取で問題な

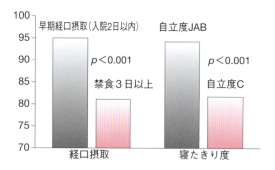

図8　退院時の経口摂取率（肺炎370例）
(Koyama T, et al.：J Am Geriatr Soc 63：2183-2185, 2015[9]より引用)

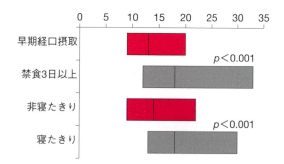

図9　経口摂取退院症例の在院日数
(Koyama T, et al.：J Am Geriatr Soc 63：2183-2185, 2015[9]より引用)

さそうにみえても，摂食時間が長くなると，姿勢が崩れ啜って食べたり，一口量が多くなり誤嚥のリスクが高まることもあるため注意が必要である[5]．

5 高齢者肺炎患者への早期経口摂取の成果

　肺炎患者のリスク管理として，適切な摂食嚥下機能や身体活動評価がなされることなく絶飲食が推奨されたり，床上安静が常態化していることの問題点は先に述べた．筆者らはこれまでの経験から，それらは肺炎治療効果，経口摂取再獲得，医療費高騰，人間としての尊厳において価値ある医療的側面ではないと考え，臨床的実績を継続してきた．そのうえで，入院後の非経口栄養と寝たきりなどの廃用症候群の回避が，高齢肺炎患者に奨励されるべきであるという知見を得た（図8，9）．そのプロセスにおいては以下のリスク管理と包括的ケアプログラムの充実が必要であることを念頭に置きたい[9,10]．

1．リスク管理

　肺炎患者におけるリスク管理でもっとも重要なことは早期経口摂取を図りながら，食事場面でしっかりとした誤嚥予防と摂食が安定するための観察や援助（食事介助，食物形態，摂食姿勢など）を行うことである．

2．包括的ケアの充実

　食事以外でのトータルケアの重要性として，多職種協働による口腔ケアの充実，活動性への援助，栄養ケア，合併症予防など包括的ケアを充実させることが重要である[5,11,12]．

Reference

1) 若林秀隆 編：リハビリテーション栄養ハンドブック．医歯薬出版，東京，p1-3，2010
2) 若林秀隆，藤本篤士 編：サルコペニアの摂食・嚥下障害—リハビリテーション栄養の可能性と実践—．医歯薬出版，東京，p2-81，2012
3) 小山珠美：早期経口摂取実現とQOL向上への多職種協働によるチームアプローチ．J Clin Rehabil **19**(9)：838-847，2010
4) 岡田晋吾，田所孝雄 監：スーパー総合医 地域医療連携・多職種連携．中山書店，東京，p224-229，2015
5) 小山珠美 編：口から食べる幸せをサポートするための包括するスキル—KTバランスチャートの活用と支援—．医学書院，東京，p14-72，2015
6) 小山珠美：誤嚥性肺炎の治療と再発予防のコツ 病棟での口腔ケア：ナースの力を活用しよう！MB Med

Reha **160**：39-47，2013
7) 日本摂食・嚥下リハビリテーション学会医療検討委員会：日本摂食・嚥下リハビリテーション学会 嚥下調整食学会分類 2013（http://www.jsdr.or.jp/wp-content/uploads/file/doc/classification2013-manual.pdf）
8) 栢下 淳 編：食べにくい患者への食事アプローチ イチからよくわかる摂食・嚥下障害と嚥下調整食．メディカ出版，大阪，p42-72，2014
9) Koyama T, Koganei Y, Anzai H, et al.：Early commencement of oral intake and physical function are associated with early hospital discharge with oral intake in hospitalized elderly individuals with pneumonia. J Am Geriatr Soc, **63**：2183-2185, 2015
10) 小山珠美，黄金井裕，加藤基子：脳卒中急性期から始める早期経口摂取獲得を目指した摂食・嚥下リハビリテーションプログラムの効果．日摂食嚥下リハ会誌 **16**(1)：20-31，2012
11) 小山珠美：急性期医療における早期経口摂取を目指したチームアプローチ．MB Med Reha **116**：6-12，2010
12) Koyama T, Shamoto H, Anzai H：Multidisciplinary Comprehensive Care for Early Recommencement of Oral Intake in Older Adults With Severe Pneumonia. J Gerontol Nurs **42**（10）：21-29, 2016

●治療の Tips
口が開かない場合の対処法！

認知機能低下がある場合，スプーンを近づけても口を開けないことがよくある．その場合は，下口唇をスプーンでつつかないことが重要である．

スプーンに入っている食べ物を視覚情報としてしっかりみせ，次に，スプーンの先端を下口唇に接地させ離さない．口唇の緊張が緩むのをまって，スーッと下口唇を滑らせると捕食がスムーズとなる．また，スプーンはしっかりと舌中央に接地することが大切である．多くの場合，食べ物をみせていない．スプーンで口唇を突く，スプーンの接地が手前のため，余計に開口できない状況を作り出している．

●高齢者のクリニカルエピソード
食べる可能性をあきらめない

誤嚥性肺炎で入院となった 94 歳の女性．入院時意識レベルは JCS20〜30，気道内分泌物は多く，38℃の熱，白血球数 20,000/μL と炎症反応も高く，今後は経口摂取の再獲得は困難だろうと医師から判断されていた．しかし，3 日後に 37℃に解熱したため，身体を起こし，口腔ケアを丁寧に行い，安定した姿勢でゼリー類の食事を開始した．また，理学療法士による呼吸ケアや離床，管理栄養士と食物形態や栄養ケアを積極的に進めていった．その結果，覚醒もよくなり認知機能も高まった．入院 1 週間後には 3 食経口摂取が可能となり，段階的にゼリー食からペースト食へとステップアップして一部自力摂取もできるようになった．入院 2 週間後には入院前に生活していた福祉施設へ退院となった．退院当日は介護職員へ食事介助方法をアドバイスさせていただいた．要介護高齢者患者への包括的食支援による早期経口摂取開始，早期離床を進めていくことで，口から食べる幸せをあきらめない急性期医療が提供できる．

8 認知症の摂食嚥下障害に対するリハビリテーション

山田律子

Point

- 摂食嚥下障害のある認知症の人のリハビリテーションでは，「環境調整」という捉え方が重要である．
- 認知症の人の摂食困難は「摂食開始困難」「食べ方の困難」「摂食中断」の大きく3つに分類できる．
- 認知症の人の「食べない」状態，イコール「食べたくない」状態ではなく，「食べ始めることができない」状態や，「食べられない」状態にあることも多い．食べないときの原因を探ることが重要である．
- 認知症の人では，食事前に「心身」「姿勢」「環境」を整えておくことが不可欠である．
- 認知症の原因疾患や重症度によっても摂食嚥下障害の特徴は異なるため，認知症の病態を踏まえたリハビリテーションが必要である．

Keywords 認知症，摂食嚥下障害，摂食困難，環境，リハビリテーション

1 認知症の人に対するリハビリテーションにおいて不可欠な視点

1. 認知症の人へのリハの捉え方

リハビリテーション（rehabilitation）（以下，リハ）の語源は，ラテン語のre（再び）とhabilis（人にふさわしい）からなり，「その人にとってふさわしい状態に再びなること」という意味を持つ．リハのゴールが豊かな生活の再構築にあるならば，摂食嚥下障害のある認知症の人のリハとは，認知症の人が食べる喜びを持てるように生活を再構築することである．このことから，機能訓練によって回復を目指すという捉え方ではなく，個々の認知症の人に適した環境を整えることで生活機能を最大限に引き出すという捉え方が必要である．

2. 認知症の人へのリハの展開に必要な視点

認知症とは，「一度正常に達した認知機能が後天的な脳の障害によって持続性に低下し，社会生活や日常生活に支障をきたした状態」をいう[1]．したがって，認知症の人は徐々に生活

に支障をきたすものの,すべての機能が一度に失われるわけではない.そのため,潜在化している生活機能も含めて最大限に発揮できるように,生活史や病態を踏まえながら,その人に適した環境を整えていくことがリハに求められる.また,認知機能が進行性に低下するため,その経過に応じてリハの方法を再検討しながら進めていくことが必要になる.

3. 認知症の人へのリハにおける環境の重要性

環境とは,「認知症の人を取り巻く相互作用を及ぼす外界条件」を意味する.したがって,認知症の人にかかわる者を含めた環境が認知症の人に影響を及ぼす.たとえば,注意障害がある人が,他者の往来や話し声などに注意を奪われて摂食を中断してしまう場合には,中断時における認知症の人の視線の先にある過剰な環境刺激を調整する.一方,注意は情動も関与する.このため,食生活史をもとに好物を用意したり,食欲をそそる盛りつけや楽しく食事を共にできる人の存在など,食事に専心できる環境を整えることが注意の維持を助ける.このように認知症の人では,食べ物を口に取り込むまでの先行期の障害が高い割合を占めるため,環境調整がリハの鍵となる.

2 認知症の人にみられる摂食困難の特徴

認知症の人の摂食嚥下障害に対するリハは,食事場面を観察することから始まる.認知症の人の摂食困難は大きく「摂食開始困難」「食べ方の困難」「摂食中断」の3つに分類できる[2].なお,摂食困難とは,「失行や失認,妄想や幻覚などの認知症の症状によって食物の体内への取り込みが減少する状態」をいう.図1に認知症の人に観察される摂食困難のタイプ別の特徴を示す.「摂食開始困難」とは食べ始めることができない状態,「食べ方の困難」とは食べこぼすなど食べ方が乱れた状態,「摂食中断」とは摂食動作が途中で止まり,自ら摂食を再開できない状態をいう.「摂食困難」が観察された場合,加齢変化や認知症の症状によってもたらされる摂食嚥下障害と環境との相互作用の観点からアセスメントすると,リハの方向性を見出しやすくなる.

3 食事前に整えておくべき基本3要素

認知症の人は自分自身で環境を整えることが難しくなる.このため,たとえば車椅子のまま食事することによって体幹が後傾して,摂食開始困難となっていることもある.このような場合には,座面のたわみを補正し,背部にクッションを活用して前傾姿勢に整えるだけで食べ始められることも多い.図2に,認知症の人の食事前に整えておくべき基本3要素を挙げた.

4 認知症の人の摂食嚥下障害の特徴とリハビリテーション

わが国における認知症の原因疾患は,アルツハイマー病(Alzheimer's disease:AD)がもっとも多く,次いで血管性認知症(vascular dementia:VaD),レビー小体型認知症(dementia with Lewy bodies:DLB)と続き,これら3大認知症で8割以上を占める.若年性認知症

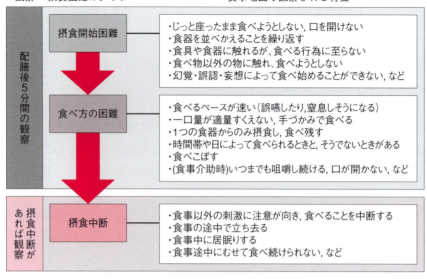

図1 認知症の人の摂食困難のタイプと特徴

心身の整え

- ●排泄ケア
  →食前に排泄を済ませたか/便秘はないか
- ●口腔ケア
  →口腔環境が機能的・器質的に整っているか
- ●睡眠覚醒リズム, 休息と活動のバランス
  →しっかりと目覚めているか, 疲労はないか
- ●苦痛・不安などへの対処
  →身体的・精神的苦痛や薬物の影響はないか

姿勢の整え

- ●ポジショニング
  →姿勢は崩れていないか
- ●食卓・椅子の調整
  →食卓や椅子の選択や調整は適切か

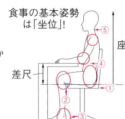

食事の基本姿勢は「坐位」!

姿勢を整える
① 骨盤を座面に対して垂直に立てる.
② 奥行き→下腿と座面の隙間に手の平が入る
③ 足底は床につく
④ テーブルの高さ→肘を90度屈曲した高さよりも数cm高い程度, または「差尺/座高≦1/3」
⑤ 頸部はやや前屈位

環境の整え

- ●食べ物の調整
  →本人が食べたいと思える食べ物か
- ●食卓環境の調整
  →食卓に食事以外の物がないか
- ●物理的環境の調整
  →食事への専心を妨げる環境内の刺激はないか
- ●社会的環境の調整
  →食卓を囲む人たちや座る位置関係は適切か

図2 認知症の人の食事前に整えておくべき基本3要素

の男性に多い前頭側頭型認知症（frontotemporal dementia：FTD）[3]も，特徴的な症状を呈するため，FTDも含めて「4大認知症」といわれる．表1に4大認知症の重症度を踏まえた摂食嚥下障害の特徴とリハの方向性を示す．紙面の関係上，詳細は他書[4,5]を参考にされたい．

なお，認知症の人の摂食困難は多様な要因によって生じる．注意すべきことは，「食べない」状態がイコール「食べたくない」ことを意味せず，環境が整わないために「食べられない」状態になっていることが多々あることである．したがって，なぜ食べないのかを精査し，便秘などの体内環境も含めて環境を整える必要がある．

1．摂食開始困難

眼前の食べ物を食べる対象物として認知できない（失認），箸などの食具の使い方がわからない（失行）などの認知症の症状によって「食べ始められない」場合や，さらに嫌いな食べ物や，便秘や歯痛などの身体的苦痛によって「食べられない」状態にある場合もある．いずれにしても「なぜ食べ始めることができないのか」を認知症の人の視点に立って行動の真意を探求する．

認知症の人は行為の始まりにつまずきやすいため，行為を開始できるように支援する．たとえば，「食器を手に持って食べる」という日本の文化的習性にならい，食器と食具を手に持つように食の構えを支援すると，スイッチが入ったように食べ始める人がいる．また，食卓に多数の物が置かれ，情報量が多く混乱しているような場合には，弁当箱などのワンプレート方式や，コース料理のように一品ずつの配膳によって食べ始める場合もある．

DLBでは，認知症の初期から妄想や幻視，誤認，認知機能の変動により食べ始められないことがある．不安が認知症の症状を助長していることもある．薬物の調整や食事時間の変更のほか，不安が背景にある場合には話を傾聴し，誤認する環境があれば整えることが有効である．たとえば，「ふりかけ」などを虫と誤認する場合には，ご飯にのせないようにする．

また，ADやDLBでは，視空間認知障害により，食器の凹凸やクロスの模様をこそげ落とそうとして摂食を開始できない場合がある．凹凸や模様のない食器などに変更するとよい．

2．食べ方の困難

FTDでは，食物を口のなかに次々と詰め込む早食いによる食べ方の困難がある．窒息や誤嚥のリスクもあるため，サイズの小さいスプーンや箸への変更による一口量の調整や，窒息しにくい食形態の工夫など，安全面に配慮する必要がある．

DLBでは，食べ物までの距離や位置関係が障害されて食物をすくえないこと，パーキンソニズムにより食べ物をこぼすことなどがある．体幹と食卓間の距離や食卓の高さの調整や，姿勢の調整で改善されることがある．

3．摂食中断

VaDでは局所神経症状を伴うことも多い．たとえば，利き手に片麻痺がある認知症の人では障害のない人に比べて，食物を口もとへ運ぶ動作ができない割合が有意に高くなる．さらに姿勢も崩れやすく，疲労が増強して摂食を中断することがある．体格に適した椅子と食卓の選択，姿勢の補整，自助食器の活用などの工夫が必要である．

DLBではパーキンソニズムにより，摂食動作や咀嚼，食塊の咽頭への送り込みに時間を要して食事時間が延長することで，疲労して摂食中断につながることがある．人間工学的に安

表1 認知症の原因疾患と重症度別にみた摂食嚥下障害の特徴とリハの方向性

認知症の原因疾患	認知症の重症度		
	軽度	中等度	重度
AD	実行機能障害により料理を一人で作ることが困難になったり，記憶障害により鍋の焦がしや同じ物を何回も購入したり，食べたこと自体を忘れることがあるが，食べる行為には支障はない	【摂食開始困難】 　空間認知障害や失認により食べ物と認知できない，失行により食具の使い方がわからず食べ始めない⇒行為の始まりの支援 　食具やクロスの模様が気になり食べ始められない⇒模様のない物に変更 【摂食中断】 　注意障害により，食事以外の刺激が多いと摂食を中断⇒環境内の過剰刺激の調整	【食べ方の困難】 　食具を使うことができず手づかみで食べる⇒おにぎりなど，手づかみで食べることのできるよう食形態を工夫 　口腔顔面失行により，いつまでも咀嚼し続ける，口腔内に食物を溜める，口が開かない⇒舌運動を促進するスプーンテクニックや五感の活用 【摂食中断】 　嚥下障害によりむせる，口腔乾燥の出現⇒口腔リハと口腔ケア，姿勢の調整，食形態の工夫など誤嚥性肺炎予防に向けた支援
VaD	【摂食開始困難】 　意欲の低下・無関心により，声をかけないと食べないことがある⇒誘導の工夫	【食べ方の困難】 　半側空間失認（無視）がある場合，注視していない部分を食べ残す⇒片側に食器を寄せる，食器のカウント 　片麻痺により，食べこぼす，麻痺側の食物残渣，誤嚥⇒口腔ケア，姿勢の調整，自助具の活用 　構音障害を伴う場合，食物の咽頭への送り込み障害⇒舌接触補助床の検討，口腔リハ	【摂食中断】 　嚥下障害（食塊形成と咀嚼力の低下，咽頭への移送障害，舌骨・喉頭運動の低下），不顕性誤嚥（むせない誤嚥）のリスク⇒誤嚥性肺炎予防に向けた支援（AD重度欄参照）
DLB	【摂食開始困難】 　食物のなかに虫や鳥の羽が入っているなどの幻視により食べない⇒盛りつけ直す，誤認するふりかけなどは事前にかけない 　幻覚・妄想により食べない⇒不安への対応，薬物の調整 【摂食中断】 　注意・覚醒レベルの変動から食事中に眠る⇒睡眠覚醒リズムへの支援，薬物の調整	【食べ方の困難】 　注意障害や認知機能の変動により，食べることができるときとできないときがある⇒薬物の検討，食べないときの要因への介入 　視空間認知障害により，食物の位置関係がわからず食べ残す，食物に手が届かない⇒食器を手に持ち食べる支援，食卓や椅子の調整 【摂食中断】 　パーキンソニズムによる中断，ジスキネジアによる準備期・口腔期障害（噛むのが遅くなる，食塊形成や咽頭への送り込みに時間を要する）⇒口腔リハ，姿勢や食形態の調整，薬物の調整	【摂食中断】 　ドパミン不足による嚥下反射の低下（抗精神病薬の服用時には，過敏性による嚥下反射の低下も）による咽頭期障害によって，誤嚥性肺炎のリスクが高い⇒誤嚥性肺炎予防に向けた支援（AD重度欄参照），ドパミン製剤の調整
FTD	【摂食中断】 　脱抑制や被影響性の亢進により，食事の途中で立ち去る⇒立ち去る環境要因を見直す 【食べ方の困難】 　食物を嚥下前に口中に詰め込む，早食い⇒むせや窒息に注意．食器や食具のサイズの工夫，食形態の調整など	【食べ方の困難】 　味覚の変化：甘い物が嫌いだった人が好むようになる，過食⇒食事内容の見直し 　常同行動により，いつも同じ時刻に，同じ場所で，同じ物を食べる⇒確立した生活リズムを活かすように支援	【摂食中断】 　時に呂律の障害といった筋萎縮性側索硬化症の症状や嚥下障害を伴うものもある⇒誤嚥性肺炎予防に向けた支援（AD重度欄参照）（プラス面：空間認知の障害はないので，認知症の後期まで自分で食べる力が残されている）

AD：Alzheimer's disease（アルツハイマー病），VaD：vascular dementia（血管性認知症），DLB：dementia with Lewy bodies（レビー小体型認知症），FTD：frontotemporal dementia（前頭側頭型認知症）

楽な姿勢（図2）や薬物の調整が必要になることもある．

FTDでは，脱抑制により食事の途中で立ち去ることがある．被影響性の亢進や注意障害もあり，些細な物音でも立ち去り行動につながるため，その人にとって刺激が強すぎる環境ではないかの点検も必要である．

VaDやDLBでは，ADと比較して咽頭期障害が出現しやすい．しかし，終末期では認知症の原因疾患によらず嚥下障害を伴い，誤嚥による摂食中断も多くなる．嚥下機能に応じた食形態や姿勢の調整，食事前の機能的かつ器質的な口腔ケアなどを取り入れながら，誤嚥性肺炎や窒息などに留意してリハを提供したい．

Reference

1) 日本神経学会 監，「認知症疾患治療ガイドライン」作成合同委員会編：認知症疾患治療ガイドライン2010．医学書院，東京，p1-3，2010
2) 山田律子：痴呆高齢者の摂食困難の改善に向けた環境アレンジメントによる効果．老年看護学 **7**(2)：57-69，2003
3) World Health Organization and Alzheimer's Disease International：Dementia：A public health priority. World Health Organization, Geneva, p19-21, 2012
4) 山田律子：認知症の人の食事支援BOOK―食べる力を発揮できる環境づくり．中央法規，東京，2013
5) 吉田貞夫 編：認知症の人の摂食障害 最短トラブルシューティング―食べられる環境，食べられる食事がわかる―．医歯薬出版，東京，2014

●治療のTips　認知症の人への接し方のコツ

認知症の人は認知機能の障害によって不安やストレスを抱えやすい．それゆえに，まずは認知症の人に「この人は安心，優しい人」「私の味方，大事な人」と思ってもらうことが大切である．接し方のコツは，認知症の人の視野に入る位置（正面）で，視線を合わせながら「満面の笑み」で近づき，挨拶する．そして，自分が何者かを伝え，その人の気持ちがほぐれる話題に触れて，そののちに本題に入る．このわずか5分程の最初の接し方が肝心であり，その後のリハを左右することになる．

●高齢者のクリニカルエピソード　本人に聴く姿勢を大切に

レビー小体型認知症の70歳台後半の女性．MMSEは16点．精神科病棟へ入院後，食事摂取量の変動があり，体重が減少し始めた．そこで，食べないときの理由を調べると，"ふりかけ"がご飯にかかっていると「虫が入っている」との誤認，「舌が三枚になって食べられない」などの妄想，認知機能の変動による食事時間帯の無動，便秘による食欲低下などが浮上した．対応としては，認知機能の変動や妄想の出現時には食事時間帯をずらすことで食べることが可能になった．また睡眠導入剤を含む10種類に及ぶ内服薬を見直すことによって，それを6種類に減少した．さらに排便の調整や"ふりかけ"をご飯にかけないなど，「食べられない」要因に一つひとつ対応した．その結果，食事も9〜10割安定的に摂取するようになり，体重も増加した．観察は重要であるが，当事者である認知症の人に尋ねることで，新たな対応策を見出せることも多い．本人に聴くという姿勢を大切にしたい．

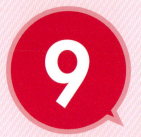

9 摂食嚥下障害に対する歯科治療

藤本篤士

- 歯科的対応により準備期と口腔期の障害を改善できる症例がある.
- 舌機能が低下することが摂食嚥下障害の大きな原因となっている症例も多い.
- Palatal augmentation plate（PAP）により食塊移送が改善できる症例がある.
- 義歯の問題や食塊の口腔内残留が多いなどの症状があれば歯科に問い合わせる.

Keywords 準備期，口腔期，舌接触補助床，PAP，捕食（咬断運動），咀嚼運動，嚥下運動

　摂食嚥下障害とは食物を口腔から胃へと移送するまでの一連の運動・動作の障害をいう．摂食嚥下運動時には多くの器官が協調運動を行うが，そのシステムは大きく分けて2つの代表的な系統モデルで説明されている．

　第1のモデルとしてはまず5期モデル（表1）が挙げられ，認知症患者の摂食嚥下障害を考えるときに必要な認知機能なども考慮したモデルである．一般に嚥下運動は口腔期，咽頭期，食道期の3期を示す．

　また第2のモデルとしてはプロセスモデルがある（図1）．これは固形物の咀嚼運動中に食塊の一部が咽頭に送り込まれていること（Stage II transport）などから，咀嚼運動と嚥下運動は互いに独立した運動と捉えず，咀嚼嚥下複合体として捉える生理学的モデルである[1]．

　摂食嚥下障害を5期モデルで考えたときに，準備期と口腔期の障害に対して歯科的対応が効果的である症例が多い．

1 捕食・食物の臼歯部への移送（準備期）

　大きな煎餅や棒状のお菓子，麺類など大きさの調整が必要な食物の場合，食物を口腔内へ取り込む際には口唇で捉えてから前歯で食物を切断（咬断運動）しながら口腔内に取り込む．前歯を喪失したままでは，口腔に取り込む食物の大きさを適度に調整しておくことが必要となり，また咀嚼運動時に口腔内の食塊が前歯部口腔前庭部に移動し，口腔前庭部に食塊の一部が多量に残留したり，食べこぼしにつながることもある．また審美性も著しく低下し，発

表1　5期モデル

先行期 （認知期）	食物を認知して，食べるか食べないか，どのように食べるかなどを判断する
準備期 （口腔準備期，咀嚼期）	食物を口腔に取り込み，必要なら咀嚼運動により嚥下運動に適した形態（食塊）に変化させる
口腔期	舌を使って食塊を中咽頭に向かって移送する
咽頭期	嚥下反射が誘発されて，食塊が咽頭を通過している
食道期	食道の食塊を蠕動運動によって胃に送り込む

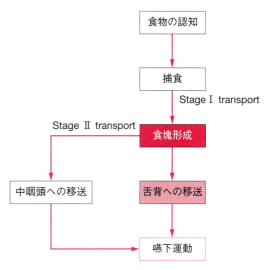

図1　摂食嚥下運動を説明するプロセスモデル
固形物は捕食後，舌の運動により臼歯部に移送され（Stage I transport），咀嚼運動により食塊形成される．この食塊形成中に，食塊の一部が中咽頭に移送され（Stage II transport），舌背の食塊と共に嚥下される．

音機能も障害される．そして口腔内に取り込まれた食物は舌により，咀嚼運動が行われる臼歯部に移送される（Stage I transport）．

装着されている可撤性義歯の適合が悪く食事中に義歯が落ちる，動く，痛いなどの症状がみられる場合にも，これらの一連の運動が阻害されることがある．前歯が喪失していたり，義歯が不適合であると考えられる場合には，可撤性義歯や固定性のブリッジなどによる歯科治療や調整などにより改善できるので，歯科へ相談することが必要である．

2　咀嚼運動（準備期）

1. 歯と咀嚼筋

天然歯は歯槽骨との間に介在する歯根膜という組織の感覚により，食物の物性などに応じて咬合圧を微妙に変化させることができるため満足度の高いスムーズな咀嚼運動ができ，最大咬合力 50kgf/cm^2 以上の強圧もスムーズにコントロールすることができる．しかし歯が欠損して可撤性義歯を装着すると咬合圧の受圧部分の一部もしくは全部が歯根膜ではなく歯槽粘膜となることから，咬合能力（咬合力，咬合接触面積，咬合圧を総合的にみた指標）は部分床義歯で 30% 程度に，総義歯では 10% 程度になり，固定性義歯であるブリッジ装着者でも咬合能力が 70% に低下してしまう[2]（図2）．さらに総義歯の食物の粉砕能力を表す咀嚼効率は天然歯と比較して 1/6 になるという報告もある．高齢になってもできるだけ天然歯を残し，義歯などによる適切な治療を行い，そしてメンテナンスを歯科医院で受けるなどしてその状態を長く保つことができるよう，口腔の管理を行うことが重要である．

咀嚼筋はサルコペニアが進行することにより筋力低下がみられるが，加齢の要因のほかに，廃用，栄養不良，疾患の影響も受ける．特に軟らかいものしか食べない，会話をしない

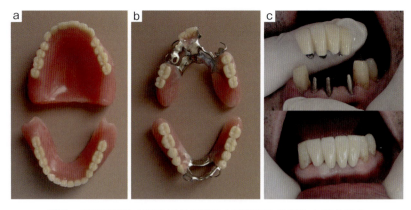

図2 各種補綴物の咬合圧負担部位と天然歯を比較した咬合能力
a：全部床義歯（可撤性義歯），咬合圧を全部歯槽粘膜で負担，咬合能力が10％．
b：部分床義歯（可撤性義歯），咬合圧を一部歯槽粘膜で負担，咬合能力が30％．
c：ブリッジ（固定性義歯），咬合圧を歯根膜で負担，咬合能力が70％．

などの高齢者にありがちな廃用の要因には日常生活指導を行うことが重要である．

2．頬と舌

咀嚼運動時には咀嚼筋で発生した咬合力は歯を介在して食物を粉砕するが，この運動を繰り返してスムーズに食物を食塊に形成するためには，舌と頬による臼歯部で食物を挟み込む協調運動と，粉砕された食物を再び臼歯部上に移送する複雑な舌と頬の運動が必要となる．これらの運動機能が低下したり，麻痺などによる運動障害があればスムーズな食塊形成が阻害され，咀嚼に時間がかかり，口腔内の機能低下側に食塊の残留が多くなる．

歯科的対応としては，まず第1に原因療法として，舌や頬，口唇などの機能回復訓練を指導実施することが大切である．代表的な訓練としてはpa音（口唇運動），ta音（舌尖部運動），ka音（奥舌部運動）の連続発声訓練や，頬を左右交互に膨らませる運動，ストローを口唇で保持して口唇のみを動かしながらストローの先で文字を書く訓練など，状況に合わせて選択し指導する．このような訓練によっても十分な改善がみれられない場合には，対症療法として義歯床の厚みを調整する義歯治療が効果的な場合もある．

3．食塊の舌背への移送

咀嚼運動により形成された食塊の一部は咀嚼運動中に中咽頭部に移送されるが，口腔内の食塊は舌背に移送され，嚥下運動によりすべての食塊が食道，胃へと移送される．

舌機能低下などにより臼歯部から舌背への食塊の移送ができない場合には，咀嚼運動を繰り返すのみで，嚥下するように促してもなかなか嚥下運動に移行できないという症状がみられることもある．これは舌の機能低下や萎縮・麻痺などにより，舌が口蓋部に適度な圧で接触することができないため食塊の移送ができないことが原因となっているケースもある（図3a）．

またStageⅡ transportにより咀嚼運動中に移送される食塊に水分が多く含まれている場合には，健常人は中咽頭への水分の移送が起きないように奥舌と軟口蓋部の動きを調整することができるが，舌機能が低下した高齢者などはこの調整機能がうまく働かず咀嚼運動中に水分が気管に迷入してむせることがある．嚥下機能が低下した高齢者などは水分を多く含む固形物（トマト，ガンモドキ，スイカなど）は注意して提供することが必要である．

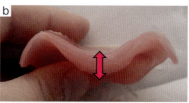
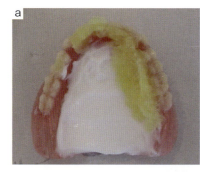
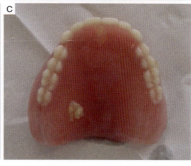

図3 舌接触補助床1（PAP）
a：咀嚼運動を継続するばかりで，なかなか嚥下ができない．
b，c：口蓋部の厚みを厚く調整すると，食塊の舌背への移送も，嚥下運動もスムーズとなった．

　これらの対応としては，機能低下した舌の運動機能回復訓練が必要となるが，特に高齢者の場合などは改善が認められないことが多い．このような場合には機能低下を補償する口腔内装具としての嚥下補助床が効果的な場合も多い[3]．具体的には機能低下した舌と口蓋の接触関係を改善するために口蓋部の厚みを調整した嚥下補助床である舌接触補助床（palatal augmentation plate：PAP）を作製する（図3b，c）．この治療は健康保険が適用される．

3　食塊の舌背から咽頭部への移送（口腔期）

　舌背の上に移送された食塊は，舌が挙上され口蓋前方部から徐々に後方に向かって圧着範囲を広げることにより咽頭部に向かって移送される．これと同時に軟口蓋部が咽頭後壁に圧着して，鼻腔と咽頭を遮断する鼻咽腔閉鎖を行い鼻腔への食塊の流入を防止する．この咽頭への送り込み運動において舌が口蓋に強く圧着しながら圧着範囲を広げていくことが，嚥下運動の初期にはもっとも重要な運動となる．

　読者には自分自身で表2の簡単な3つの実習を行ってみてほしい．

　健常人はこの嚥下運動を約600回/日（平常時約3分ごと，睡眠時約12分ごと，食事時20秒ごと）行っている．口腔の保清と保湿を確実に行うことは，誤嚥性肺炎の予防という意味だけではなく，これらの嚥下運動を患者自身が自然と行い，自ら間接嚥下訓練を実施することにつながるという視点は重要である．一見関係ないと思われがちな口腔ケアと摂食嚥下障害は，切り離すことができない強いつながりがあることを再確認していただきたい．

　舌機能が低下したり障害を受けると，舌の口蓋への圧着が十分にできなくなり咽頭部への食塊の移送が障害され，嚥下運動を行っても食塊が口蓋や舌背に残留するという症状がみられる（図4）．このような症例も機能低下した舌と口蓋の接触関係を改善するために口蓋部の厚みを調整したPAPが効果的な症例も多い．

表2 嚥下運動時の舌圧を感じてみよう

① 軽く口を開けたまま、舌が口蓋に付かないように唾液を飲んでみる．
⇒ 唾液を飲むことができない．
② 軽く口を開けたまま、舌を口蓋に付けて唾液を飲んでみる．
⇒ 普段とはかなり力の入れ方も違い、強い力が要求されるがなんとか飲める．
③ 普通に口を閉じて唾液を飲む．このときに舌の先にどのくらい力がかかっているかを意識しながら行う．
⇒ 舌にはかなり強い力（30 kPa 以上）が必要とされると同時に、口唇をしっかりと閉じることも、スムーズな嚥下運動には重要な動作であることが確認できる．

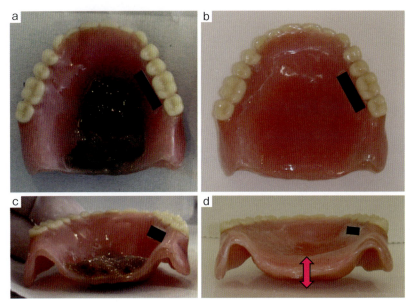

図4 接触補助床2（PAP）
a，c：ムースを嚥下しても、上顎総義歯口蓋部に残留して嚥下できない．
b，d：口蓋部の厚みを調整すると残留なく嚥下できるようになる．

 ## 口腔癌術後の摂食嚥下障害

　口腔癌患者にとって術後に顎や舌の一部もしくは全部を失うことにより生じる摂食嚥下障害は、QOL、ADL を著しく低下させてしまう．術後に適切な機能回復や代償法を獲得するための訓練を効果的に行うためには顎義歯や舌接触補助床、軟口蓋挙上床（palatal lift prosthesis：PLP）、嚥下補助装置（swallow aid）などの義歯型装置が効果的であるが、これらは硬組織や口腔粘膜、顎運動などが正常である通常の義歯とは大きく異なるため、作製が非常に難しく、同時に患者自身も使いこなすことが難しい．しかし、うまく使いこなすことができれば、咀嚼・嚥下機能ばかりか QOL をも著明に改善できることも少なくない（図5）．患者が家庭で、社会で生活することを取り戻し、QOL 向上のためにも積極的に専門の歯科への受診が望まれる[4]．

📖 Reference

1) 才藤栄一：摂食・嚥下リハビリテーション総論．鎌倉やよい、熊倉勇美、藤島一郎、他編：摂食・嚥下リハビリテーション 第2版．医歯薬出版、東京、2007

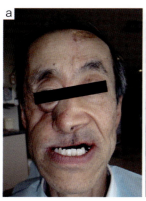 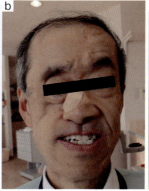 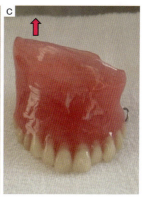

図5 上顎癌術後 顎義歯による咀嚼・嚥下機能と審美性の改善例
a：術前，b：術後，c：装着した顎義歯
右眼窩下瘢痕収縮部を顎義歯で持ち上げ下垂した眼球位置の改善を図った．

2) Morita M, Hiraiwa H, Koizumi K, et al.：The Effect of Tooth Loss on Masticatory Ability in a Rural District. JOURNAL OF DENTAL HEALTH **41**(1)：35-39, 1991
3) 藤本篤士，中川英俊：摂食嚥下障害患者に義歯型装置を適用した2例．北海道歯科医師会誌 **67**：125-127, 2012
4) 藤本篤士：摂食・嚥下障害を有する患者への歯科的アプローチ―多職種との協力のなかで―．Monthly Book MEDICAL REHABILITATION **116**：21-28, 2010

●治療の Tips　臨床に役立つ触診

　摂食嚥下障害の診断には，問診のほかに FT，MWST，RSST，頸部聴診，VF，VE などたくさんの評価を行う．しかし摂食嚥下障害は筋肉や器官の動きがとても重要であるため，筆者は触診も大切なのではないかと思う．人差し指を吸ってもらい，そのまま舌で指先を押し返してもらい，指を引き抜くときに唇に力を入れてもらう．たったこれだけのことでも，たくさんのことを人差し指に"感じる"ことができる．数値にはできないが，臨床家にとって触診は大きな武器になると思う．

●高齢者のクリニカルエピソード

　図3の症例は，いつまでも噛んでばかりでなかなか飲み込まない重症の認知症患者さんだった．看護師たちは「噛むことは覚えているけど，飲むことを忘れちゃったんだね」と話をしていたが，義歯を PAP に変えると食べるのが早くなったばかりか，介助で使用していたスプーンを自分で持って，自分で食べ始めたのにビックリしていた．話をしない認知症の患者さんは上手く自分のことを伝えることができないがために，すべてを認知症のせいにされてしまっていないだろうか？ 認知症の患者さんのなかには，もしかしたらこの症例のように認知症による先行期の障害だけではなく，準備期や口腔期の機能障害も合併している患者さんもたくさんいるのではないだろうか？ 認知症であっても準備期と口腔期の機能障害の診断と対応をしっかりとすることにより，ちゃんと食べられるようになる患者さんがいるかもしれない．何か気になることがありましたら，歯科に相談してみてください．

10 口から食べる幸せを守る KT バランスチャート

榎本淳子

> **Point**
> - KT バランスチャートは高い信頼性と構成概念妥当性が検証されている．
> - KT バランスチャートで可視化することにより対象者の強みと弱みを把握しやすく，注力すべき項目を明確にできる．
> - KT バランスチャートを時系列でみることにより介入効果を評価しやすい．
> - KT バランスチャートはどの職種でも評価できる．
> - KT バランスチャートは情報共有しやすく，介入計画の立案・介入効果の判定・経過記録・情報提供・学会発表・研究など多彩な使い道が期待できるツールである．
>
> **Keywords** KT バランスチャート，可視化できるツール，多職種アプローチ，退院支援，口から食べる幸せの道しるべ

1 KT バランスチャートとは

　KT バランスチャート（口から食べるバランスチャート：KTBC）（表1）は「口から食べる幸せ」をよりよく支えていくためのアプローチに活用するために，対象者の状態を把握することに重きをおいて実務者の豊富な臨床経験をもとに開発された[1]．KTBC は ① 心身の医学的視点，② 摂食嚥下の機能的視点，③ 姿勢・活動的視点，④ 摂食状況・食物形態・栄養的視点の 4 領域を含んだ 13 評価項目で構成されている（KTBC の評価基準，可視化ツールは http://ktsm.jimdo.com/ からダウンロードが可能）．KTBC は多面的・包括的に評価できるだけでなく，どんな職種でも評価が可能（簡易的），日常の観察で評価が可能（非侵襲性），数分で評価可能（簡便）なツールである．さらに 2016 年に行った介護施設での研究で，高い信頼性と構成概念妥当性が検証されている[2]．

表1 KTバランスチャートの概要

		心身の医学的視点
①	食べる意欲	食べる意欲は，身体の侵襲や不調で影響を受けることが多く生命維持に直結する．
②	全身状態	全身状態は，熱や呼吸状態に加えて，多面的な要素での医学的管理を必要とする．
③	呼吸状態	呼吸状態は，肺炎の重要要素であり，安全に食べることに直結する医学的視点である．
④	口腔状態	口腔の衛生状態は，呼吸器感染症や全身疾患と関連している．
		摂食嚥下の機能的視点
⑤	認知機能	認知機能は，食べること全般や嚥下機能に大きく影響する．
⑥	捕食・咀嚼・送り込み	捕食・咀嚼・送り込みは食べるという行為に連動するものであるため，一連の動きを誘導することが必要となる．
⑦	嚥下	認知，捕食・咀嚼（一部，押しつぶし）・送り込みができることで，嚥下を引き起こすことができる．また，狭義の嚥下（飲み込み）の評価をより簡易的に行うことで，摂食を早期に開始できる．
		姿勢・活動的視点
⑧	姿勢・耐久性	不良姿勢から安定した姿勢に改善することで，誤嚥や窒息のリスクを管理でき，安全で安楽な経口摂取や自力摂取拡大につなげることができる．
⑨	食事動作	自力で捕食動作ができることで，介助量を軽減し，認知機能やセルフケア能力を高めることができる．
⑩	活動	身体の活動性を高めていくことが，摂食量を安定させ，寝たきりを予防できる．
		摂食状況・食物形態・栄養的視点
⑪	摂食状況レベル	経口摂取と非経口摂取の量的バランスを確認し，経口摂取量を増やしていく指標となる．また経口摂取のみでは対応できない場合の栄養療法を検討する．
⑫	食物形態	安全においしく食べるための食物形態の工夫によって，経口摂取の開始・維持・拡大ができる．
⑬	栄養状態	より安定した栄養状態は，心身の調和を図り，効果的に食べることを継続できる指標となる．

（小山珠美　編：口から食べる幸せをサポートする包括的スキル―KTバランスチャートの活用と支援―．医学書院，東京，p15，2015[1]）を参考に作成）

2　KTバランスチャートの利点

　KTBCは各評価項目をチャート上に展開し可視化することができ，さらに，この可視化された内容を多職種で共有することで，効果的に介入することもできる（図1）．これはKTBCを用いた評価を行う最大の利点である．具体的には①可視化することで対象者の強みと弱みを把握しやすいため，注力すべき項目を明確にできる，②時系列でみることで，介入効果を評価しやすい，③どの職種でも評価できる，④情報共有しやすい，といった利点がある．介入計画の立案・介入効果の判定・経過記録・情報共有・情報提供・学会発表・研究など多彩な使い道が期待できるツールである．

3　退院支援に活用したKTバランスチャート

　2025年の地域包括ケアシステムの実現へ向けて，入院時から生活の場を想定した退院支援が重要である．退院支援においてもっとも重要な視点は，①食べること②排泄手段・動作

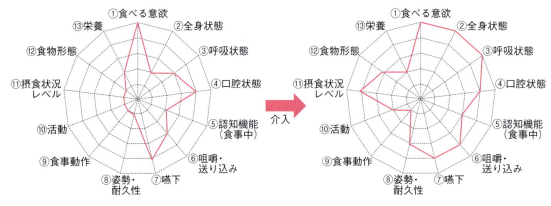

図1 可視化ツールの効果図 (http://ktsm.jimdo.com/からダウンロードが可能)

③通院手段・服薬の管理であると考えられる．そして病期の変化に合わせて，退院後の生活の場を想定した段階的な支援が要求される．KTBCを使用し早期に評価することで，治療と同時進行で必要な支援を計画することができる．次に認知症の摂食障害で入院，多職種による口から食べるアプローチを行った結果，回復し自力摂取が可能となり，自宅退院した事例を挙げる．

4 KTバランスチャートを用いて退院支援を行った事例

　88歳女性，重度認知症．在宅生活中，末梢性顔面神経麻痺を発病．通院治療していたが，摂食嚥下障害が出現し，かかりつけ医から紹介後入院となった．入院時から，提供された食事を拒否．食事介助をしても手で払いのける，口のなかに入ったものを咀嚼せず吐き出すといった症状があった．水分は，わずかだがむせなく飲むことができる状況だった（表2）．このまま食事を拒否することに不安を抱いた家族が，退院調整看護師に相談．KTBCを用いて食べる機能を評価し，摂食嚥下の機能的視点，姿勢・活動的視点の領域に注力した計画を立案した（図2）．計画内容を多職種で共有し介入した．2週間後自力で食事摂取が可能となり，在宅への退院となった（図3）．

5 口から食べる幸せの道しるべ

　認知症の摂食嚥下障害患者では，愛護的で包括的な視点や多面的アプローチ・食事介助技術が食支援の鍵となる．KTBCを用いて評価・計画・多職種介入したこと，注力すべき項目を共有できたことは，本事例の患者が口から食べるための「幸せの道しるべ」となった．KTBCは先に述べたように，信頼性・妥当性が検証済みのツールであり，摂食嚥下障害を専門とした職種ではなくても評価可能である．2025年の地域包括ケアシステムの実現を目指すうえでも，栄養ケア・食支援は重要な視点である．医療の現場のみにとどまらず，住み慣れ

10 口から食べる幸せを守るKTバランスチャート

表2 事例 介入時の評価内容

		心身の医学的視点	
①	食べる意欲	1	促しや援助を行ってもまったく食べたがらない．吐き出す．
②	全身状態	5	誤嚥性肺炎を想定する発熱はなく，覚醒時の意識状態は良好．
③	呼吸状態	5	痰絡みなし・湿性嗄声なし．
④	口腔状態	3	口腔保清はおおむね良好．総義歯を持っているが拒食になり使用していない．
		摂食嚥下の機能的視点	
⑤	認知機能	1	昼夜逆転があり日中は傾眠．食事提供時も覚醒不良．
⑥	捕食・咀嚼・送り込み	1	拒否が強く捕食しない．咀嚼・送り込みなく吐き出す．
⑦	嚥下	3	お茶を促せば少量飲むが時々むせる．呼吸の変化なし．
		姿勢・活動的視点	
⑧	姿勢・耐久性	1	ベッド上で食事．ベッド挙上角度45度での食事介助．
⑨	食事動作	1	ほぼ全介助・自力摂取なし．
⑩	活動	1	一日中ベッド上で過ごし排泄・食事・着替えなどすべて全介助．
		摂食状況・食物形態・栄養的視点	
⑪	摂食状況レベル	2	ムラはあるが1口〜1割程度摂取．
⑫	食物形態	2	ゼリーやムース食を提供中．
⑬	栄養状態	3	拒食を呈する前までは食欲があった．1ヵ月前 身長145 cm 体重58.5 kg，BMI 27.8→介入時体重56.5 kgと体重減少あり

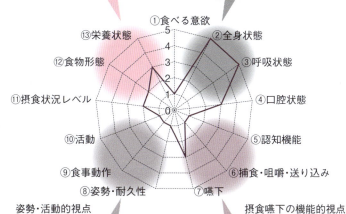

図2 KTバランスチャートの4領域13項目に注力した計画

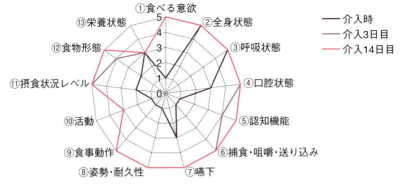

図3 事例 KT バランスチャートの変化

た地域で多くの職種が KTBC を使用し食支援に取り組むことで，地域包括ケアシステムの一役を担えるのではないかと考える．

Reference
1) 小山珠美　編：口から食べる幸せをサポートする包括的スキル―KT バランスチャートの活用と支援―. 医学書院，東京，p15, 2015
2) Maeda K, Shamoto H, Wakabayashi H, et al.：Reliability and validity of a simplified comprehensive assessment tool for feeding support：KT index. J Am Geriatr Soc. 2016. doi：10. 1111. jgs. 14508

●**治療の Tips　退院をみすえた支援の視点**

高齢者の退院支援に必要な視点は，① 食べること，② 排泄手段・動作，③ 通院手段・服薬の管理，であると考えている．入院前の生活が元々不活発な状況にあった患者は，退院後も再び同様の状況を引き起こす可能性が高いため，食べる支援として日常生活にも気を配っている．退院後も「楽しみながら食べることを継続できる」ことを目標に，入院時から患者の生活背景を在宅生活を支える家族や専門職と早期に情報共有して，退院後の食べる支援につなげている．

●**高齢者のクリニカルエピソード　生活者の視点を支援に活かすために**

筆者は退院調整・退院支援の専任看護師として，患者に対し「生活者」としての視点を意識しながら摂食嚥下サポートに取り組んでいる．KTBC で評価・介入することは，多職種で生活者の視点を共有しやすく，退院調整・退院支援に役立つツールであることを実感している．また，KTBC を退院前カンファレンスで提示することで，退院後の支援に役立つという声を聞くことも多い．「住み慣れた町」で病院や生活の場，どこに行っても，高齢者の摂食嚥下サポートができる地域づくりは地域包括ケアシステムの実現には必須であると思う．KTBC が，その橋渡しとして医療・介護の共通言語になる日を待ち遠しく思っている．

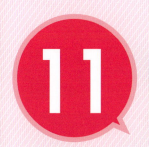

11 KTバランスチャートを活用して口から食べる幸せを守った症例

竹市美加

Point
- 包括的視点で評価し，介入につなげる．
- 「どうしたら経口摂取が安全に開始・継続できるのか」という視点を持つ．
- 医療・介護・家族，すべての人が連携する．
- 患者の持つ良好な機能を活かしたアプローチを行う．
- 包括的視点により口から食べる可能性を高めることで経口摂取が可能となった一例を紹介する．

Keywords
包括的視点，安定した食事姿勢の調整，段階的ステップアップ，多職種連携

　「口から食べる」ことは，人間が幸せに生活していくうえで，欠かすことができない重要な行為である．しかし，食べたい，食べさせてあげたいと，患者・家族が切に願っているにもかかわらず，医療者から禁食と指示があり辛い思いを抱えている事例にかかわることがある．このような，食べたい，食べさせたいという切なる願いに対し，口から食べるバランスチャート（KTバランスチャート：KTBC）を活用し，包括的視点での評価・介入を行うことで，口から食べる幸せを取り戻すことができた事例を紹介する．

 ## 1 患者の紹介

　年齢・性別：90歳，女性
　現病歴：左心原性脳塞栓症，嚥下障害により胃瘻造設
　既往歴：右陳旧性脳塞栓症，慢性心不全
　自立度：障害老人の日常生活自立度　C2
　生活状況：週3回デイサービスに通い，デイサービスではレクリエーションなどに参加している．自宅では，1日2時間程度車椅子で過ごしており，週1回訪問でリハビリテーションを行っている．

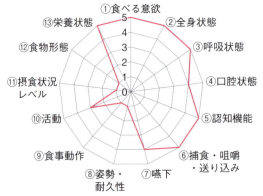

図1 介入初回KTBC

1. リハビリテーション病院退院時の嚥下造影検査結果

誤嚥はみられないが咽頭に残留があり，2〜3口で疲労がみられ誤嚥リスクが高いため，経口摂取は困難である．

2. ご家族からの訴え

病院では，食べたら誤嚥性肺炎になります．どうしても食べたいというときは，覚悟してゼリーを3口だけ食べてもよいといわれました．普段は口数も少ないのですが，「なんで食べさせてくれないのか」とすごく怒りました．今まで我慢していたのが爆発したのだと思います．多くは望みません．食べることを楽しめるようにして欲しい．栄養は胃瘻からでよいので，とにかく本人が満足するようにして欲しい．

2 介入の実際

初回介入時のKTBC評価を図1，KTBCによるアセスメントを表1に示す．

1. 介入初期のアプローチ（介入開始〜介入2週間後）

全身・呼吸・口腔・栄養状態，認知機能が良好であり，評価点数が高い．咀嚼・送り込み，嚥下も，廃用や口唇閉鎖不全・舌機能の低下があるが軽度障害であり，誤嚥性肺炎の発症リスクが低く直接訓練が実施可能と判断した．重力により咽頭への送り込みをサポートできるリクライニング角度30度から開始し，段階的に食事姿勢・食物形態のステップアップを図る．

リクライニング角度30度で，足底・上肢のサポート・頸部の調整により安定した姿勢の調整を行い（図2），コード0から評価・直接訓練を開始した．スムーズに嚥下可能であったため，コード1からコード2へ食物形態をステップアップし，その後リクライニング角度45度へ摂食条件を段階的にステップアップした．コード2では咽頭残留があったが，お茶ゼリー（コード0）との交互嚥下により咽頭クリアランス改善が可能であった．時々むせ（嚥下後のむせ）があったが，喀出が可能であり口唇閉鎖を意識すると徐々に減少がみられた．ご家族の協力，訪問理学療法士と連携を図り，車椅子時間の延長，歩行訓練など活動性の向上，口腔ケアに口腔周囲のマッサージを追加し口腔機能の向上を図りながら，直接訓練を継続した（図3，4）．

表1 KTBCを活用した包括的アセスメント

項目	評価点数	アセスメント
① 食べる意欲	5	食べたいという思いの表出が可能で，食べる意欲は十分ある
② 全身状態	5	発熱もなく，誤嚥性肺炎の徴候はみられない．慢性心不全があり，時々口唇のチアノーゼと喘鳴が出現するが，すぐに自然消失する．循環動態をモニタリングしながら，活動性向上・経口摂取へのアプローチを行う
③ 呼吸状態	5	呼吸状態は安定しており，咳嗽が時々あるが自分で痰を喀出しティッシュにとることができる
④ 口腔状態	4	歯は揃っており，口腔ケアも1日3回実施しており口腔環境はおおむね良好な状態である．口腔環境の維持に加え，口腔周囲筋のストレッチなど間接訓練を併用して行う
⑤ 認知機能	5	問題なく会話ができ，食物認知も可能な状態である
⑥ 捕食・咀嚼・送り込み	5	左顔面神経麻痺による左口角下垂が軽度あるが，意識すると口唇閉鎖が可能．左舌下神経麻痺による舌機能低下があるが軽度障害であり，リクライニング角度30度では捕食・咀嚼・送り込みに問題がない状態である．姿勢・食物形態をステップアップしていくためにも，口唇閉鎖・舌運動の機能改善へのアプローチを行っていく
⑦ 嚥下	4	MWST 4点，FT 4点（評価条件：リクライニング角度30度・食物形態コード0t）嚥下反射惹起も良好であり，喉頭挙上は前上方へ1横指程度挙上が可能，頸部聴診により嚥下音も良好であった．口腔内・咽頭の残留もなくスムーズに嚥下可能であった．嚥下機能を評価しながら，段階的にステップアップを図る
⑧ 姿勢・耐久性	1	長期間絶飲食であり，口唇閉鎖不全・舌運動低下もあるため，リクライニング角度30度から開始し，全身状態・嚥下機能に合わせて段階的にステップアップを図れるようにアプローチを行う．同時に，安定した座位姿勢が維持できるように，耐久性の向上へのアプローチを行う
⑨ 食事動作	1	左半身麻痺があるが，右半身には麻痺がなく認知機能も保たれているため，自力での食事動作が可能．上肢の巧緻性の向上，食事姿勢をステップアップして，早期に自力摂取に移行できるようにアプローチを行う
⑩ 活動	3	左半身麻痺があり，自力での車椅子への移動は困難な状態であるが，ベッド上での起き上がり，ベッドサイドでの端座位，車椅子での座位姿勢保持は可能．自宅では1日2時間車椅子座位にて過ごしており，週1回訪問リハにより歩行訓練などを実施している．活動性や耐久性の向上を図るアプローチを訪問リハスタッフや家族，デイサービススタッフと連携を図り行う
⑪ 摂食状況レベル	1	7ヵ月間ほとんど経口摂取は行っていない．廃用性の摂食嚥下機能低下があると思われるため，全身状態・摂食嚥下機能を評価しながら，経口摂取開始・継続に対してアプローチを行う．週3回デイサービスを利用しているため，家族・デイサービススタッフへの食事ケア方法を指導し食事回数を増やしていく
⑫ 食物形態	1	口唇閉鎖不全，舌機能低下による，咽頭への送り込み，咽頭期嚥下圧の低下が考えられるが障害は軽度であり，歯が揃っているため，段階的にステップアップが可能な状態である
⑬ 栄養状態	5	身長150 cm，体重48.5 kg，BMI 21.6，1日の栄養投与量1,125 kcal，水分量1,637 mL（エンシュア®H 1.5 kcal 250 mL×3回）を胃瘻から注入している．必要栄養量1,200〜1,400 mL（充足率90％），必要水分量1,400〜1,600 mL（充足率100％）栄養状態は良好で，現在の栄養状態の維持を目指す．経口摂取へ移行するにあたり，摂取量を評価しながら注入量を調整しながら栄養管理を行う

2. 介入2週間後〜介入1ヵ月後（図5）

　嚥下機能の向上に合わせ，車椅子座位での経口摂取へステップアップ，セルフケア拡大へのアプローチを行っていく．合わせて，食物形態のステップアップ，週1回の訪問時から家族介助へ食事回数を増やしていく．

　ご家族の作成したテーブルを使用して安定した姿勢の調整を行い（図6），車椅子座位での経口摂取へステップアップを図った．また，歯が揃っており咀嚼機能がよいため，食物形態

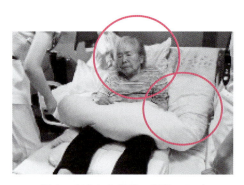

図2 安定した姿勢の調整：Bed
上肢・足底をサポートし，頸部は枕を2個使用して
頸部前屈位にすることで，安定した姿勢を調整する

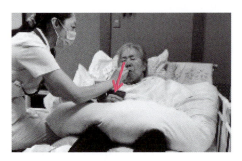

図3 五感を活用した介助
正面で食事をみせ食物認知を高める．食物は舌中
央に設置し，咽頭へ送り込みやすいように介助す
る．嚥下時は，口唇閉鎖を促し，口腔内圧を高める

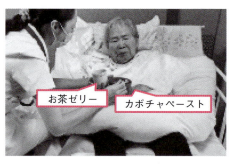

図4 交互嚥下
リクライニング角度45度で，カボチャペースト
（コード2）をお茶ゼリー（コード0）と交互で摂
取し，咽頭のクリアランスを図る

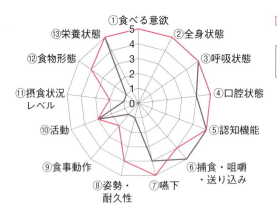

図5 介入2週間後 KTBC

をコード3, 4と段階的に評価しながらステップアップを図った．並行して，食事回数を増や
していけるように，家族やケアマネジャーへ食事介助方法について指導，手添え介助による
セルフケア拡大へのアプローチを行った（図7）．

3. 介入1ヵ月後（図8）

段階的ステップアップを図った結果，車椅子座位でコード4の食事を自力摂取，1食であ

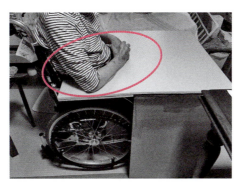

図6 安定した姿勢の調整：車椅子
家族が作成した肘までサポートできるテーブルを使用し，姿勢の安定を図る

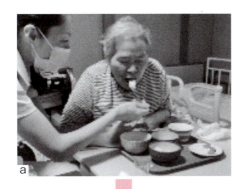
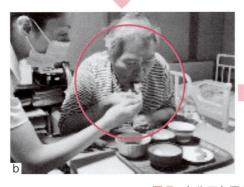
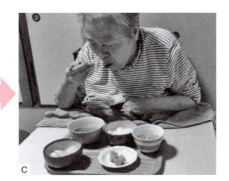

a. 車椅子座位で全介助での経口摂取
b. 捕食動作をアシストし，セルフケア拡大を図る
c. 繰り返し捕食動作をアシストすることで，自力摂取が可能となった

図7 セルフケアのステップアップ

るが昼のみ経腸栄養から経口摂取へ移行することができた．経口摂取への移行に伴い，摂取量に合わせて胃瘻からの投与量を調整するように栄養管理を実施している．週3日デイサービスを利用しており，ケアマネジャー・看護師へ指導を行い，デイサービスでの食事を進めていく（図9）．

経口摂取へのアプローチでは，多面的・包括的視点での介入が必要であるが，今回，患者の持つ良好な機能を引き出す評価を行い，介入したことで経口摂取を再獲得することができ

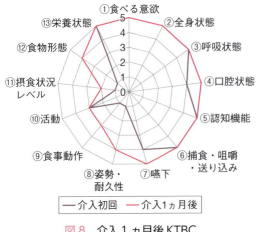

図8 介入1ヵ月後 KTBC

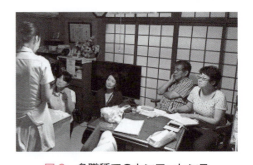

図9 多職種でのカンファレンス
実際に食事場面に参加してもらい，デイサービスのスタッフ・家族と情報共有し，デイサービスでの食事を検討

※写真・情報は，患者様・ご家族様の了承を得て掲載．

た．口から食べる可能性を高めることができる食事ケアスキルを持ち，口から食べる幸せを守ることがわれわれ医療・介護者の責務である．

●治療の Tips

在宅で「口から食べたい」と依頼があり，評価をさせて頂くと経口摂取0にしないといけない方はほとんどいない．「口から食べたい」と意欲がある方は，全身状態や呼吸状態もある程度落ち着いており，経口摂取に向けたチャレンジができる状態である可能性が高いと感じる．食べたい意欲がない場合は，排便状態なども含め包括的視点で観察し，なぜ食べる意欲がないのか考えたアプローチを行うことで経口摂取へつながる．

●高齢者のクリニカルエピソード

高齢者はお茶や煮物が好きと思われがちである．しかし，実際に食べたい物を尋ねると，サイダーやオロナミン® Cなどの炭酸や，チョコレート，唐揚げやステーキなどが食べたいとさまざまな物を希望される．食べたい・美味しいと思う食物を使い，食べる意欲を高めることが，経口摂取を進めていくうえで効果的である．また，食べたいと思う食事を中心に提供することで，食事量の増加にもつながる．栄養状態を維持・改善していくためにも，少量で栄養価の高い食物と嗜好に合った食物を取り入れる．

第5章
地域・在宅での摂食嚥下リハビリテーション

1 摂食嚥下障害に対する訪問栄養食事指導の実際

水野優子

> **Point**
> - 地域包括ケアシステムでは，在宅高齢者の摂食嚥下障害への管理栄養士による介入が重要となる．
> - 在宅での摂食嚥下障害患者のための調理は，調理担当者の調理技術に合わせる．
> - 在宅での調理は普通の食材を工夫する，市販の介護食品などを組み合わせるなどすると調理担当者の負担になりにくい．
> - 在宅訪問管理栄養士は多職種と連携し，適切で食べたいと思える食事形態，食事内容を提供することが大きな役割である．
> - 地域で専門知識と経験を備えた摂食嚥下障害に対応できる栄養管理士を育成する動きが活発化している．
>
> **Keywords** 訪問栄養食事指導，居宅療養管理指導，在宅患者訪問栄養食事指導，在宅訪問管理栄養士，摂食嚥下リハビリテーション栄養専門管理栄養士

　厚生労働省が平成26年に行った人口動態統計[1]では，男性は50歳，女性は60歳以降に死因に肺炎が増加し，80歳以上では男女ともに死因の第3位にのぼる（図1）．高齢者における肺炎の50〜90％は誤嚥性肺炎であるとTeramotoら[2]が報告しているように，高齢者の機能低下と摂食嚥下障害が関連していることは明らかである．平成28年4月の診療報酬改定では，医療保険での管理栄養士による訪問栄養指導である「在宅患者訪問栄養食事指導」の対象者に，「摂食機能若しくは嚥下機能が低下した患者」が追加された．今後地域包括ケアシステムが構築されていくなかで在宅での摂食嚥下障害患者への介入が重要な役割となる．次に在宅での摂食嚥下障害患者への介入事例を示す．

1 介入により経口摂取が増えたケース

　70歳男性，要介護度4．現病歴：脳梗塞後遺症　摂食嚥下障害，身長：168 cm，推定現体重：48 kg（IBW：62 kg），BMI：17.0 kg/m²，推定栄養摂取量：1,100 kcal，内訳は朝：ラコール® 300 kcal（胃瘻），昼：経口摂取のみ約400 kcal，夕：ラコール® 300 kcal（胃瘻）＋

1 摂食嚥下障害に対する訪問栄養食事指導の実際

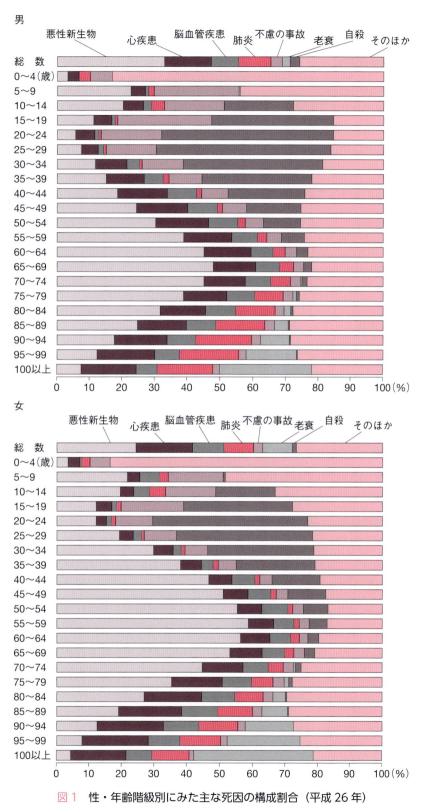

図1 性・年齢階級別にみた主な死因の構成割合（平成26年）
（厚生労働省：平成26年人口動態統計月報年計［概数］の概況．2015[1)]より引用）

経口摂取100 kcal，低栄養のリスクレベル：中，必要栄養量：1,600 kcal，必要蛋白質量：65 g，必要水分量：1,500 mL．

1．介入までの流れ

　介入3年前，脳梗塞での入院中に誤嚥性肺炎を発症し胃瘻造設となった．退院後，本人はリハビリテーション（以下，リハ）に意欲的で，月2回の通所リハで口腔機能向上訓練を言語聴覚士の指導の下，強い意志で取り組んでいた．しかし右片麻痺のため流涎も多いことから飲み込みに時間がかかり，経口摂取量は必要栄養量の1/2がやっとであった．本人にはリハを行えばすぐによくなるのではないかという期待があったが，思うように回復しないことから焦燥感が強まっていた．自宅での調理は妻が行っていたが，義父母の介護もあり時間をかけた嚥下食の調理ができず，夫が肺炎になってしまうのではないかという心配があり悩んでいた．そこで安全で手間の掛からない調理方法を知りたいという希望があり，ケアマネジャーを通して訪問栄養食事指導の依頼があった．本人は「胃瘻を外して，手を動かせるようになって形のあるものを食べたい」と希望し，妻は「肺炎が心配．夫をサポートしたい」と希望していた．

2．介入の実際

　通所リハでの食事形態はペースト食，水分摂取と交互嚥下のためにトロミ茶を摂取．しかしうまく飲み込めず「のどにひっかかって苦しい」と訴えがあった．妻は嚥下食の料理本を購入したが調理内容が難しいと感じていた．そこで自宅では妻の調理技術や調理環境に合わせ，普通の食材を工夫する調理指導を行った．たとえばポテトサラダはじゃがいもの付着性が高いことから長芋に変更する，麺類は通常の料理のままでは難しいため茶わん蒸しにうどんを入れた料理を提供する，トロミ剤からゼリー剤に変更する，少量でも高蛋白で調理の手間も短縮できるように市販の介護食品と併せて栄養価を上げるなどである（図2～4）．

3．結果

　推定栄養摂取量：1,100 kcal＝朝：ラコール® 200 kcal（胃瘻）＋経口摂取約100 kcal，昼：経口摂取のみ約500 kcal，夕：ラコール® 200 kcal（胃瘻）＋経口摂取約100 kcal．摂取エネルギーは増加していないが栄養剤の量が減量となり，経口での栄養摂取量が胃瘻を上回るようになった．本人は食べることへの意欲が増し，昔よく食べていた麺類や野菜類を食べたいと口にすることが増え，妻も調理のコツを掴み，調理時間が短縮され積極的に調理に取り組めるようになった．その結果「二人で温泉に旅行に行きたい」という新たな目標を持つようになり笑顔が増えた．またそれまでは寒い時期によく熱を出し肺炎になりかけていたが，介入するようになってからは入院をせず軽症で済むようになった．その後，経口摂取量が増えたため改めて嚥下評価を行い，通所リハの食事がペースト食からソフト食になり全量経口摂取できるようになった．

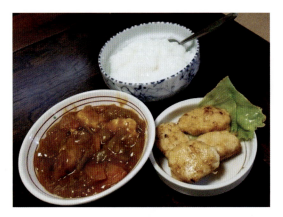

図2　寒天入り粥，チキンナゲット
お粥は寒天入りでなめらかになる

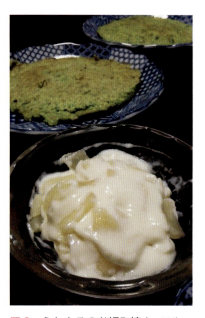

図3　ふわとろのお好み焼き，フルーツのヨーグルト和え
野菜もいっしょにフードプロセッサーにかけてからお好み焼きにするとふわとろに

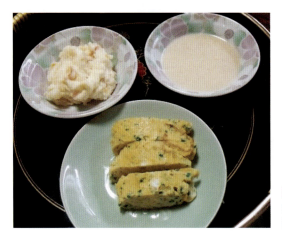

図4　卵焼き，長芋のポテトサラダ
家族と同じ食事に市販のムース食を混ぜて栄養価となめらかさをアップ

2　在宅訪問管理栄養士のアプローチ

　平成6年に医療保険での在宅患者訪問栄養食事指導，平成12年には介護保険での管理栄養士の居宅療養管理指導が導入された．訪問栄養食事指導は対象者を栄養スクリーニング・アセスメントで抽出し，本人・家族の意向に沿いつつ栄養介入を行う．在宅訪問管理栄養士は身体および栄養状態だけでなく，生活環境，介護力，経済力，医療と介護にかかわるほかのサービスなどを考慮したうえで必要な食事および栄養量が確保できるよう，栄養補給方法や食環境を含めたアドバイスを行う．時には本人に長年の生活習慣を振り返って行動変容を促し，家族などの介護者の意識変容を促す必要もある．食は対象者や家族のプライベートな内容を多く含んでいるので，介入の突破口をさまざまな方法で探ることもある．摂食嚥下障害についてはさらに嚥下機能評価を基に歯科を始めとした多職種と連携し[3]，適切で食べたいと思ってもらえる食事形態，食事内容を提案することで栄養改善を図る大きな役割がある．

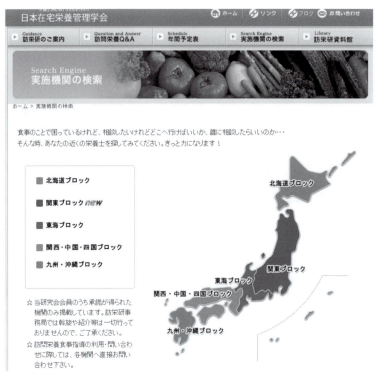

図5 一般社団法人 日本在宅栄養管理学会の在宅訪問管理栄養士の情報ページ

3 在宅訪問管理栄養士の広がりと期待

「管理栄養士につなげたいが，どこにいるのかわからない」．多職種からよくいわれる言葉である．そもそも，管理栄養士が訪問するということ自体の認知度が低いとこれまでの経験から感じている．多職種からのニーズに対応できる管理栄養士が求められており，一般社団法人 日本在宅栄養管理学会（旧 全国在宅訪問栄養食事指導研究会）は，平成24年度より公益社団法人 日本栄養士会の特定分野認定制度において「在宅訪問管理栄養士」をスタートさせ，在宅で実践的な栄養食事指導が提供できる管理栄養士の育成を行っている．認定者の情報や実際にサービス提供が可能な管理栄養士をホームページで公開している（図5）[4]．

また公益社団法人 日本栄養士会は，平成28年度より一般社団法人 日本摂食嚥下リハビリテーション学会と共同で「摂食嚥下リハビリテーション栄養専門管理栄養士」認定制度事業をスタートした．これによって摂食嚥下機能の専門知識と経験を備えた管理栄養士が地域で活躍できるようになると期待する．

📖 Reference

1) 厚生労働省：平成26年人口動態統計月報年計（概数）の概況. 2015（http://www.mhlw.go.jp/toukei/saikin/hw/jinkou/geppo/nengai14/dl/gaikyou26.pdf）
2) Teramoto S, Fukuchi Y, Sasaki H, et al.：High incidence of aspiration pneumonia in community-and hospital-acquired pneumonia in hospitalized patients：a multicenter, prospective study in Japan. J Am Geriatr Soc **56**：577-579, 2008
3) 中村育子：在宅訪問栄養食事指導と歯科との連携による栄養改善. 日補綴会誌 **7**(2)：109-111, 2015
4) 一般社団法人日本在宅栄養管理学会HP：在宅訪問管理栄養士（http://www.houeiken.jp/）

●治療のTips　冷蔵庫をみせてもらえる関係づくり

　訪問栄養食事指導を開始する際の最初の関門がそのお宅の冷蔵庫を拝見することである．冷蔵庫のなかをみることで，嗜好，偏り，食歴，経済面，食欲の有無，調理のレベル，意欲，衛生感覚など，重要な食情報が得られる．しかし自分に置き換えて考えても他人に冷蔵庫のなかをみられることはとても抵抗がある．食事療法が必要な方ならなおさらである．ここで役に立つのは栄養士のコミュニケーションスキルである．決して相手を否定するのではなく，なぜ購入するのかその理由を聞くことにより，相手の価値観を理解することができ，信頼関係の構築につながる．

●高齢者のクリニカルエピソード　食事の喜びをひきだす力

　日常のささやかでかつ大事な楽しみである食事．それが苦痛になることもあるのが摂食嚥下機能の低下である．少しでも食べやすくするためにレシピを考えるとき，肉や魚，卵，豆腐類などの蛋白質を多く含む食材は物性がまとまりやすく加工もしやすいが，野菜類，特に葉物類は難しい．それを解決するために編み出したレシピが「とろっとお好み焼き」である．フードプロセッサーで生のキャベツやニラ，長芋，卵，お好み焼き粉，油を撹拌してフライパンで焼く．紅生姜を入れるとさらにお好み焼き感がアップする．食事に疲れ，食欲がなくなっている高齢の，特に男性の方に非常に喜ばれる．味付けはソースやマヨネーズにするとスムーズに飲み込める．アレンジしやすいので，高齢者も次は何を入れようかとアイデアを出してくれたり，子どものころの屋台で食べた味に似てるなぁ，などとお好み焼きの話で盛り上がる．作り手も食べる側も一緒に楽しめてこそ食事の喜び，真の栄養なのである．

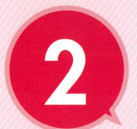

摂食嚥下障害に対する訪問リハビリテーションの実際

山田友美

Point
- 本人を取り巻く生活環境，特に家族の協力がどの程度得られるかに注意する．
- 食事内容・形態は本人の嗜好性を考慮し，それぞれの生活環境に応じた調整を行う．
- 栄養管理は1日の摂取量の目安，摂取エネルギーの調整方法，嚥下調整食の調理方法を具体的に伝え，介入時に状況を確認する．
- 栄養補助食品や市販の嚥下食を使用する場合，経済面に配慮する．
- 訪問STの探し方と現状での問題点を知る．

Keywords 生活環境，摂食嚥下機能，調理方法，栄養管理，訪問ST

2025年に65歳以上の高齢者が約30％となるわが国では，在宅医療・介護連携の推進が求められている．在宅高齢者における嚥下障害の割合は27.2％，そのうち誤嚥は6.7％であり，嚥下障害は日常生活活動（activities of daily living：ADL）自立度と有意な関連を認めた[1]．しかし実際の現場では，在宅にかかわる医療従事者，特に摂食嚥下領域の評価・訓練および，栄養面のサポートを行う専門職が圧倒的に不足している．そのため，言語聴覚士（以下，ST）がみつけられないことによる経口摂取訓練の継続困難や，食事内容・形態についての相談先不明といった事態に陥る頻度が高い．家族が必死に探し，何人もの知人や介護支援専門員（以下，ケアマネジャー）など医療・介護スタッフを介して訪問可能なSTにたどり着く場合もある．しかし一方で，主治医だけでなく患者・介護保険サービスの利用者（以下，利用者）が，訪問可能なSTの発見をはじめから諦めている場合もある．

在宅では，脳卒中，神経難病による進行性の機能低下，認知症，抑うつによる栄養摂取困難などさまざまな病態への対応を要する．気管切開や胃瘻がある場合も少なくない．在宅高齢者の嚥下障害は，低栄養と下気道感染の危険因子であり[2]，慢性期でも摂食嚥下機能には変動がみられる．適宜評価し，その時々の摂食嚥下機能に対応することは，誤嚥性肺炎予防や窒息のリスク軽減，適切な栄養管理，生活の質（quality of life：QOL）向上のために不可欠である．ここでは，在宅高齢者の摂食嚥下障害の実際と必要なサポートについて紹介する．

1 在宅高齢者を取り巻く生活環境

　65歳以上の高齢者のいる世帯は増え続けており，単独世帯と夫婦のみの世帯が過半数を占めている[3]．介護保険による介入ではケアマネジャーを介し情報を得られるが，医療保険による介入は必ずしもそうとは限らない．まずは本人・家族の話をしっかりと聞き，生活環境と生活パターン，認知機能，ADL・手段的日常生活活動（instrumental activity of daily living：IADL）を把握する．そしてどこに問題があり，何が生活を困難にしているのか，何を望まれているのかを見極める．一人暮らしでは，家事全般を本人が行わなければならない場合もあれば，家族が近所に住んでおり，頻回な訪問，身のまわりの世話などをしてくれる場合もある．また家族と同居していても，食事の用意は親世代と子世代で別であったり，離れで一人暮らしに近い生活を送っていたり，本人が毎日家族全員分の食事を用意している場合もある．夫婦のみでの生活では，本人が配偶者の介護をしていることもある．そして本人・家族より介入の希望はあっても，経済的な理由で介入困難となったり，介入頻度が減ったりすることもある．高齢者は生活パターンの変化や，他人が家庭に介入することに対し消極的であることが多い．したがって在宅での看護やリハビリテーション（以下，リハ），福祉サービスをどの程度受け入れられるのかも大きな問題である．場合によっては最小限の介入から開始し，徐々に介入頻度や職種を増やしていくなど個々の状況に合わせる．

2 摂食嚥下機能と食事環境，食事内容・形態

　人は誰でも個々の生活パターンがある．それはごく自然なことで，高齢者でも，摂食嚥下機能に障害があっても何ら変わりはない．在宅高齢者で移動が可能な場合，たとえ入院時にリクライニング位で食事を摂取していたとしても，家では「食卓の椅子に座って食べる」という方が圧倒的に多い．また入院中にSTや栄養士，看護師から指導を受けていても，それは院内だけのこと，期間限定のものと理解され，入院前と同等の食事を摂っていることもある．一方，指導通りに食事を作ろうとしてはいるが，お粥の粘度が強すぎるなど誤った調整方法を行い，かえって危険な状況となることもある．

　「食卓の椅子に座って食べる」ことが摂食嚥下機能面からみて危険であれば，説明のうえで車椅子やベッドでの姿勢調整を行う．許容範囲であれば，坐位で安全に摂取できる食形態・摂取方法を提案していく．高齢者にとって嚥下調整食の分類は理解しにくいこともあり，食品カタログなどで写真をみせての説明だけでは不十分である．そのため学会分類2013（表）[4]のコード2-2が適した方であれば，2-2と3を実際に本人・家族に食べてもらい，その差を体感し理解して頂く．

　家では好きなものしか食べない高齢者も多い．普段の食事や間食の内容を細かく教えて頂き，本人が摂取するであろう食品の形態調整方法と摂取方法，摂取可と不可のボーダーラインを具体的に提示する．

表 嚥下調整食学会分類 2013

コード【I-8項】	0		1
	j	t	j
名称	嚥下訓練食品 0j	嚥下訓練食品 0t	嚥下調整食 1j
形態	均質で，付着性・凝集性・硬さに配慮したゼリー 離水が少なく，スライス状にすくうことが可能なもの	均質で，付着性・凝集性・硬さに配慮したとろみ水（原則的には，中間のとろみあるいは濃いとろみ*のどちらかが適している）	均質で，付着性，凝集性，硬さ，離水に配慮したゼリー・プリン・ムース状のもの
目的・特色	重度の症例に対する評価・訓練用 少量をすくってそのまま丸呑み可能 残留した場合にも吸引が容易 蛋白質含有量が少ない	重度の症例に対する評価・訓練用 少量ずつ飲むことを想定 ゼリー丸呑みで誤嚥したりゼリーが口中で溶けてしまう場合 蛋白質含有量が少ない	口腔外ですでに適切な食塊状となっている（少量をすくってそのまま丸呑み可能） 送り込む際に多少意識して口蓋に舌を押しつける必要がある 0jに比し表面のざらつきあり
主食の例			おもゆゼリー，ミキサー粥のゼリーなど
必要な咀嚼能力【I-10項】	（若干の送り込み能力）	（若干の送り込み能力）	（若干の食塊保持と送り込み能力
ほかの分類との対応【I-7項】	嚥下食ピラミッドL0 えん下困難者用食品許可基準I	嚥下食ピラミッドL3の一部 （とろみ水）	嚥下食ピラミッドL1・L2 えん下困難者用食品許可基準Ⅱ UDF区分4（ゼリー状）（UDF：ユニバーサルデザインフード）

学会分類2013は，概説・総論，学会分類2013（食事），学会分類2013（とろみ）から成り，それぞれの分類には早見表を作成した．
本表は学会分類2013（食事）の早見表である．本表を使用するにあたっては必ず「嚥下調整食学会分類2013」の本文を熟読されたい．なお，本表中の【 】表示は，本文中の該当箇所を指す．
*上記0tの「中間のとろみ・濃いとろみ」については，学会分類2013（とろみ）を参照されたい．
本表に該当する食事において，汁物を含む水分には原則とろみを付ける．【I-9項】
ただし，個別に水分の嚥下評価を行ってとろみ付けが不要と判断された場合には，その原則は解除できる．
ほかの分類との対応については，学会分類2013との整合性や相互の対応が完全に一致するわけではない．【I-7項】
(日本摂食・嚥下リハビリテーション学会医療検討委員会，嚥下調整食特別委員会：日本摂食・嚥下リハビリテーション学会嚥下調整食分類2013．日摂食嚥下リハ会誌 17（3）：255-267, 2013[4])より改変)

3 在宅での嚥下調整食の作り方

　在宅において，家族の食事と別に嚥下調整食を作るといった，1度に2種類の食事を作ることは負担も大きく敬遠されがちである．そのため基本的には普段の食事をベースに，すでにある使い慣れたキッチンツールを使用し，どう手を加えたら嚥下機能に合った食形態となるかを考え調整する．また複雑な調整方法は覚えられないことが多いため，できる限りシンプルな方法を提案する．たとえばお粥は，雑炊のように残ったご飯を炊きなおして作る家庭

2 摂食嚥下障害に対する訪問リハビリテーションの実際

表 つづき

コード 【Ⅰ-8項】	2		3	4
	1	2		
名称	嚥下調整食2-1	嚥下調整食2-2	嚥下調整食3	嚥下調整食4
形態	ピューレ・ペースト・ミキサー食など，均質でなめらかで，べたつかず，まとまりやすいもの スプーンですくって食べることが可能なもの	ピューレ・ペースト・ミキサー食などで，べたつかず，まとまりやすいもので不均質なものも含む スプーンですくって食べることが可能なもの	形はあるが，押しつぶしが容易，食塊形成や移送が容易，咽頭でばらけず嚥下しやすいように配慮されたもの 多量の離水がない	硬さ・ばらけやすさ・貼りつきやすさなどのないもの 箸やスプーンで切れる軟らかさ
目的・特色	口腔内の簡単な操作で食塊状となるもの（咽頭では残留，誤嚥をしにくいように配慮したもの）		舌と口蓋間で押しつぶしが可能なもの 押しつぶしや送り込みの口腔操作を要し（あるいはそれらの機能を賦活し），かつ誤嚥のリスク軽減に配慮がなされているもの	誤嚥と窒息のリスクを配慮して素材と調理方法を選んだもの 歯がなくても対応可能だが，上下の歯槽提間で押しつぶすあるいはすりつぶすことが必要で舌と口蓋間で押しつぶすことは困難
主食の例	粒がなく，付着性の低いペースト状のおもゆや粥	やや不均質（粒がある）でも軟らかく，離水もなく付着性も低い粥類	離水に配慮した粥など	軟飯・全粥など
必要な咀嚼能力 【Ⅰ-10項】	（下顎と舌の運動による食塊形成能力および食塊保持能力）	（下顎と舌の運動による食塊形成能力および食塊保持能力）	舌と口蓋間の押しつぶし能力以上	上下の歯槽提間の押しつぶし能力以上
ほかの分類との対応 【Ⅰ-7項】	嚥下食ピラミッドL3 えん下困難者用食品許可基準Ⅱ・Ⅲ UDF区分4	嚥下食ピラミッドL3 えん下困難者用食品許可基準Ⅱ・Ⅲ UDF区分4	嚥下食ピラミッドL4 高齢者ソフト食 UDF区分3	嚥下食ピラミッドL4 高齢者ソフト食 UDF区分2およびUDF区分1の一部

が多いため，炊いた後でミルやすり鉢を使用し形態の微調整を行うことを勧める．ここである程度の粘度は出てくるので，必要であれば後から増粘剤を使用し粘度の調整を行う．パサつきやすい魚などの食物は油脂を追加し滑らかにする．パラパラとまとまりにくいものは餡でまとめるなどのアドバイスも行う．また，先に増粘剤を入れてしまうと，海藻など多糖類の食物では粘度が強くなってしまい，窒息のリスクが増加するため，注意を促す．

　嚥下調整食を作る際に「ミキサーにかける」と聞くと，ミキサーを購入してしまいがちである．しかしミキサーはある程度の水分と容量がないときれいには仕上がらず，ガラス製の容器が重くて洗えないなどの問題がある．購入される場合には，1人分を作ることを念頭に置き，容量が適切で洗いやすく使用者にとって使い勝手がよいものを選択する．

必要栄養量の確保

　在宅高齢者の栄養評価のため，介入開始時とその後2～4週に1回は，およその1日のエネルギー摂取量を確認する．同時に体格指数（Body mass index：BMI），簡易栄養状態評価表（Mini nutritional assessment-short form：MNA®-SF），身体計測（上腕周囲長，下腿周囲長，

握力)も実施する．本人・家族へのフィードバックとともに，エネルギー摂取量が不足している場合には，エネルギー摂取量の調整方法を相談し決めていく．基本的には食事量を増やしたり，嗜好性と経済面を考慮したうえで栄養補助食品を紹介したりする．栄養補助食品の使用が困難な場合は，普段の間食をアイスクリームやシュークリームなど高エネルギー高蛋白質の食品へ変更するなど，病態に応じて選択肢を増やす．また生クリームを添えるなど多少手を加える形で対応する．間食の調整が高齢者にとっては容易で受け入れやすいようである．調整を行った場合は次の介入時に，摂取状況とともに調整の難易度についても確認する．

5 摂食嚥下機能の維持・向上のために

　摂食嚥下障害のある在宅高齢者は低栄養であることが多く，発熱や脱水，活動量低下などが引き金となり機能低下を招きやすい．QOLを向上させ，より安全に，よりその人らしく生活するためには，摂食嚥下機能およびADL・IADLの維持・向上が鍵となる．それにはリハ栄養[5]の考え方が重要である．リハ栄養とは「栄養状態も含めて国際生活機能分類（International classification of functioning, disability and health：ICF）で評価を行ったうえで，障害者や高齢者の機能，活動，参加を最大限発揮できるような栄養管理を行うこと」と定義されている．しかし生活パターンの変化に消極的な高齢者にとって，新しい取り組みはハードルが高い．本人のADLを考慮したうえで習慣化されている活動，たとえば畑仕事や掃除，洗濯，日課の体操，基本動作などをうまく利用し活動量を上げる．普段の食生活に少し手を加える形で栄養管理を行う．そのような工夫が在宅でのかかわりでは重要となる．

6 訪問STの探し方と問題点，今後の課題

　「訪問可能なSTがなかなかみつからない」と患者・利用者だけでなく，ケアマネジャー，往診医からいわれることが度々ある．確かに在宅にかかわるSTは大変少なく，筆者がいる愛知県内でも把握できているのは40名ほどである．では訪問STをどう探すのか．地域差はあるが，残念ながら誰もが使えるような簡単な検索ツールはないのが現状であり，これ自体が課題だといえる．現在は，医療機関，地域包括支援センター，居宅介護支援事業所（ケアマネジャーが在籍），訪問看護の各事業所，訪問理学療法士（以下，PT）・作業療法士（以下，OT）とそのつながりからの連絡がほとんどである．日本言語聴覚士協会や各都道府県の言語聴覚士会のホームページ上で，STが在籍する病院・施設は案内されている．しかし会員の所属先のみを掲載しているところ，掲載許可が得られた病院・施設すべての情報提供をしているところ，訪問の有無や対応可能な訓練内容まで明記されているところと情報量に差はある．現段階では，地域包括支援センターや居宅介護支援事業所，在宅にかかわる医療従事者に声をかけて頂き，個別のつながりから訪問STをみつけるのが現実的である．

　愛知県では，訪問診療にかかわるST同士のネットワーク作りをしており，たとえ自身での介入が困難でも，他STへの紹介や情報共有が可能となる試みを行っている．またPT・OT・STの三士会において，地域包括ケアシステムの構築を始めとしたリハ推進協力に関す

る協定締結がなされ，三士会合同での活動を行っている．市区町村単位で行政・医師会とリハ専門職の情報提供や相談を行う情報センター事業を進めていく予定となっており，現在設置に向け調整中である．ここでは三士会が協力し在宅で勤務するリハスタッフの情報提供を行う．これにより各地区の行政や医療機関からのリハ関連の依頼・相談に対し，スムーズな連携が期待される．情報が一元化されることで，適切なタイミングでのリハスタッフの介入が可能となり，在宅医療の質を高めることにつながると考えられる．

　今後は，窓口の1本化や県・地域ごとへの情報公開の在り方など，現在不透明な部分のシステムを構築し実践していくことが不可欠である．

Reference

1) Serra-Prat M, Hinojosa G, López D, et al.：Prevalence of oropharyngeal dysphagia and impaired safety and efficacy of swallow in independently living older persons. J Am Geriatr Soc **59**(1)：186-187, 2011
2) Serra-Prat M, Palomera M, Gomez C, et al.：Oropharyngeal dysphagia as a risk factor for malnutrition and lower respiratory tract infection in independently living older persons：a population-based prospective study. Age Ageing **41**(3)：376-381, 2012
3) 内閣府：平成28年版高齢者社会白書
4) 日本摂食・嚥下リハビリテーション学会医療検討委員会，嚥下調整食特別委員会：日本摂食・嚥下リハビリテーション学会嚥下調整食分類2013．日摂食嚥下リハ会誌 **17**(3)：255-267，2013
5) Wakabayashi H, Sakuma K：Rehabilitation nutrition for sarcopenia with disability：a combination of both rehabilitation and nutrition care management. J Cachexia Sarcopenia Muscle **5**：269-277, 2014
6) Maeda K, Koga T, Akagi J：Tentative nil per os leads to poor outcomes in older adults with aspiration pneumonia. Clin Nutr, 2015. doi：10.1016/j.clnu.2015.09.011.

●**治療の Tips**　**在宅だからできるかかわりを大切に**

　本人の意思を尊重し，家族にはいいにくい悩みや愚痴，不安を常に傾聴しながら介入するように心がけている．また本人が好きなことや，したくてもできなくなってしまったことがあれば，何とか一緒にできないかと他スタッフと共に方法を考え，可能な範囲で行う．握力が0kgの脊髄性筋萎縮症の方との毎年恒例のマーマレード作りや，Parkinson病の方とのおしるこ作りなどである．在宅だからこその環境を活かし，生きる楽しみを感じて頂けるようなスタンスでかかわりをもってほしい．

●**高齢者のクリニカルエピソード**　**医原性サルコペニアは防げる**

　1年ほど前に進行性核上性麻痺と診断された70代の方の症例である．摂食ペースや一口量の自己調整にやや問題があり，適宜声掛けは必要ではあったが，水分へのトロミは不要で軟菜食の自己摂取が可能であった．機能維持のために自宅でのリハを希望され，PTが週2回，STが週1回のペースで介入していた．

　鼠径ヘルニアの手術のため2泊3日の予定で入院したが，術後に誤嚥性肺炎を発症し絶飲食で末梢点滴のみ，ベッド上安静となった．3日後，肺炎は改善したが，経口摂取は困難，可能であった歩行器歩行も起き上がりも困難となり，全介助となってしまった．

　これは低栄養，低活動，侵襲によりサルコペニアおよびサルコペニアの摂食嚥下障害を招いたためと推測される．前田ら[6]が示しているように，不要な絶飲食は避けるべきであり，不適切な栄養管理と活動量低下は可能であった機能さえ奪ってしまう可能性がある．このケースも疾患の治療と並行し，不要な安静と禁食を避け，少しでも早く離床・リハと十分な栄養摂取を行っていたら，結果は変わっていたであろう．

3 NST・嚥下連絡票を活用した摂食嚥下障害の地域連携

鈴木英哲

Point
- 超高齢社会では，食のQOLまでカバーする栄養管理を摂食嚥下リハ，医療・介護連携によりサポートする，切れ目のない地域連携が必要である．
- 高齢者モデルでは生活期・在宅・介護が重要である．
- 地域連携には地域共通，医療・介護共通の連携ツールが必須である．
- 連携ツールには病期・施設間の連絡票と生活期の連携ノートの両面の機能が必要である．
- 高齢者モデルの持続可能な地域連携を構築し，地域包括ケアシステムを支えることが摂食嚥下リハ，地域リハの新たな課題である．

Keywords 地域医療・介護連携，地域完結型医療・介護，地域連携ツール，地域一体型NST，地域包括ケアシステム

1 高齢者モデル

　高齢者モデルは，高齢者摂食嚥下障害（老嚥，オーラルフレイル，サルコペニア，認知症）に対し，入院中の口腔（摂食嚥下）機能管理，充実した退院支援と地域連携，在宅医療・介護連携による栄養管理とそれを支える口腔機能管理，予防が主体となる．すなわち地域完結型の対応が求められる．地域共通の連携ツールが必須であり，回復期リハビリテーション（以下，リハ），脳卒中地域連携パス，生活習慣病対策が主体の脳卒中モデルとは対応が異なってくる．一方，地域包括ケアシステムは「住み慣れた地域で自分らしく最期まで暮らし続ける」ための医療・生活環境の構築を目標とする．医療とは地域完結型医療を意味し，切れ目のない地域連携，在宅医療・介護連携（多職種協働）が必須要件である．摂食嚥下は機能の可視化が比較的容易で評価シートなどで情報を共有しやすいため，多職種協働としての適性が高い．これは高齢者モデルが地域包括ケアシステム構築を医療・介護・予防面から牽引する可能性を示唆する．そのためにも地域連携の在り方が重要になる．

2 高齢者モデルに必要な地域医療・介護連携

1. みえてこない行政の地域連携施策

高齢者の摂食嚥下障害合併症，基礎疾患の重症化による「繰り返す入退院」を予防し，安定した生活期を支える意義は大きい．急性期病院は急搬時のベッドを確保し，地域の安心を担保することが期待される．その意味でも低栄養が関与する「避けられる入院」の解消は意義がある．また，在宅では低栄養の早期改善が困難な場合，一旦入院させ状態が安定してからリハを試みるリハ栄養の地域連携も必要になる．地域連携は地域完結型医療の要件の一つだが，病院の機能分化・病床再編，在宅療養推進施策が優先され，具体的な施策が示されていない．地域連携は関係団体の合意に基づく「多団体協働」（高齢者のクリニカルエピソード参照）が望ましい．

2. 高齢者モデルの地域連携

一般に地域連携は地域医療連携を意味し，介護は除く場合が多い．Stage（病期）は生活期の在宅医療を含むが，場所は一般に医療施設（施設間連携）で，在宅は除外されてきた．脳卒中モデルは病院を中心とした一方向型の地域医療連携で病院完結型医療になりやすい．高齢者モデルは生活期，在宅および介護が重要になり，双方向型の地域医療・介護連携，地域完結型医療・介護が求められる．また，病院内でも生活期を支える連携が発生する．高齢者モデルでは「地域医療連携」より「地域医療・介護連携」が必要であり，これまでの連携を超えた対応が求められている．

3. 地域医療・介護連携の課題

標準化された口腔機能管理の地域医療・介護連携，標準化された嚥下調整食による栄養管理の地域連携・介護連携，地域共通の連携ツール，持続可能な地域システム，市民啓発と情報提供が課題である．

4. 標準化された口腔機能管理の地域連携

各 Stage を通して口腔看護と口腔介護は，基本的に口腔機能を協働で管理（誤嚥性肺炎・低栄養・廃用対策など）する．脳卒中モデルでは脳外科病棟が中心になるが，高齢者モデルでは内科病棟などが加わり院内連携，栄養サポートチーム（nutrition support team：NST）が必須になる．短期目標として次が挙げられる．

① 切れ目のない地域医療・介護連携による口腔機能管理とリスク管理

口腔アセスメントシート（Oral health assessment tool：OHAT-J）などを活用した病棟口腔看護，OHAT-J などで評価項目を共通し簡易管理表を活用した施設・在宅での口腔介護，課題を共有した退院支援が目標となる．

② 在宅 NST，地域一体型 NST に向けた Step

口腔看護，病院 NST と歯科の連携（NST1）（図1）や，施設口腔介護，栄養士などと歯科の連携（NST2）（図2）．連携ツール活用の啓発，普及が目標となる．

5. 地域一体型 NST と食支援

地域一体型 NST とは一般に地域 NST の地域医療連携をいう．現在のところ，介護との連

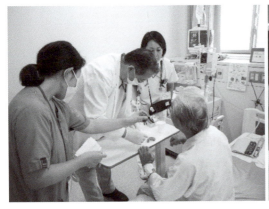 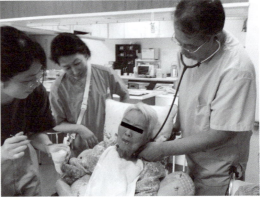

図1 口腔ラウンド（急性期病院）　　図2 ミールラウンド（特別養護老人ホーム）

携を含まないため地域包括ケアシステムに対応できていない．食支援に明確な定義はないが，介護現場からボトムアップ的に提唱されたケアの概念とされている．"口から食べられているうちは何とかなる"とは，ある特別養護老人ホームの管理栄養士の言葉である．医療と介護が連携から協働へ関係を進化させ，「食べて治す」を目標に協働し，地域一体型NSTが高齢者モデルへ大きく進化することが望まれる．

3 地域連携ツール

1. 脳卒中モデルの場合

日本リハビリテーション学会は，「従来の脳卒中モデルの地域連携パスは，急性期病院から回復期リハ病院への転院時に診療情報および治療計画の伝達に利用されるため『一方向型連携パス』とよばれる．在宅復帰後の生活期の再発予防，合併症予防，QOLの維持を目標とする地域連携パスは『循環型連携パス』とよばれ，かかりつけ医と専門医の診療に用いられる．急性期から回復期の『一方向型連携パス』と生活期の『循環型連携パス』（連携ノート）に分化させることが課題」[1]としている．

2. 高齢者モデルの場合

高齢者摂食嚥下障害の有無・重症度，栄養状態の現状評価と施設間の情報伝達（在宅を含む），生活期での管理（支援）が主体となる．

① 連絡票・連携ノートの管理方法

a．入退院時の連絡票，生活期における連携ノートをアセスメントシートとして用いることができ，別に作成（分化）する必要はない．

b．高齢者摂食嚥下障害起因疾患の項目を備える．

c．用語を学際的に整理，統一する．

摂食嚥下リハは超職種型 team approach とされるが，医科，歯科は不可欠である（特に高齢者モデルでは著明）．そのため用語の整理，統一が必要になる．

d．嚥下調整食の表示内容を統一する．食形態，名称の標準化を推進するためには必要である．

e．地域共通とする．地域リハ，地域完結の観点から必須である．

②連絡票・連携ノートの活用

各Stageでは「双方向型連絡票」（以下，連絡票），生活期はさらに「職種間連携票」（医療・介護連携ノート［以下，連携ノート］）をアセスメントシートとして用いる．

高齢者・脳卒中の摂食嚥下障害合併症，低栄養による基礎疾患の急性増悪は，生活期の対応が重要となり，ケアマネジャーによるアセスメントがケアプランに反映される．

a．脳卒中ケース
　Ⅰ．急性期（早期離床・早期経口摂取）→回復期→生活期（連絡票）
　Ⅱ．生活期→急性・回復期（通常入院，レスパイト入院，検査入院時の逆サマリー：連絡票）
　Ⅲ．生活期（中・重度後遺症）-1（NST，合併症予防：連携ノート）
　　　　　　　　　　　　　　　　-2（ケアマネジメント：アセスメントシート）

b．高齢者・脳卒中の摂食嚥下障害合併症，低栄養による基礎疾患の急性増悪ケース
　Ⅰ．急性期（早期離床・早期経口摂取）→生活期（連絡票）
　Ⅱ．脳卒中の場合のⅡに同じ
　Ⅲ．生活期-1（NST，高齢者摂食嚥下障害予防管理：連携ノート）
　　　　　　　-2（ケアマネジメント：アセスメントシート）

3．NST・嚥下連絡票

神奈川摂食嚥下リハビリテーション研究会が地域リハの一環として開発した地域連携ツールで，初期の目標は施設間連携であった．"「安全に食べる」をつなげるバトン[2]"を基盤とし，地域NSTを視野に改良を重ねてきた．連絡票，連携ノートをアセスメントシートに活用することができる．現在公開されているVer. 3.0（図3）は在宅医療・介護連携，医科・歯科連携を重視している．A4用紙1枚（表裏）でコンパクトなため，ICTにも対応しやすい．栄養，老嚥，サルコペニア項目追加が課題である．

また，連絡票と連携ノートの機能を持つ嚥下パスポート（http://hriha.jp/enge-passport.pdf）が「嚥下障害患者さんが所持することで施設や医療機関のサービスを適切に受けられる」ことを目的に藤島を中心に開発された[3]．

撮影協力：川崎幸病院　特別養護老人ホームしゃんぐりら

📖 Reference
1）日本リハビリテーション医学会：リハビリテーションと地域連携・地域包括ケア．診断と治療社，東京，2013
2）小山珠美 監：ビジュアルでわかる早期経口摂取実践ガイド．日総研，名古屋，2012
3）日本リハビリテーション病院・施設協会，口腔リハビリテーション推進委員会 編：地域包括ケアを支える医科歯科連携実践マニュアル．三輪書店，東京，2014

NST・嚥下連絡票（神奈川Ver,3.0）

平成　　年　　月　　日作成

担当者御中

1	患者情報	様　　　　　　　　　年　月　日生　　　歳　認知症　□なし □あり □不明 □男 □女　　患者ID
2	診断名	（　　　年　　月　　日発症）
3	既往歴	摂食嚥下関連：□脳血管疾患 □神経筋疾患 □誤嚥性肺炎 □COPD □頭頸部術後 □： 栄養管理関連：
4	体格	身長　　cm　体重　　kg（□自称 □推定 □実測→　測定日　）BMI：　　体重kg/(身長m)²
5	呼吸状態	酸素投与：□なし □あり（　L/分）酸素飽和度：　％ 自己排痰：□困難 □可能 夜間吸引：□必要 →　回程度　発音：□さ声 □ガラガラ声
6	嚥下機能	藤島の摂食状況レベル：□1 □2 □3 □4 □5 □6 □7 □8 □9 □10 評価日（　） 反復唾液嚥下テスト：　回/30秒（実施日　）フードテスト：　点/5点（実施日　） 改訂版水飲みテスト：　点/5点（実施日　）VF（実施日　）VE（実施日　）
7	栄養管理	必要エネルギー量（　）kcal　必要水分量（　）ml　Alb値（　）g/dl　測定日 摂取経路：□経口 □代替【経腸→ □経鼻 □胃ろう □腸ろう 】経静脈→ □PPN □TPN
8	食事内容	当施設名称（　　→栄養価　　Kcal）摂取量：主食（　）割・副食（　）割 主食 □粥ゼリー □重湯 □ミキサー粥（ベタつき調整食品添加 □なし □あり） 　　 □全粥 □（　）分粥 □軟飯 □米飯 □： 副食 □ゼリー □ミキサー（ペースト） □きざみ（□あんかけあり） □一口大 □普通 □： 【学会類2013】□コード0j □コード0t □コード1j □コード2-1 □コード2-2 □コード3 □コード4
9	食事環境	場所：□ベッド □リクライニング □車椅子 □いす 用具：□箸 □小スプーン □自助具{□ばね付き箸 □（　）スプーン □自助皿 □： 姿勢：□フリー □座位 □ベットアップ・リクライニング（　度） 顔の向き：□指定なし □右向き □左向き □正面 食事環境の整備：□なし □あり
10	食事状況	食事介助：□全介助 □一部介助 □自力　食事回数：（　）回/日　食事に要する時間：（　）分 むせ：□あり □時々 □なし 口腔内残し：□なし □あり　吸引の有無：□なし □あり 摂食方法、介助のテクニック □複数回嚥下 →嚥下した後に、空嚥下をしてもらう 　□他： □交互嚥下 → （□ゼリー □とろみ ）を他の食品と交互に食べる
11	水の飲み方	とろみ調整食品（増粘剤） □不要 □必要 → （製品　　　　　　　）を使用し、100mlに（□0.5 □1 □　g）混入 学会のとろみ分類：□段階1薄いとろみ □段階2中間のとろみ □段階3濃いとろみ
12	服薬管理	経路：□経口 □経管 □経口+経管 □（　） 方法：□水 □とろみ □ゼリー埋込 □食物混入 □簡易懸濁法 □（　）
13	口腔管理	口腔乾燥：□なし □あり（　）　口腔内環境：□不良 □要注意 □良好 口腔のケア：□全介助 □一部介助 □要確認 □自力　うがい：□できない □できる ケア用品：□歯ブラシ □舌ブラシ □スポンジブラシ □くるリーナブラシ □不織布 □： 義歯：□なし □上顎あり □下顎あり □使用していない □不適合 □安定剤使用 □要歯科受診
14	リハビリ	リハビリテーションの内容
15	本人家族希望その他報告等	

状態は変化する可能性があります。何かご不明な点は下記連絡先までお問い合わせください。よろしくお願い申し上げます。
【病院・施設名】　　　　　　　　　　　　　　　記入担当者名（職種）　　　　（　　）

図3　NST・嚥下連絡票（神奈川Ver,3.0）
(http://kanagawaenge.web.fc2.com/ver.3.pdf)

●**治療の Tips　歯科を超えたかかわり**
　病院，施設，在宅，外来に携わると地域の課題に気づかされる．在宅の平均介護度は 4.5 と重い．ケアマネジャーの「最後の砦です」が背中を押す．初回は全身観察，家族の話を聞くだけが多い．治療の優先順位は経口維持，口腔関連 QOL だが，繰り返す熱発，入院があれば全身状態の安定を優先し家族の負担軽減に配慮している．一般的な歯科治療はかかりつけ歯科などを勧めるが，熱発や食事量減少，低栄養，廃用の疑いがある場合は主治医との連携など可及的迅速に対応している．

●**高齢者のクリニカルエピソード　「多団体協働方式」（川崎南部方式）とは**
　「地域共通の連携ツールを使って地域連携システムを構築・維持する」ことは容易ではない．関係団体の合意が前提で医師会，基幹・中核病院の参加が不可欠である．しかし既存の関係団体だけでは連携ツールの地域共通化，持続可能な地域連携システムの構築などは難しい．参考例として摂食嚥下リハ関係団体が協力する取り組みがある．川崎では南部二次医療圏の医師会，中核病院を中心に顔のみえる「川崎南部摂食嚥下・栄養研究会」を立ち上げ，神奈川摂食嚥下リハ研究会川崎地区が研修会運営，施設改革などに協力している（図 4，5）．同研究会を通し川崎市が発行している「川崎市在宅療養連携ノート（図 6）」に NST・嚥下連絡票が収載され，地域共通の連携ノートとして稼働し始めている．一部の病院では電子帳票に組み込まれ，退院時の連絡票に活用されている．都市部ではリソースは多いがつながり難い．どうつなげ地域力を高めるか．この発想は東日本大震災で「救える命」を念頭に参加した被災地（気仙沼）支援を通して学んだ．

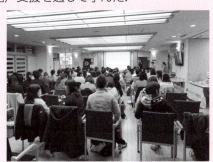

図 4　栄養士対象の研修会

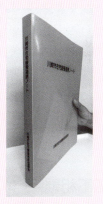

図 6　川崎市在宅療養連携ノート

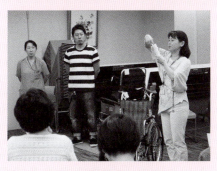

図 5　介護者対象の研修会

4 嚥下リハビリテーション相談窓口と活用の実際

宮下 剛

Point
- 介護現場では摂食嚥下障害の問題が容易に解決できない．
- 在宅や施設では摂食嚥下機能と実際の栄養摂取方法が乖離している場合がある．
- 摂食嚥下障害に対し単独施設だけでの対応に限界がある．
- サルコペニアの摂食嚥下障害に対しては長期的，定期的な介入が必要である．
- 嚥下相談窓口は患者・家族だけでなく，医療介護関係者の連携ツールとして要望がある．

Keywords
嚥下相談窓口，治療的アプローチ，代償的アプローチ，地域支援状況，神奈川摂食嚥下リハビリテーション研究会

　ケアマネジャーへのアンケートでは，利用者あるいはその家族から摂食嚥下に関する相談を受けることが多いなか，7割以上のケアマネジャーが摂食嚥下の問題について専門家への相談が困難であると回答している[1]．摂食嚥下障害の問題は各介護現場だけでは容易に解決されておらず，摂食嚥下領域に特化した相談窓口も地域の資源として求められる．そこで，ここでは嚥下相談窓口の意義として，背景となる在宅や施設における摂食嚥下障害の患者の食事摂取状況や支援環境を紹介し，さらに神奈川摂食嚥下リハビリテーション研究会による嚥下相談窓口の取り組みについて報告する．

1 嚥下相談窓口の意義

1. 摂食嚥下機能と実際の栄養摂取方法の乖離

　嚥下相談窓口で相談される内容の1つとして，実際にしている栄養摂取方法と摂食嚥下機能検査で推奨する栄養摂取方法との乖離がある．服部は在宅または施設入居の摂食嚥下障害者265名に対し嚥下内視鏡検査（VE）や呼吸状態などの評価をしたところ，77名が推奨する栄養摂取方法と実際にしている栄養摂取方法に乖離があったことを報告している[2]．そのなかで，食事の調整不要で常食摂取している47名のうち，28名が検査により軟菜食やトロミなどの食事調整への変更が必要，あるいは経管栄養の併用が推奨された．一方，非経口摂取で経管栄養のみであった51名のうち，22名が検査により経管栄養が栄養摂取の主体では

あるがゼリーなどの一部経口摂取が可能と判断された．そして，この 22 名のうち 20 名に肺炎の既往を認めた．つまり，在宅や施設では摂食嚥下機能検査を実施しないまま，摂食嚥下機能を過小評価または過大評価していることもあり，さらに現状の摂食嚥下機能ではなく，誤嚥性肺炎の既往が栄養摂取方法の選択に大きく関与している可能性がある．また，菊谷も在宅訪問診療を行っている 62 名に摂食嚥下機能評価を実施し，そのうち 32 名に実際している摂取状況と検査で評価する摂食嚥下機能の乖離を認め，在宅での支援体制が重要としている[3]．摂食嚥下機能と実際にしている栄養摂取方法が乖離し，摂食嚥下機能が過大評価されると窒息や誤嚥性肺炎の高い状態となり，過小評価されると QOL が著しく低下した状態となる[4]．嚥下相談窓口では，このような乖離の可能性を含めて現状の支援体制を考慮し，必要があれば摂食嚥下機能の評価を提案，紹介すべきであろう．

2．サルコペニアのリハビリテーション

リハビリテーション（以下，リハ）には治療的アプローチと代償的アプローチという考え方がある[5]．治療的アプローチは心身機能・構造の障害に対して介入するもので，サルコペニアの摂食嚥下障害であれば関連する筋量や筋力強化を主として摂食嚥下機能の向上を目指す．筋力向上には運動療法と栄養療法のどちらかを単独で行うよりも併用して行うことが推奨されるが，介入期間については標準化したものがなく，3 ヵ月[6]や 6 ヵ月[7]を目安とした報告がある．この場合，急性期病院の入院期間だけでは対応できないため，サルコペニアの治療的アプローチには長期目標を共有した地域での連携，資源活用が求められる．他方，代償的アプローチは活動の制限を主眼とする．日常の「食べる」という活動は心身機能・構造の障害，たとえば関連する筋力や嚥下機能の障害の影響を受けるが，心身機能・構造の改善だけが「食べる」活動を決定するとは限らない．代償的アプローチでは誤嚥しない手技や体位，食形態を工夫することで心身機能・構造が障害されていても「食べる」という活動の実現を目指す[5]．ここでは心身機能・構造との関係を見極めつつ活動の制限に介入するため，心身機能・構造が変化，たとえばサルコペニアが悪化や改善した場合は代償的アプローチの変更（具体的には体位や食形態の変更の検討）が必要となる．そのため，代償的アプローチには治療的アプローチと同様に長期あるいは定期的な介入が求められる．先述した嚥下機能と実際の栄養摂取方法の乖離のなかでは，心身機能・構造が変化しているにもかかわらず，代償的アプローチが再評価されていないケースも考えられる．

3．摂食嚥下障害に対する地域支援の実状

嚥下機能と実際の栄養摂取方法が乖離する要因，あるいは嚥下相談窓口を利用する背景を考えるうえで，摂食嚥下障害に対する地域での支援状況を把握する必要がある．国民健康保険診療施設 328 施設（病院 152 施設，診療所 176 施設）を対象として，摂食嚥下障害に対する地域支援の実状が報告されている[8]．この調査では，摂食嚥下機能検査である嚥下造影検査（VF），VE のいずれかを自施設で実施している施設はそれぞれ 2 割弱であり，どちらも実施していない施設は 7 割となっていた．摂食嚥下障害のスクリーニングの実施状況については，入院患者の場合，全員に実施しているという施設は 1 割，疑いのある人のみ実施している施設が半数を超えるが，外来通院患者，訪問診療患者については，実施していないという施設が 7 割以上を占めていた（図 1）．また，摂食嚥下障害のある患者が退院した後の状況

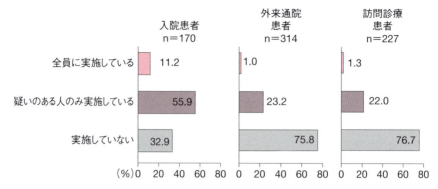

図1　嚥下障害が疑われる患者のスクリーニング状況

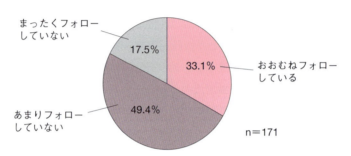

図2　嚥下障害のある患者の退院後フォロー状況

把握など，フォローを行っているかどうか聞いたところ，おおむねフォローしている施設が3割程度で，まったくフォローしていないという施設は2割弱あった（図2）．このように自施設だけでの対応に限界があるなか，地域連携に必要と思われる要素として，「摂食嚥下障害に関する専門職種間の理解・問題意識」，「関係職種による定期的な意見交換の場」に次いで，「摂食嚥下障害に関する相談窓口」が6割を超えて指摘されており（図3），摂食嚥下相談窓口は患者や家族だけでなく，支援者の連携ツールとしても活用されることが望まれている．

2　神奈川摂食嚥下リハビリテーション研究会

　神奈川摂食嚥下リハビリテーション研究会（以下，研究会）は，摂食嚥下リハの開拓，発展，研究，啓蒙，連携を趣旨として2008年に発足した．初代会長の若林秀隆先生（横浜市立大学附属市民総合医療センター），現会長の石井良昌先生（海老名総合病院）を筆頭に，神奈川県内で活躍される世話人130名によって運営している．県を8地区にわけ，各地区が地元特性に合わせてセミナー開催や連携を推進する一方，会全体として研究会大会を毎年2回開催し，NST・嚥下連絡票，そして県内8地区別の嚥下相談窓口一覧表を作成した．現在の研究会の嚥下相談窓口登録数は県内40施設である．

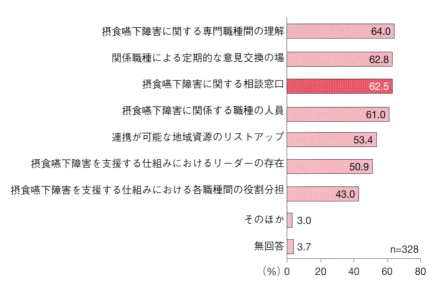

図3 摂食嚥下障害に関する地域連携で必要と思われる要素

3 嚥下相談窓口の実際

　研究会では，神奈川県の相談窓口の施設情報をまとめ，ホームページ（http://kanagawa-enge.jimdo.com/）で紹介，窓口一覧表を各地区の主催セミナーなどで配布しているが，実際に県全体として相談のあった件数や内容については集計していない．そこで，研究会の窓口に登録している筆者のエピソードを紹介する．相談者は在宅の高齢者で，むせが多いが，風邪の症状はないため受診すべきかわからない，といった相談だった．詳しく聞くと，薬や水分で特にむせるなど，摂食嚥下機能低下の疑いもあるため，遠慮せずにむせの苦しさや内服困難感を主治医へ話すように勧めた．後日，相談者から連絡があり，不安なくむせを理由に受診し，内服変更を含め主治医が対応してくれたと感謝の報告があった．窓口としては，症状を直接把握できるわけではない．そのため，相談者が主訴を的確に伝えられるよう助言することも大切である．主訴を伝えるのは主治医に限らず，身近な医療・介護職や地域包括支援センターなど，まずは誰かに相談をつなげることが重要である．研究会の相談窓口は同研究会の世話人も兼務していることが多いため，相談者の了承のもと，相談者の地域や相談内容に沿った相談窓口や世話人施設に筆者が連絡し対応を依頼することもある．研究会の窓口の特徴としては，このように窓口同士が連携し，相談をつなげられることも利点と考えている．

4 今後の嚥下相談窓口の在り方

　嚥下相談窓口に相談する経緯としては，摂食嚥下障害に対し，主観的あるいは客観的に十分な支援が提供されていないことが考えられる．そのため，窓口担当者は相談者に対して適切な支援が提供できるよう推奨するとともに，不足する支援も含め，地域の摂食嚥下障害に対する社会資源を把握することが望ましいだろう．そして，地域で不足している社会資源は

窓口担当者が地域ケア会議[9]に参加，実状を報告し，地域全体で摂食嚥下障害の支援について検討できれば，嚥下相談窓口で得る情報が地域包括ケアシステムの充実につながる可能性もある．今後の嚥下相談窓口の発展に期待したい．

Reference

1) 矢澤正人：新宿ごっくんプロジェクト—地域における摂食嚥下機能支援システムの構築に向けて．J Clin Rehabil **23**(9)：852-861，2014
2) 服部史子：在宅および施設入居摂食・嚥下障害者の栄養摂取方法と嚥下機能の乖離．日摂食嚥下リハ会誌 **12**(2)：101-108，2008
3) 菊谷 武：在宅訪問での摂食嚥下リハビリ．医療と介護 Next **1**(1)：50-51，2015
4) 藤島一郎：スクリーニングと精査，評価．藤島一郎 監：嚥下障害ポケットマニュアル第3版．医歯薬出版，東京，p37-62，2011
5) 藤島一郎：リハビリテーションの考え方と治療．藤島一郎 監：嚥下障害ポケットマニュアル第3版．医歯薬出版，東京，p63-82，2011
6) 山田 実：高齢者のサルコペニア改善のためには．静脈経腸栄養 **28**(5)：1065-1068，2013
7) 山田 実：サルコペニアに対する介入の効果．医学のあゆみ **253**(9)：813-817，2015
8) 全国国民健康保険診療施設協議会：摂食・嚥下機能の低下した高齢者に対する地域支援体制のあり方に関する調査研究事業 報告書．2014(http://www.kokushinkyo.or.jp/Portals/0/摂食嚥下%E3%80%80報告書.pdf)
9) 厚生労働省老健局：地域包括ケアの実現に向けた地域ケア会議実践事例集〜地域の特色を活かした実践のために〜．2014（http://www.mhlw.go.jp/seisakunitsuite/bunya/hukushi_kaigo/kaigo_koureisha/chiiki-houkatsu/dl/link3-0-01.pdf）

●**治療の Tips　全国の嚥下相談窓口**

　神奈川摂食嚥下リハビリテーション研究会の嚥下相談窓口は研究会のホームページ（http://kanagawa-enge.jimdo.com/）で参照可能．全国規模では日本摂食嚥下リハビリテーション学会の嚥下相談窓口（http://www.jsdr.or.jp/consult/）や摂食嚥下に関する資源として「摂食嚥下関連医療資源マップ（http://www.swallowing.link/）」が参考となる．また，摂食嚥下障害に対応した食事について，提供できる施設や各地域での入手方法を紹介するホームページ「食べるを支える（http://www.shokushien.net/）」が2016年9月に開設されている．

●**高齢者のクリニカルサポート　摂食嚥下障害の認識が低い相談者**

　相談者はデイサービス利用者の妻である．夫についてデイサービスの職員から，むせや食事摂取困難があるためサービスの安定利用が難しいといわれ困惑していた．相談者によると，夫は自宅でおおむね食事を食べているが，3日に1回は傾眠状態のため食事が困難だった．定期的な受診では主治医から様子をみるよう指示されていた．日常的にむせが少なく，夫の摂食嚥下障害の可能性について妻が意識することはないようだった．そこでデイサービスの状況についてケアマネージャーや主治医へ相談するように推奨する一方，デイサービスでの体重測定を確認し，体重増減があれば主治医に報告することを伝えた．また，摂食嚥下障害を疑う徴候として，むせ以外にも食事時間の延長などがあることを説明した．このように摂食嚥下障害や低栄養について認識が低いと思われる相談者には，身近な医療福祉関係者に相談をつなぐ一方，摂食嚥下について日常から何に気を付けるべきか，具体的にチェックポイントを提案することも嚥下相談窓口の役割であろう．

5 食のバリアフリー：レストランでの嚥下調整食

飯田良平

> **Point**
> - 摂食嚥下障害を有する方でも外食する機会をつくりたい．
> - 食のバリアフリーの実現にはいくつかのポイントがある．
> - 入院時から退院後までのシームレスな摂食嚥下機能評価と情報共有が重要である．
> - 飲食店での構造的なバリアフリーに加え，スタッフの研修，嚥下調整食のメニューの確立が求められる．
> - 医療や介護，そして職種の垣根を超えた地域での取り組みに発展させたい．
>
> **Keywords** 最後の晩餐，異業種での取り組み，食のバリアフリー，嚥下調整食，嚥下フレンチ

　病院や施設の家族を見舞い，もっと美味しい物を食べさせてあげたいと思ったことはないだろうか．残された命がもう幾許もないと宣告されたとき，食べる機能に影響を及ぼす大きなオペを前に最後の晩餐，また退院の祝いや家族の晴れの日を祝うときなど，そんなときに摂食嚥下機能に障害があれば，ささやかな祝いの一席を設けることが難しい．われわれは医療職として，または施設の職員として，窒息や誤嚥性肺炎の回避のために「安全の優先」という第一義により食形態を選択している．しかし，利用者と提供者のそのようなお互いの気持ちや葛藤を満足させてくれる嚥下食は少ない．テクスチャーといわれるような嚥下食としての条件を有する以外にも，見た目，味，またはコストの問題や食事介助能力，介助時間など，さまざまな条件が整わないと，食べる機能の低下した方，家族，そして介助する側の人間までもが納得できる「美味しい食事」とはならない．

　現在われわれは，東日本大震災後のボランティア活動を契機に出会った異業種のメンバーで，最期まで口から食べる喜びを感じていただけるように，レストランでの食のバリアフリーを実現する活動に取り組んでいる．地域での食べる取り組みに際して必要な条件なども考察しながら，取り組みについて紹介する．

1 食のバリアフリーのために必要なこと

　さて，在宅へ退院された患者さんが，家族とともに晴れの日を祝うため，飲食店で外食をすると考えてみる．外食の実現のために必要な3つの条件として，まず1つ目に「適切な評価と食支援」が挙げられる．現場では，入院時の評価のままに食が維持されていることをよく経験する．つまり「プリンやヨーグルトならお楽しみ程度に食べてよいといわれてました」という患者は1年もプリンだけを食べていたりするわけだ．そのためわれわれは，訪問診療で摂食嚥下機能評価を行うことが多く，ケアマネジャーや訪問看護師，時には在宅主治医にも同席いただき，嚥下内視鏡検査も適宜実施して，直接訓練の適否や妥当性を判断している．食形態，一口量，姿勢や代償法の選択など，具体的な食べるための方策を見出すために現場に出向き，その方の介助者（家族，職員など）の技量を鑑みることが大変重要である．またNST・嚥下連絡票＊などの共通の評価用紙を用いて，縦断的に評価の内容を共有することも望まれている．2つ目として「搬送手段とサポーター」が挙げられる．介護タクシーなど搬送手段の問題に加えて，普段の摂食状況をもっともよく知り介助に長けている家族，ワーカー，医療職の同伴がポイントとなる．3つ目には「飲食店のバリアフリー」があろう．段差やトイレはもとより，リクライニング付き車椅子でも問題のない広いスペースや，机の高さ調整，配慮された食具の準備など構造や機材の問題．また全スタッフの理解やアクシデント時の対応の準備なども必要であろう．そして何より食べる機能に配慮されたメニューが求められることになる．

2 フランス料理店での嚥下調整食

　東日本大震災の後，気仙沼市において，小学生の居場所・学びの場をつくる学習支援活動「学びーば」を開始した．2013年には2つの小学校の6年生を，修学旅行で横浜にご招待することになった．このために集まった有志の会が「Yokohamaで学びーば実行委員会」である（図1）．メンバーはフランス料理店のオーナーシェフ，タクシー・旅行業社の社員，摂食回復支援食を販売している製薬会社の社員，歯科医師であった．子どもたちの支援活動を継続するなかで，このメンバーであれば，食べる機能の評価や訓練，搬送，そしてレストランでの嚥下調整食の提供といった必要条件が揃うのではないかと思った．何よりもフランス料理の技法がこの分野で有効であることは多くの方が知るところであろう．

　まずは定期的に研修会を開始した．摂食嚥下障害とは何か，嚥下調整食に必要な条件は何かを学び，窒息などアクシデント時の対応（図2），車椅子の講師を招いてバリアフリーについての研修を行った．そしてシェフが料理の開発と調整を重ねるごとにメンバーで試食会を行い検討を重ねた．開発より1年程経過した2015年5月には，地域医療に携わる在宅医や訪

＊第5章　地域・在宅での摂食嚥下リハビリテーション　3．NST・嚥下連絡票を活用した摂食嚥下障害の地域連携（鈴木英哲）p.178 参考

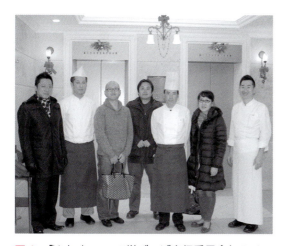
図1 「Yokohamaで学びーば実行委員会」のメンバー（筆者中央）

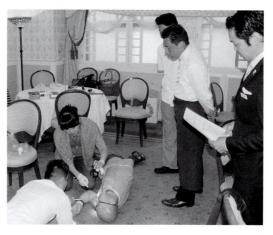
図2 メンバーの歯科医師による，窒息など緊急時の対応についての研修会
給仕係のほかシェフやパティシエも参加．

問看護師，ケアマネジャーや歯科訪問診療を担う歯科関係者などをお招きし，レストランHANZOYAで試食会を開催した．さらにシェフ達には地域の研修会への参加や，摂食嚥下リハビリテーション学会の評議員を務める管理栄養士の在籍する特別養護老人ホームに出向き，実際の食事場面を見学したり，利用者へのスイーツの提供などを通じて「現場」での研鑽を積んでいただいている．時にはスイーツを持参して歯科訪問診療にも同行していただき，数年振りにケーキを食べる難病の方の笑顔に貢献をしていただいたこともあった．

3 嚥下フレンチメニュー

メニューは前菜（図3），スープ，魚料理（図4），肉料理（図5），パンスフレ，デザートなどがあり，シャンパン，ワイン，お茶，水，コーヒーなどの飲料には，適宜増粘剤などにてトロミ付与が可能である．飲料は交互嚥下としても重要であるため，普段利用している物を持ち込んでいただくことも可能である．シャンパンなどの炭酸飲料では増粘剤の混入により発泡し炭酸が抜けてしまうが，増粘後に機械で加圧して炭酸を入れるなどの技法を駆使している．メニューはピューレ，ペースト状から，軽度咀嚼の必要な物まであり，舌と口蓋での押しつぶしが可能な物性であることを基本としている．しかし，「摂食嚥下障害を有する本人とご家族，友人が，同じメニューの食事で祝うことができる」という活動の目標があり，安全が優先されるなかで，最大限に形を維持して，見た目の美しさや食具で崩す際の楽しみや喜びが得られるように，シェフ達が日々工夫をしている．

ケーキ（図6）では，トッピングのフルーツは軟らかく押しつぶすことができ，食べにくいこともあるスポンジ部分は何度も試作を繰り返され，しっとりと口溶けするようになっている．物性はもちろんであるが，お祝いの場でホールのケーキをカットする喜びを味わっていただきたいと願っている．

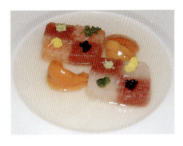
図3 魚介類のピュレと生うに ジュドトマト

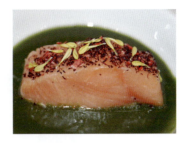
図4 功刀（くぬぎ）マスのオイルバス 野草の香り

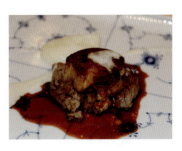
図5 グリルドビーフのロッシーニ風 アリゴ添え
イーエヌ大塚製薬「あいーと®」のグリルドビーフを使用

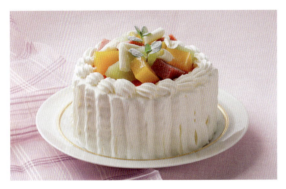
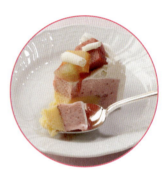
図6 軟らかく飲み込みやすいケーキ「フェリシテ」
現在4つのバリエーションがあり，小さなカップケーキも用意されている．
（写真提供：フランス料理HANZOYA）

●まとめ

　現在，われわれがかかわる患者さんや専門職種によって摂食機能療法のアプローチやサポートがされている方を中心に，レストランで「嚥下フレンチ」を食べていただいている．メニューは学会分類などの指標に合わせて物性を提示することは可能と思われるが，食材やご本人の食べる機能によって微調整が必要となる．そのため好き嫌いやアレルギーのほか，日頃の摂食状況を事前に伺い，安全で美味しい料理が提供できるように心がけている．

　本活動の中心となるオーナーシェフはくも膜下出血による闘病歴があり，病院食に手が伸びなかった経験がある．また2人のメンバーはプロジェクト中にがんのため父親を緩和ケア病棟で看取った．共に，最期の晩餐を叶えることができなかったことを大変悔やんでいる．がんや神経筋疾患など経時的に機能が低下する病気においては「食べられる時期」はわずかでもあろうか．また正装して愛する家族や友人と共に飲食店で食事会をする「チャンス」というのは，一瞬かもしれないと実感している．そのためにも医療や介護，福祉の垣根を越えて，そして飲食店や交通，社会を巻き込んで，多くの方に記念日を祝ってもらえるようになることを願っている．「食」というキーワードのもとならば，われわれは融合できると思っている．

●治療のTips　嚥下調整食に求められること

　現場では，重度の摂食嚥下障害を有しているが，ご家族の執念で，機能以上の食形態でむせながら召し上がっている方がいる．また，十分に機能を有しているがペースト状態の物を食べ続けている方もいる．どちらも適切な評価を行い「ご本人に負担の少ない食事」を提供することが大切である．さて，固形物でなければドロッとして気持ち悪いのであろうか？　たとえば，旬の野菜やうになどの魚介類が一流の料理人にかかれば，何とも美味しいスープやリゾットにも変身するだろう．それが素敵な陶器の器に入って食すれば，プラスチックの器に入った病院や施設の食事より「美味しい」だろう．美味しさを決める何よりも大切なことは，丁寧に，大切にされて，愛情に満たされたなかで食べるということではないだろうか．しかしコストや時間，安全に縛られた病院や施設で，また毎日の壮絶な介護のなかでそのように献身的に食事介助を行うことは大変難しい．だからこそチャンスがあれば，お祝いの日に外食を楽しめるような世の中になればよいと思う．そのような特別な場を創出するのが外食の役割であろう．「美味しさ」とは単なる味だけでなく，まさにそのような人々の愛情を含めた「感じるもの」ではないだろうか．

●高齢者のクリニカルエピソード

　筆者が訪問診療で摂食嚥下機能評価とサポートを行っていた，高齢者福祉施設に入所中の患者さんとそのご家族が，嚥下フレンチの記事を新聞でみたといって，誕生日のお祝いにご家族でレストランにいらっしゃった（普段施設では流し込むような，また軽い押しつぶしで食べられる学会分類のコード2〜3程度の，形に乏しいものを食べている.）お祝いのケーキにはろうそくが立てられて，一緒に誕生日をお祝いすることができた．まさに9年ぶりの外食であったということで，お礼のお手紙を頂戴した（図7）．

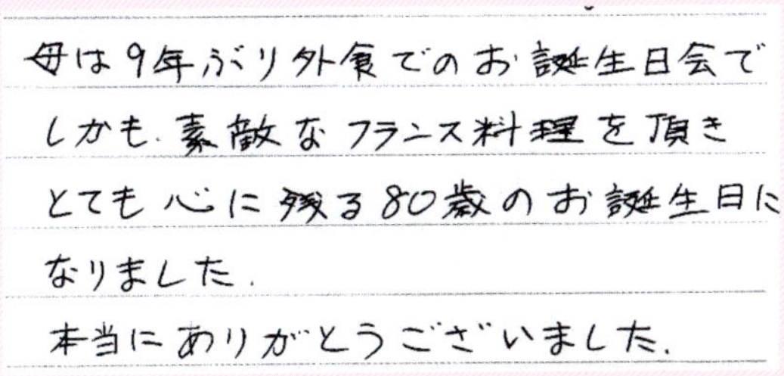

> 母は9年ぶりの外食でのお誕生日会で
> しかも，素敵なフランス料理を頂き
> とても心に残る80歳のお誕生日に
> なりました．
> 本当にありがとうございました．

図7　レストランに来られたご家族からのお手紙
普段は施設に入所されている．

索　引

数字
4大認知症 …………………… 47, 48

B
Bioelectrical impedance analysis (BIA) 法 …………………… 23
BPSD …………………… 49, 54, 60

D
dysphagia …………………… 30, 31

E
eating assessment tool-10 (EAT-10)
　…………… 63, 69, 70, 85, 86, 112
Eichner（アイヒナー）の分類 …… 78
EWGSOP …………………… 22

F
Functional Assessment Staging (FAST) …………… 48, 49, 50, 51

H
HAD prevention system (HPS) … 129
Hoehn・Yahr 分類 …………… 96
hospitalization-associated disability (HAD) …………………… 128

I
I-ROAD …………………… 128
ICD-10-CM …………………… 24
ICF …………………… 122

K
KTバランスチャート (KTBC) ‥ 12, 16, 154, 155, 156, 157, 158, 159, 160, 161

M
MEELS ON WHEELS …………… 126
Mini Nutritional Assessment (MNA®)
　…………………… 51
MNA®-SF …………… 26, 73, 85, 86

N
NST・嚥下連絡票 … 181, 182, 183, 186

O
Oral assessment guide (OAG)
　…………………… 78, 79
Oral health assessment tool (OHAT)
　…………………… 78, 80, 179

P
palatal augmentation plate (PAP)
　…………………… 151
palatal lift prosthesis (PLP) …… 152
presbyphagia …………… 30, 31, 34

S
Stage I transport …………… 149
Stage II transport ………… 148, 150
swallow aid …………………… 152

あ
亜鉛欠乏 …………………… 56
悪液質 …………………… 82, 84, 85
握手 …………………… 85, 87
アジアサルコペニアワーキンググループ …………………… 23
アセスメントシート ………… 180, 181
アセスメントツール …………… 38
アミノ酸 …………………… 122, 124
アルツハイマー病 (Alzheimer's disease：AD) …… 47, 48, 49, 51, 54, 93, 94, 95, 98, 143, 145, 146, 147
泡立ち音 …………………… 66
安全管理・推進のためのガイドライン
　…………………… 129

い
医原性サルコペニア
　…… 12, 14, 15, 16, 25, 26, 27, 28, 29
意識レベル変動 …………………… 96
一般社団法人日本在宅栄養管理学会
　…………………… 170
一般社団法人日本摂食嚥下リハビリテーション学会 …………… 170
医療介護関連肺炎 …………… 127
胃瘻 …………………… 46
咽頭癌 …………………… 46
咽頭期 …………… 55, 58, 63, 148, 149
咽頭期嚥下障害 …………… 94, 96
咽頭期障害 …………………… 147
咽頭収縮 …………………… 44
咽頭反射 …………………… 95

う
運動器 …………………… 38

え
栄養改善 …………………… 169
栄養管理
　…… 43, 45, 46, 121, 122, 123, 124, 126
栄養ケアプラン …………… 124
栄養サポート …………… 122, 124
栄養状態 …………………… 63
栄養スクリーニング …………… 73
栄養補助食品 …………… 124
栄養療法 …………… 122, 124
液体振動音 …………………… 66
エナメル質 …………………… 32
エネルギー蓄積量 …………… 15, 123
嚥下圧 …………………… 74, 76
嚥下おでこ体操 …………… 71, 101, 102
嚥下機能 …………………… 20, 23
嚥下機能回復 …………………… 71
嚥下困難者用食品 …………… 119
嚥下造影検査 …………………… 97
嚥下相談窓口 … 184, 185, 186, 187, 188
嚥下調整食 … 117, 118, 168, 172, 173, 174, 175, 189, 190, 193
嚥下調整食学会分類 2013 ……… 117
嚥下パスポート …………… 181
嚥下反射の起こりやすい温度 … 120
嚥下フレンチメニュー ………… 191
嚥下補助装置 …………………… 152

お
おいしい温度 …………………… 120
横隔膜 …………………… 134
お薬手帳 …………………… 60
オーラルディアドコキネシス（構音：Pa/Ta/Ka の発声） …………… 38, 41
オーラルフレイル
　……… 37, 38, 41, 42, 104, 105, 109

か

介護保険導入 …………………… 130
介護予防事業 ……………… 38, 40, 41
改訂口腔アセスメントガイド（Revised Oral Assessment Guide：ROAG）
  ………… 86, 105, 106, 108, 109, 110
改訂水飲みテスト（modified water swallowing test：MWST）
  ………………… 62, 63, 65, 66, 67, 69
家屋改修 ………………………… 130
顎義歯 …………………………… 152
喀出音 …………………………… 66
下腿周囲長 ………………… 84, 85, 86
可撤性義歯 ……………………… 149
加齢 ………………………… 43, 44
川崎市在宅療養連携ノート ……… 183
がん悪液質 ………………… 84, 85
感覚閾値 ………………………… 95
環境 ……………… 93, 97, 142, 143, 145
環境調整・調節 …… 95, 107, 142, 143
間歇的経口食道経管栄養法 …… 125
間接訓練 ………………………… 108
感度（sensitivity）
  ………… 62, 63, 65, 66, 67, 68, 69, 70

き

記憶障害 …………………… 94, 95
飢餓 ……………………………… 83
機能的余力 ……………………… 44
基本健診 ………………………… 38
基本チェックリスト ………… 38, 39
急性炎症 ………………………… 83
協調運動 …………………… 65, 97
居宅療養管理指導 ……………… 169
筋弛緩薬 ………………………… 56
近時記憶障害 …………………… 48
筋ジストロフィー ……………… 82
禁食 ………………… 25, 26, 27, 116
筋肉収縮運動 …………………… 101
筋量増加 ……………… 122, 123, 124

く

クレアチン ………………… 123, 124

け

経口摂取 ………………… 46, 166, 168
形態調整食 ………………… 69, 73
頸部聴診法 ………………… 63, 66
血管性認知症（vascular dementia：VaD）……… 47, 48, 93, 143, 145, 146, 147

血中CRP値 ……………………… 84
健康寿命 ………………………… 20
健口体操 ………………………… 42
言語聴覚士 ………………… 172, 176
見当識障害 ………………… 94, 95
原発性老嚥 ……………………… 31

こ

抗うつ薬 …………………… 55, 59
公益社団法人日本栄養士会 …… 170
口腔咽頭筋 ………………… 95, 97
口腔介護 ………………………… 179
口腔癌 …………………………… 152
口腔環境 …………… 74, 77, 79, 104
口腔看護 ………………………… 179
口腔乾燥 ……… 56, 57, 58, 104, 105, 106
口腔期 ……… 55, 56, 63, 148, 149, 151, 153
口腔機能 ‥ 20, 23, 38, 40, 41, 42, 74, 75, 76, 77, 78, 79, 81, 104, 105, 106, 107, 108, 109, 110
口腔機能向上 ……………… 38, 40
口腔機能障害有症率 …………… 106
口腔機能低下 …………… 37, 41, 74
口腔機能の重症度判定 ………… 106
口腔機能の「みえる化」 ……… 107
口腔機能評価
  ………… 74, 75, 76, 77, 81, 104, 106
口腔ケア
  ‥ 46, 104, 107, 108, 109, 110, 136, 147
口腔内観察 ……………………… 107
口腔粘膜 …………………… 31, 32
口腔リハビリテーション ……… 75
咬合 ……………………………… 84
交互嚥下 ………………… 160, 162
抗コリン作用 ……………… 55, 56, 59
抗コリン作用のリスク分類 …… 59
口唇傾向 ………………………… 96
抗精神病薬 ………………… 55, 56, 59
咬断運動 ………………………… 148
抗てんかん薬 ……………… 55, 59
抗ヒスタミン薬 ………………… 55
抗不安薬 …………………… 55, 56, 59
高齢者 ……… 121, 122, 123, 124, 126
高齢者総合的機能評価 ………… 22
高齢者認知症の原因 …………… 48
高齢者肺炎 ……………………… 127
高齢者モデル ……… 12, 16, 178, 179, 180
誤嚥性肺炎 ……… 23, 37, 48, 49, 82, 83, 84, 127, 129, 130, 132, 133, 134
誤嚥性肺炎の治療・リハビリテーションプロセス ……………………… 137

誤嚥性肺炎予防 ………………… 42
誤嚥のリスク …………………… 44
五感を活用した介助 …………… 162
呼吸音 …………………………… 66
呼吸ケア ………………………… 136
語義失語 …………………… 93, 96
誤認 …………………… 145, 147

さ

在宅高齢者 ……… 172, 173, 175, 176
在宅訪問管理栄養士 …… 166, 169, 170
サルコペニア
  …… 20, 22, 23, 24, 31, 33, 34, 37, 43, 44, 45, 46, 51, 82, 83, 84, 85, 86, 104, 105, 121, 122, 123, 124, 125, 126, 149
サルコペニアの摂食嚥下障害
  ‥‥ 12, 14, 15, 16, 17, 88, 89, 91, 121, 122, 124, 125, 126
サルコペニアの摂食嚥下障害診断フローチャート ……………… 90, 91
三士会 …………………… 176, 177

し

歯科受診率 ……………………… 33
視空間認知障害 ……………… 96, 145
歯周組織 …………………… 31, 32
歯髄 ……………………………… 32
ジストニア ……………………… 58
姿勢 ………………… 142, 143, 144
姿勢・活動的視点 …… 154, 155, 156, 157
姿勢の調整 …… 136, 160, 161, 162, 163
失行 ……………………………… 48
質問紙法 …………………… 62, 63, 68
歯肉肥大 ………………………… 58
社会資源 ………………………… 130
習慣性行動 ……………………… 94
重症筋無力症 …………………… 82
重症度分類 ……………………… 128
準備期 ……… 55, 56, 60, 148, 149, 153
床上安静 …………………… 43, 45
消費エネルギー ………………… 123
上腕筋面積 ……………………… 84
上腕周囲長 ……………………… 84
食形態 ……… 44, 46, 117, 139, 168, 169
食材 ……………………… 118, 119
食材別調理法 …………………… 119
食支援 …………………………… 179
食事開始困難 …………………… 94
食事介助 ………………… 134, 139
食事介助技術 …………………… 138
食事観察 ………………… 95, 96, 98

食事姿勢··················46	舌接触補助床·········148, 151, 152	超高齢社会·················20
食事指導··················117	舌抵抗訓練·················101	調理指導··················168
食事摂取量の変動············147	攻めの栄養管理············12, 15	調理方法··············117, 118
食事中のむせ················43	セメント質··················32	直接訓練··················160
食事の喜び·················171	セルフケア·········105, 138, 161, 162	治療的アプローチ··········184, 185
食生活史··················143	先行期···············55, 56, 60, 149	
食道期············55, 59, 63, 148, 149	前頭側頭型認知症（frontotemporal dementia：FTD）	**て**
食のバリアフリー·········189, 190	············93, 96, 97, 145, 146, 147	低栄養······25, 26, 27, 29, 82, 84, 85, 87, 124, 126
食物テスト（food test：FT）	前頭側頭変性症···········47, 48	ディサースリア検査··········38, 41
···········62, 63, 65, 66, 67	喘鳴様呼吸音···············66	転倒····················21, 22
食欲····················120	**そ**	**と**
食塊形成···················94	早期経口摂取···············140	等尺性運動·················100
シルベスター法··············129	早期経口摂取自立率··········130	等速性運動·················100
新オレンジプラン··············52	早期呼吸リハビリテーション····129	等張性運動·················100
人工栄養···················44	早期摂食訓練···············138	特異度（specificity）
侵襲················82, 83, 84	早期離床··················136	······62, 63, 65, 66, 67, 68, 69, 70
心身の医学的視点······154, 155, 157	早期リハビリテーション········27	特定高齢者·················38
身体機能低下··············128	象牙質·····················32	閉じこもり予防············38, 42
身体的フレイル············20, 22	咀嚼···················43, 44	トロミ剤··················118
信頼関係の構築·············171	咀嚼機能・能力·······41, 42, 76, 84	**な**
信頼関係（ラポール）·········108	**た**	軟口蓋挙上床···············152
す	退院支援············154, 155, 158	**に**
錐体外路症状··········56, 93, 96	退院前訪問指導··············130	二次性老嚥·················31
スクリーニング········104, 105, 107	代償的アプローチ··········184, 185	二次的合併症···············134
スクリーニングテスト···62, 63, 67, 68	代償法····················46	日常生活機能障害·········21, 22
スマイルケア食··············119	唾液腺・唾液·············31, 32	入院関連機能障害···········128
せ	多剤併用··········55, 60, 113, 114	認知機能··················138
声門防御機構················63	多職種········25, 28, 29, 126, 164, 178	認知機能の変動··········145, 147
世界の認知症有病数···········47	多団体協働方式·············183	認知症
舌圧··········45, 69, 71, 72, 73, 74, 76	脱抑制·····················96	···12, 16, 142, 143, 144, 145, 146, 147
舌厚······················84	多発性筋炎··················82	認知症の原因疾患····142, 143, 146, 147
舌圧測定器··············71, 72	食べ方の困難·····142, 143, 144, 145, 146	**の**
舌下錠···················112	食べ物の状態···············119	脳血管疾患················127
舌機能············74, 75, 76, 81	食べる意欲·················164	脳卒中···············82, 83, 84, 86
舌筋力·····················84	段階的ステップアップ····159, 160, 162	脳卒中モデル
摂食嚥下機能···········43, 44, 45	蛋白質·············122, 123, 124, 125	······12, 13, 14, 15, 16, 178, 179, 180
摂食嚥下障害···124, 126, 172, 176, 177	蛋白質代謝··················72	飲み込みにくい食べ物········118, 119
摂食嚥下障害のトリガー········45	蛋白質の推奨量··············69	**は**
摂食嚥下相談窓口············186	**ち**	肺炎の既往··················63
摂食嚥下の機能的視点	地域一体型NST·········178, 179, 180	配合錠····················114
············154, 155, 156, 157	地域医療・介護連携···········179	廃用······················83
摂食嚥下の5期··········55, 148	地域包括ケアシステム	廃用症候群··········25, 26, 134, 140
摂食嚥下リハビリテーション栄養専門	······41, 155, 156, 158, 166, 178, 180	バッカル錠·················112
管理栄養士·················170	地域連携ツール·········178, 180	発症パターン················45
摂食開始困難···142, 143, 144, 145, 146	遅発性ジスキネジア············58	パラダイムシフト······12, 14, 15, 16
摂食困難··········142, 143, 144, 145	注意障害···················143	
摂食状況・食物形態・栄養的視点	聴診音·····················66	
············154, 155, 157		
摂食中断·········142, 143, 144, 145		

反復唾液嚥下テスト（repetitive saliva swallowing test：RSST）
　　　　　……………38, 62, 63, 64, 68, 69

ひ

非経口摂取………………………107
ビタミンD……………………123, 124
一口の量…………………………120

ふ

服薬……………111, 112, 113, 114, 115
服薬カレンダー…………………113
服薬支援ゼリーキット………113, 115
不顕性誤嚥………………49, 51, 52
不顕性肺炎………………………49
フレイル
　　……20, 21, 22, 23, 24, 30, 37, 41, 104
プロセスモデル………………148, 149

へ

ヘルスリテラシー………………41
変性性認知症………………47, 48, 93
ベンゾジアゼピン系薬剤………58
便通………………………………120
ペースト状………………………119

ほ

包括的アセスメント……………161
包括的ケア………………………140
包括的高齢者医療………………21
包括的支援スキル………………137
訪問栄養食事指導………166, 168, 169, 171
訪問言語聴覚士（ST）………172, 176
保続………………………………97
ポリファーマシー………60, 113, 114

ま

慢性炎症…………………………84

み

味覚障害……………………56, 58

む

無為無動…………………………97

め

メカニズム………………………44

も

妄想………………………………147

や

薬剤性摂食嚥下障害………55, 59, 60
薬剤性味覚障害…………………56

よ

要介護高齢者……………………45
予後予測……………………28, 29
予備能……………………………37
予備能力低下……………………21

り

理学的検査………………………38
理学療法…………………………46
離床……………………………46, 135
リスク管理………………43, 67, 140
リハビリテーション……………46
リハビリテーション栄養
　　………12, 15, 25, 28, 83, 121, 176
料理例……………………………119
リロケーションダメージ………97

れ

レジスタンストレーニング……27, 28
レビー小体型認知症（Dementia with Lewy bodies：DLB）
　　…47, 48, 51, 93, 96, 143, 145, 146, 147
連携ノート……………180, 181, 183
連続発声訓練……………………150
連絡票…………………180, 181, 183

ろ

老嚥…12, 13, 14, 16, 17, 30, 31, 34, 44, 82, 85, 88, 100, 104

● 編著者紹介 ●

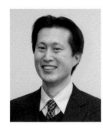

若林秀隆（Hidetaka WAKABAYASHI）
【学歴】
平成7年　横浜市立大学医学部卒業
平成28年　東京慈恵会医科大学大学院医学研究科臨床疫学研究部卒業
【職歴】
平成7年5月～日本赤十字社医療センター内科研修医
平成9年5月～横浜市立大学医学部附属病院リハビリテーション科
平成10年6月～横浜市総合リハビリテーションセンターリハビリテーション科
平成12年4月～横浜市立脳血管医療センターリハビリテーション科
平成15年4月～済生会横浜市南部病院リハビリテーション科医長
平成20年4月～横浜市立大学附属市民総合医療センターリハビリテーション科助教
【資格・役職】
日本リハビリテーション栄養研究会　会長
日本リハビリテーション病院・施設協会　理事，医科歯科連携推進委員会委員長
日本サルコペニア・フレイル学会　理事，広報委員会委員長
日本リハビリテーション医学会　指導責任者・専門医・認定医
日本静脈経腸栄養学会　代議員・学術評議員・首都圏支部世話人，指導医・認定医
日本摂食嚥下リハビリテーション学会　評議員，学会認定士
日本プライマリ・ケア連合学会　代議員
日本サルコペニア・悪液質・消耗性疾患研究会　世話人

4刷　2019年7月19日
ⓒ2017　　第1版発行　2017年2月16日

高齢者の摂食嚥下サポート
―老嚥・オーラルフレイル・
サルコペニア・認知症―

（定価はカバーに表示してあります）

検印省略	編　著　　若　林　秀　隆
	発行者　　林　　峰　子
	発行所　　株式会社 新興医学出版社
	〒113-0033　東京都文京区本郷6丁目26番8号
	電話　03(3816)2853　FAX　03(3816)2895

印刷　三報社印刷株式会社　ISBN978-4-88002-770-8　郵便振替　00120-8-191625

・本書の複製権・翻訳権・上映権・譲渡権・公衆送信権（送信可能化権を含む）は株式会社新興医学出版社が保有します。
・本書を無断で複製する行為（コピー，スキャン，デジタルデータ化など）は，著作権法上での限られた例外（「私的使用のための複製」など）を除き禁じられています．研究活動，診療を含み業務上使用する目的で上記の行為を行うことは大学，病院，企業などにおける内部的な利用であっても，私的使用には該当せず，違法です．また，私的使用のためであっても，代行業者等の第三者に依頼して上記の行為を行うことは違法となります．
・JCOPY〈出版者著作権管理機構　委託出版物〉
本書の無断複製は著作権法上での例外を除き禁じられています．複製される場合は，そのつど事前に，出版者著作権管理機構（電話03-5244-5088, FAX03-5244-5089, e-mail：info@jcopy.or.jp）の許諾を得てください．